AF557176

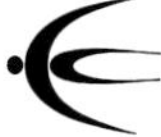

Sandra Anklam • Verena Meyer

Life.On Stage.

Handbuch Theatertherapie

Schibri-Verlag Berlin • Milow • Strasburg

Bibliografische Information Der Deutschen Bibliothek
Die Deutsche Bibliothek verzeichnet diese Publikation in der Deutschen Nationalbibliografie; detaillierte bibliografische Daten sind im Internet und über http://dnb.de abrufbar.

Milow 60 • 17337 Uckerland
Tel.: 039753/22757
E-Mail: info@schibri.de
www.schibri.de

Umschlaggestaltung: Lars Lange, unter Verwendung eines Fotos von Sandra Anklam.

Fotos:

Karsten Quabeck:	S. 60, 63, 69, 71, 77
Sandra Anklam:	S. 97, 100, 152
Birgit Hupfeld:	S. 81, 85, 107
Diana Küster:	S. 88, 93, 105, 109, 111
Lars Lange:	S. 228, 229
Heinz Liedgens:	S. 119, 145
Verena Meyer:	S. 66, 75, 123, 132, 137, 139
Peter Phillips:	S. 125, 129, 144
Edi Szekely:	S. 156, 161, 166, 167, 171, 178, 185

Lektorat: Sandra Hartjes

Printed in Germany

ISBN 978-3-86863-117-3

Inhaltsverzeichnis

Projekte zu vorgegebener Literatur

Zusammenführung von Theorie und Praxis

Anhang

Vorworte

Vorworte

Vor Ihnen liegt ein praktisches Arbeitsbuch, das sich durch Literaturverweise auf die bestehende Tradition der Theatertherapie bezieht. Die Autorinnen greifen einen Teilbereich der jungen Disziplin der Theatertherapie auf, der sich nahe an der Theaterpädagogik bewegt. So setzen sie sich auch mit den Gemeinsamkeiten und dem Trennenden beider Wissenschaftsbereiche auseinander, aus dem heraus sie auf die unterschiedlichen Fähigkeiten der Gruppenleiterinnen, sowie die unterschiedlichen Zielsetzungen schließen.
Dieses Handbuch fächert die verschiedenartigsten Seiten eines Theatertherapieprojektes auf: die theoretischen Grundzüge, die Ziele, die persönlichen Kompetenzen der Therapeutinnen, die verschiedenen Phasen eines Projektes sowie gruppendynamische Aspekte. Diese Vielseitigkeit macht das Buch so lesenswert. Es ist nicht alleine eine Beschreibung von vier sehr interessanten und herausragenden Projekten, sondern auch deren Einbettung in das Gesamtkonzept der Theatertherapie mit all ihren theoretischen und praktischen Bedingungen. Die schematischen Zusammenfassungen der unterschiedlichen Aspekte machen es auch in seinem theoretischen Teil sehr anschaulich und greifbar, die Autorinnen beschenken die Leser gar mit einem Manual mit Übungen, Interventionen und Methoden am Ende ihres Buches. Somit wird der Leser an die Hand genommen, um einen bunten Streifzug durch die Landschaft der Theatertherapieprojekte zu machen. Dies mit all ihren Klippen und Gefahren, Potentialen, Chancen und Möglichkeiten. Ein Handbuch, dass es einem als Leser in den Händen juckt, um es dem gleich zu tun. Gleichzeitig wird auch deutlich, welche Kunst und Kunde dahinter steckt, um solche Projekte zu initiieren, zu konzeptionalisieren, konkret zu planen, zu finanzieren, durchzuführen und zu evaluieren. Den beiden Autorinnen gelingt es ebenso darzustellen, in welchem Verhältnis diese Herangehensweise im Ensemble der theatertherapeutischen und theaterpädagogischen Methoden steht. Sie beschreiben die besondere Art der Außenwirkung dieser Methode sehr anschaulich und deren Wirkungen nach innen im Bezug zu jedem Individuum und der Gruppe. So gehen sie auch auf die Selbstwirksamkeitskräfte individueller und kollektiver Art ein. Die Teilnehmerinnen und Teilnehmer treten jeweils auf die Bühne, lassen sich öffentlich sehen und setzen sich dem kritischen Blick des Publikums aus. In allen vier Fällen werden sie und damit auch ihre Regisseurinnen und gleichzeitig Theatertherapeutinnen sehr zu Recht beklatscht und gefeiert.
Dieses Buch ist eine echte Bereicherung für die Theatertherapie. Der Mut, die Ausdauer, die Kunst und die Kunde der beiden Autorinnen, diese Projekte nicht allein durchzuführen, sondern auch zu verschriftlichen und damit einem größeren Publikum zur Verfügung zu stellen, verdient einen weiteren ganz besonderen Applaus.

PROF. JOHANNES JUNKER
Rektor und Professor an der Hochschule für Kunsttherapie Nürtingen
1. Vorsitzender der Deutschen Gesellschaft für Theatertherapie e. V.

„Ab auf die Bühne, rein ins Leben" – mit diesem Motto begleiten Sandra Anklam und Verena Meyer ihre Leserinnen und Leser aus dem einführenden konzeptionellem Teil ihres Handbuches Theatertherapie in die Praxis, vorgeführt an Beispielprojekten und mit Praxisanleitungen versehen.
Die Autorinnen haben genau das Buch geschrieben, das sie sich für ihre eigene Ausbildung in diesem Feld gewünscht haben. Sie schließen mit ihrer Arbeit nicht nur eine Lücke für ihre eigenen Ansprüche, sie bieten damit auch mehrere Brücken an: Sie verzahnen Theorie und Praxis der Theatertherapie, erläutern die konzeptionellen Grundlagen, die Rahmenbedingungen und Anforderungen an Theatertherapeut(inn-)en – und illustrieren dies konsequent an vier ausgearbeiteten Praxisbeispielen, die nicht nur den preisgekrönten Erfolg der Autorinnen als Theatertherapeutinnen belegen, sondern die Praxis analog zu den Vorüberlegungen gelungen vorführt.
Sie schlagen Brücken für das Feld der Theatertherapie, indem sie unterschiedliche Fachperspektiven nützlich kombinieren und vergleichen; so z. B. bzgl. der Gemeinsamkeiten und Unterschiede mit der Theaterpädagogik oder in der vergleichenden Darstellung unterschiedlicher Arbeitsphasenschemata für ähnliche Projektprozesse; die Vorteile gegenüber rein kognitiv-sprachlich angelegten Therapie-Settings in Wirksamkeit und Nachhaltigkeit werden deutlich. Mit ihrem Handbuch leisten die Autorinnen einen wichtigen Beitrag zur begrifflichen Klärung der Theatertherapie.
Nicht zuletzt machen sie deutlich, dass Theatertherapie ein künstlerisches und gleichzeitig individuell therapeutisch wirkendes Setting darstellt. Die Schlussfolgerungen für Theatertherapeut(inn)en sind bedeutsam: Über das handwerkliche Können hinaus erfordert Theatertherapie auch passende Haltungen und Rollenauffassungen der Therapeut(inn)en. Haltungen wachsen aus reflektierter Praxis, und dementsprechend möchten die Autorinnen zum Ausprobieren, Teilen, Reflektieren und Diskutieren einladen.
Die Praxisanleitung erfolgt mit pragmatischem Blick, nützlichen Checklisten, enthält Empfehlungen und Ermutigungen. Praktiker(innen) in Theatertherapie und Theaterpädagogik würde allein schon der Anhang mit 64 übersichtlichen aber wirkungsvollen Übungen nützen. Diese thematisch sortierte Auswahl ist darüber hinaus auch für Spielpädagogen, Gruppenleiter, Erwachsenenbildner, Supervisoren etc. wertvoll, die aktionsorientierte Methoden bevorzugen.
Ein bekanntes Bonmot, von den Autorinnen modifiziert, lässt sich in Bezug auf das ganze Handbuch erneut wenden: Theatertherapie macht viel Arbeit, ist aber auch: schön, bewegend, kreativ, menschlich, aktivierend, künstlerisch, intensiv, spielerisch, überraschend, lebendig. Also los: „Ab auf die Bühne, rein ins Leben …"

Dr. Thomas Reyer
Fachbereichsleiter Sozialpsychologie & Beratung
an der Akademie Remscheid für Kulturelle Bildung e. V.
Systemischer Therapeut & Supervisor, Organisationspsychologe

1. Einleitung

Und ich möchte Sie, so gut ich es kann, bitten, Geduld zu haben gegen alles Ungelöste in Ihrem Herzen und zu versuchen, die Fragen selbst lieb zu haben wie verschlossene Stuben und wie Bücher, die in einer fremden Sprache geschrieben sind. Forschen Sie jetzt nicht nach den Antworten, die Ihnen nicht gegeben werden können, weil Sie sie nicht leben könnten. Es handelt sich darum, alles zu leben. Leben Sie jetzt die Fragen. Vielleicht leben Sie dann allmählich, ohne es zu merken, eines fernen Tages in die Antwort hinein.
Rainer Maria Rilke in einem Brief an Franz Xaver Kappus, 1903

Wir, die Autorinnen Sandra Anklam und Verena Meyer, arbeiten seit Langem als Theaterpädagoginnen und leiten in diesem Rahmen Gruppen in Theaterprozessen an.[1] Am Ende dieser Projekte steht zumeist eine Präsentation oder Aufführung vor öffentlichem Publikum.
In den Jahren 2005–2008 haben wir gemeinsam die berufsbegleitende Ausbildung zur Drama- und Theatertherapeutin (TT) absolviert. Beide zunächst mit dem Ziel, noch mehr Rüstzeug für unsere künstlerischen bzw. pädagogischen Prozesse zu haben sowie den professionellen und menschlichen Umgang mit den Teilnehmerinnen (TN) zu erweitern. Dadurch haben sich Sichtweisen und Herangehensweisen an Gruppen und Inhalte entscheidend verändert. Neue, z. T. gezielt therapeutische Arbeitsverläufe sind entstanden.[2]

Als wir beschlossen haben, dieses Buch zu schreiben, nahmen wir uns vor, genau die Handreichung zu schaffen, die wir uns begleitend zu unserer Ausbildung gewünscht hätten: Theoretische Annahmen zur Theatertherapie mit anschaulichen Praxisbeispielen, systematisch aufbereitet, ein Buch, das gleichermaßen sensibilisiert, wie ermutigt und einlädt, sich auf die theatertherapeutische Reise zu begeben.

Theoretische Annahmen zur Theatertherapie

In diesem Buch stellen wir vier Verläufe von theatertherapeutischen Projekten mit Gruppen dar und bieten Handreichungen für die praktische Arbeit an.

Handreichungen für die praktische Arbeit

1 Wir werden im Folgenden meist die weiblichen Formen nutzen, schließen damit aber alle männlichen Kollegen und Teilnehmer mit ein. Das Wort Teilnehmer/innen kürzen wir mit TN ab. Das Wort Theatertherapeut/in kürzen wir mit TT ab.

2 Durch die unterschiedlichen Aufträge bzw. eigenen Herangehensweisen an die beschriebenen Projekte nutzen wir wahlweise die Begriffe Spielleitung, Therapeutin etc.

Dazu gehört u. a. ein Manual im Anhang, in dem genutzte Methoden und Übungen dieser Praxis auch für andere Prozesse zur Verfügung gestellt werden. Wir möchten die Erfahrungen, die wir mit unserer Arbeit gemacht haben, teilen und austauschen. Gefundene Antworten und offene Fragen zur Diskussion stellen. Die Arbeit reflektieren und sie in einen größeren Zusammenhang stellen. Vielleicht gibt es persönliche Erfahrungen, die systematisch sind und verallgemeinert werden können?
Ein weiteres Anliegen ist uns auch, insbesondere Berufsanfängerinnen vor der ein oder anderen unangenehmen Erfahrung zu bewahren, die vermeidbar ist, wenn bestimmte Erkenntnisse im Vorfeld kommuniziert werden.
Insgesamt kann unser Werk sicherlich eine Lücke bei der raren Auswahl an Fachliteratur zum Thema Theatertherapie mit Gruppen füllen.

Alle, die mit Gruppen Theater machen, können von unserem Buch profitieren, unabhängig davon, ob sie therapeutische, pädagogische oder künstlerische Ziele mit ihren Projekten verfolgen. Theatermacherinnen, Theaterpädagoginnen, -therapeutinnen und Künstlerinnen dürfen sich gleichermaßen angesprochen fühlen.

Für Theatermacherinnen, Theaterpädagoginnen, -therapeutinnen und Künstlerinnen

Denn alle arbeiten in ihren Theaterprozessen mit Menschen. Und alle diese Menschen bringen ihre Geschichten, ihr Befinden, ihre Konflikte, Krisen, Widerstände, Energien, Themen und manchmal auch ihre Erkrankungen mit in die Gruppe und in den Prozess.
Da – gerade in den letzten Jahren – auch im künstlerischen Bereich eine Entwicklung zu beobachten ist, bei der z. B. Regisseurinnen professioneller Theater vermehrt mit Zielgruppen wie Demenzerkrankten, Borderline-Patientinnen, Arbeitslosen, Obdachlosen, usw. arbeiten und dafür auch biografisches Material verwenden, ist eine Sensibilisierung in Richtung einer therapeutischen Haltung und Herangehensweise bei der Spielleitung ratsam. Das bedeutet nicht, dass eine therapeutische Haltung allein genügt, um therapeutisch zu arbeiten – hierfür ist unbedingt eine therapeutische Ausbildung sowie ein therapeutischer Auftrag erforderlich! Dennoch macht es Sinn, sich z. B. als Theaterpädagogin der therapeutischen Dimension der eigenen Arbeit bewusst zu sein, um so Möglichkeiten und vor allen Dingen Grenzen und Auswirkungen von Interventionen, Methoden zu kennen.

Den inhaltlichen Schwerpunkt unseres Buches bildet die Praxis der theatertherapeutischen Arbeit mit Gruppen. Diese werden vor dem theoretischen Hintergrund, der diese praktischen Herangehensweisen verdeutlicht und stützt, erläutert. Es gibt vielfältige Ansätze, Methoden und Modelle, die als Grundlage für theatertherapeutische Praxis dienen können. Die von uns gewählten und in diesem Buch beschriebenen haben sich durch unsere Erfahrung bewährt und als übereinstimmend mit unserer Haltung erwiesen.

Projektverläufe

Nach einem theoretischem Grundlagenteil (Kapitel 2–4), der die Folie für die praktische Arbeit bietet, schildert jede Autorin zwei praktische Projektverläufe (Kapitel 5–8), in denen sich eine Vielfalt an Zielgruppen, Arbeitszusammenhängen, Herangehensweisen und Themen widerspiegelt. Dies sind im folgenden:

1. Traumtänzer (freies Projekt zum Thema Traum mit einer integrativen, generationsübergreifenden Gruppe von Menschen aus dem betreuten Wohnen im Auftrag der SKM Krefeld; von Verena Meyer)
2. Sein letztes Wort (freies Projekt zum Thema Tod mit einer Gruppe von Strafgefangenen in der JVA Bochum im Auftrag des Schauspielhauses Bochum; von Sandra Anklam)
3. Hartz Fear TV (Arbeitslosenprojekt zum Roman „Herr Jensen steigt aus" von Jakob Hein im Auftrag der Caritas Aachen; von Verena Meyer)
4. Traum eines lächerlichen Menschen (Projekt nach der Erzählung von Fjodor Dostojewski mit einem Schauspieler sowie Mitarbeiterinnen und Patientinnen der LWL Klinik Herten mit Unterstützung der Ruhrfestspiele Recklinghausen; von Sandra Anklam)

Die letzten zwei Projekte wurden, während dieses Buch entstand, preisgekrönt. „Hartz Fear TV" erhielt den Integrationspreis 2012 der Bundesarbeitsgemeinschaft Integration und „Traum eines lächerlichen Menschen" wurde mit dem Antistigma-Preis der DGPPN[3] und des Aktionsbündnisses Seelische Gesundheit ausgezeichnet. Das macht uns nicht nur stolz, sondern bestärkt uns auch darin, die eingeschlagenen heilsamen Theaterwege weiterzugehen.

Im Kapitel 9 werden unsere praktischen Erfahrungen noch einmal in persönlichen Empfehlungen zusammengefasst.
Ergänzend zu den Projektverläufen findet sich in Kapitel 10 ein Manual mit Methoden und Übungen.

3 Deutsche Gesellschaft für Psychiatrie, Psychotherapie und Nervenheilkunde

Theorie

Theoretischer Hintergrund

2. Was ist Theatertherapie?

Zur besseren Einordnung der Begrifflichkeiten definieren wir zu Beginn unser Verständnis von Theatertherapie und grenzen diese von der Theaterpädagogik ab. Ebenso versuchen wir unter der Überschrift „Unterschiede" Verwechslungen der Begriffe Dramatherapie und Psychodrama bzw. Theatertherapie und therapeutisches Theater zu vermeiden.

Annäherung an die Theatertherapie

Theatertherapie ist eine körperorientierte Therapieform, die gezielt die heilenden Aspekte von Theater für die therapeutische Arbeit mit Einzelnen und Gruppen nutzt

Theatertherapie ist eine körperorientierte Therapieform, die gezielt die heilenden Aspekte von Theater für die therapeutische Arbeit mit Einzelnen und Gruppen nutzt.[4]

Die heilenden Aspekte von Theater dabei sind:[5]

1. Es zeigt menschliche Grundkonstellationen und stellt existentielle Fragen nach Leben und Tod, Schuld und Sühne, Liebe und Hoffnung.
2. Es findet Bilder, Ausdruck für diese Themen und spielt damit auch mit dem Entsetzlichsten und Unvorstellbarsten.
3. Die künstlerische Inszenierung und Gestaltung verlangt, schmerzhaften Erfahrungen eine neue Form zu geben, diese zu verwandeln und in Spiel umzusetzen, als Gegenbild zur Erstarrung und dem Einfrieren des Lebens.
4. Als Gemeinschaftskunst richtet sich Theater auf die Gesellschaft, die Gemeinschaft aus und wirkt sozial integrierend.

Für diese heilende Wirkung werden die natürlichen Anlagen des Menschen genutzt. Dieser Ansatz wird insbesondere im EPR-Modell (Embodiment – Projection – Role) von Sue Jennings[6] deutlich: Das Neugeborene nimmt die Welt zunächst über den Körper wahr, ein Gefühl, eine Sache wird verkörpert,

4 Die Begriffe Dramatherapie und Theatertherapie werden wissenschaftstheoretisch synonym verwendet und in Deutschland offiziell unter dem Begriff Theatertherapie zusammengefasst. Auch wir verwenden die Überschrift Theatertherapie für unsere Arbeit. Natürlich gibt es innerhalb der Theatertherapie unterschiedliche Akzentuierungen wie z. B. das rituelle Spiel. Unser Akzent liegt im Rahmen dieses Buches auf der Inszenierungsarbeit mit Gruppen, die dann in öffentliche Aufführungen münden.

5 Lutz, Ingrid: Theater als Heilung?, in: Ins Rollen bringen, 4. Sommerakademie Theatertherapie, 2005, S. 9 ff.

6 www.suejennings.com/epr.html

Sinne geweckt. Danach projiziert das Kind seine Fantasien auf Spielzeuge und schafft sich eigene Welten. Projektives Arbeiten wie Geschichten machen und Skulpturen entwickeln gehört beispielsweise zu dieser Phase. Als erwachsener Mensch nimmt man dann gesellschaftliche und soziale Rollen ein, um in reale Beziehungen mit Anderen zu treten. Das wird in Theaterspiel, Improvisation und Rollenspiel gespiegelt.
Diesem Ansatz folgend, entstehen entsprechende Arbeitsphasen innerhalb eines theatertherapeutischen Prozesses, welche den inhaltlichen Schwerpunkten und Entwicklungsschritten der TN Rechnung tragen.[7]

Die Ziele innerhalb der Theatertherapie können je nach Indikation unterschiedlich sein. Sie werden meist zu Beginn des Prozesses gemeinsam mit den TN formuliert.

Mögliche Ziele der Theatertherapie sind:

- (Wieder-) Entdeckung von Lebenslust und Spielfreude
- Ausdruck und Steuerung von Emotionen
- Anregung zu Perspektiv- und Bewertungswechseln
- Erweiterung des eigenen Rollen- und Handlungsrepertoires
- Integration von emotionalen, kognitiven und physischen Erfahrungsebenen
- Wahrnehmung, Akzeptanz, Stärkung und Entwicklung des Selbstbildes
- Bewusstwerden bestehender und Exploration alternativer Verhaltensmuster
- Förderung und Erweiterung von kommunikativen und sozialen Interaktionen und Kompetenzen
- Anregung und Begleitung von Veränderungsprozessen
- Bearbeitung von unterschiedlichen für den Entwicklungsprozess bedeutsamen Themen wie Abgrenzung, Nähe und Distanz, Aggressionen u. a.

7 Fabian Cyle z. B. übernimmt in seiner theatertherapeutischen Arbeit den dreigliedrigen Ansatz von Jennings mit den Phasen „Sensing“ (Körperarbeit zur Exploration und Bestandsaufnahme), „Feeling“ (Interaktion und Körperarbeit zur Bearbeitung persönlicher Themen) und „Acting“ (Handeln und Agieren mit dem Ziel der Integration und der Erarbeitung alternativer Umgänge). Andere, wie Emunah oder Müller-Weith, differenzieren die Arbeitsphasen und -schritte weiter. Mehr dazu in Kapitel 3.

Die Theatertherapie schlägt eine Brücke zwischen den ursprünglichen Heilfunktionen des Theaters und den Verfahren der modernen Psychotherapie. Vom Theater nimmt sie das Konzept des Spielens und Experimentierens mit verschiedenen Aspekten der eigenen Persönlichkeit innerhalb des geschützten Rahmens der Theaterrealität. Von der humanistischen Psychologie nimmt sie den Glauben an die eigenen Potenziale und Stärken sowie das Arbeiten im Hier und Jetzt.
Sie arbeitet vor allen Dingen mit dem Paradox der Annäherung durch Distanzierung. Im Schutz von Rollen und innerhalb der damit initiierten ästhetischen Distanz können Gefühle und Themen ausgedrückt, alternative Handlungen erprobt und Risiken eingegangen werden.[8]

Abgrenzung zur Theaterpädagogik

Zielsetzung bei theaterpädagogischen Projekten ist es vorwiegend, die „Kunstform Theater" an Laien zu vermitteln. Eine Aufführung wird unter ästhetischen und künstlerischen Aspekten betrachtet und entwickelt. Der Prozess vermittelt das methodisch-handwerkliche Rüstzeug der darstellenden Kunst. Das Hinarbeiten eines Ensembles auf ein künstlerisches Produkt ist wesentlich.

Häufig erfährt man in der Praxis, dass Theaterspiel auch hier zur Persönlichkeitsbildung beiträgt und die sozialen und kommunikativen Kompetenzen der Ensemblemitglieder schult. Jedoch wird dieser Effekt in der Regel weder fokussiert gesteuert noch ist er explizit Zielsetzung des Prozesses. Die Erfahrungen mit sich, mit anderen und der Gruppe erfolgen sozusagen nebenbei, als wertvoller, aber nicht bewusst gewollter und inszenierter Begleiteffekt.
In der Regel setzen die Praktiker sich mit der Betitelung „therapeutisches Theater" von der Theaterpädagogik ab, um zu verdeutlichen, dass Theater dezidiert auf der Basis therapeutischen Handelns praktiziert wird und der therapeutische Effekt kein Begleitphänomen ist, wie er in theaterpädagogischer Arbeit vorkommen kann.[9]

In der Theatertherapie sind die spezifische Selbsterfahrung des Einzelnen, die Erfahrung mit anderen und der Gruppe sowie die Auseinandersetzung mit zumeist persönlichen Themen vorrangiges Ziel

In der Theatertherapie sind hingegen die spezifische Selbsterfahrung des Einzelnen, die Erfahrung mit anderen und der Gruppe sowie die Auseinandersetzung mit zumeist persönlichen Themen vorrangiges Ziel, welches von der Therapeutin bewusst durch die Arbeit mit drama- und theatertherapeu-

8 vgl. http://www.dgft.de/
9 Neumann, Lilli: Theater und Therapie, in: Müller-Weith, Neumann, Stoltenhoff-Erdmann, Hrsg., Theater Therapie, Ein Handbuch, Paderborn 2002, S. 14.

tischen, aber auch theaterpädagogischen Methoden herbeigeführt werden soll. Methodisch-handwerkliche Arbeitsprozesse sind hier eher „Mittel zum Zweck", um den TN diese Erfahrungsfelder zu öffnen.

Die für uns wesentlichen unterschiedlichen Zielsetzungen der zwei Disziplinen werden in der folgenden Tabelle[10] pointiert zusammengefasst:

Theaterpädagogik	Theatertherapie
Kunst-/Kulturvermittlung	Persönlichkeitswachstum
Suche nach Form/ Ästhetische Bildung	Suche nach Körpereinsicht/ Heilung
Persönlichkeitsbildung durch künstlerisches Schaffen unter Anleitung	Persönlichkeitsbildung durch Wiedererleben bedrohlicher Gefühle unter Begleitung
Ich-Überschreitende Themen	Individual-Psychologische Themen

Diese Unterschiede zeigen sich während der spielerischen Arbeit an Texten oder Figuren derart, dass es quasi eine umgekehrte Wechselwirkung von Bühnenfigur und Spielerin bzw. Rollenfigur und Rollenträgerin gibt. Während es in einem theaterpädagogischen Prozess – mit Schwerpunkt auf der künstlerischen Erarbeitung einer Bühnenfigur – so ist, dass die Spielerin ihre persönlichen Erfahrungen in die szenische Erarbeitung der Figur oder des Textes einbringt, ist es im theatertherapeutischen Prozess – der auf Persönlichkeitsentwicklung angelegt ist – so, dass die TN eher Erfahrungen der literarischen Figur ins Leben übertragen und von dieser Figur lernen können.

Umgekehrte Wechselwirkung von Bühnenfigur und Spielerin

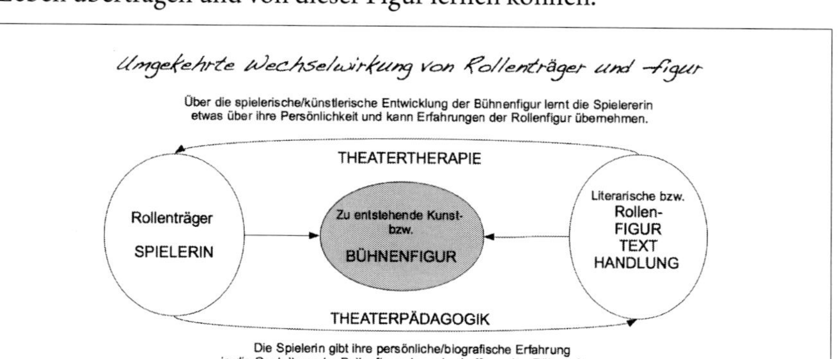

10 inspiriert durch Neumann, Lilli: Ernstfall im Spielraum, in: Spielend leben lernen, Berlin 2008, S. 339 ff.

Aufgrund der komplementären Zielsetzung von Theaterpädagogik und -therapie ist zwangsläufig eine therapeutische Haltung erforderlich

Aufgrund der komplementären Zielsetzung von Theaterpädagogik und -therapie ist zwangsläufig ein anderer Umgang mit den Teilnehmenden und somit eine andere Haltung erforderlich:
Die theaterpädagogische Haltung richtet sich, obwohl prozessorientiert – im Sinne der Mitgestaltung durch die Spielerinnen und der Ausrichtung nach ihren persönlichen Fähigkeiten – hauptsächlich auf die künstlerische Entwicklung Einzelner und der Gruppe aus und konzentriert sich daher letztlich auf die Form, den Ausdruck, die Außensicht. Die Spielleitung hat die Aufgabe, im Rahmen des Systems, die Spielerinnen – über eine Vermittlung von Handwerk, dramaturgischem Denken, Figurenarbeit – auf ihre (künstlerische) Ebene zu holen, ist die Lehrende, die Vermittelnde.
In der therapeutischen Haltung liegt der Schwerpunkt auf der Innensicht. Die Therapeutin beobachtet, nimmt wahr und fördert, was in der TN bzw. in der Gruppe passiert, geht in Resonanz und lenkt den Fokus, im Rahmen des Systems, auf die Interaktion sowohl zwischen den TN als auch zwischen unterschiedlichen Ebenen innerhalb einer TN in Bezug zur Rolle. Sie begibt sich auf die Ebene der TN. Wichtig ist dabei die persönliche Entwicklung Einzelner und der Gruppe. Die Therapeutin begleitet.

Form und Inhalt in Theatertherapie und -pädagogik

Wegen der unterschiedlichen Haltung unterscheiden sich wiederum Probenaufbau/-ablauf und Arbeitstempo von theaterpädagogischen und theatertherapeutischen Prozessen:
Da es in einem theatertherapeutischen Gruppenprozess um eine individuelle Entwicklung und persönliche Themen der TN geht, wird es beim Probenablauf dringend notwendig, neben den spielerischen Hinführungen und Abschlüssen, auch das Befinden Einzelner und der Gruppe vor und nach jeder Probe explizit im Blick zu haben.
Zwischen Probenbeginn und -ende ist es bei der spielerischen Arbeit an Rolle und Szene wesentlich, Feedback einzuplanen und neben der ästhetischen, formalen Entwicklung immer wieder auch die persönliche Entwicklung der TN zu spiegeln und aufzufangen (Sharing). Mehr dazu führen wir in Kapitel 3 und 4 aus (z. B. Feedback-Regeln, S. 29).
Eine Erweiterung der Proben um diese Momente hat konsequenterweise zur Folge, dass der gesamte Prozess langsamer und kleinschrittiger vonstattengeht.

Natürlich überschneiden sich in theaterpädagogischen und -therapeutischen Prozessen die Themen, denn Theater verhandelt per se die existentiellen Fragen zu Leben und Tod, Macht und Ohnmacht, Liebe und Hass, Beziehungen jeglicher Art. Einige Schwerpunkte tauchen dabei immer wieder auf, z. B. Wurzeln,

Portalfiguren, Eltern, Familie, Ich, Identität, Selbstwert, Grenzen, Kontakt, Emotionen (zulassen), Nähe und Distanz, Gewalt und Liebe.
In der Theatertherapie erfolgt die Auswahl eines Stoffes oder Themas dabei in engerer Anbindung an die Zielgruppe. Bei der Auswahl wird bewusst der Entwicklungsstand der TN sowie die therapeutische Zielsetzung bedacht. In einem theaterpädagogischen Projekt sollte der Lebensweltbezug zur jeweiligen Zielgruppe zwar auch gegeben sein, hier kann die Spielleiterin jedoch mit größerer Freiheit auch die eigenen ästhetischen Visionen und Vorlieben walten lassen.

Kompetenzen einer Theatertherapeutin:

- Echtheit
- Einfühlende Distanz und empathische Grundhaltung
- In Resonanz gehen; Befindlichkeit statt Bewertung
- Vorbehaltlose Akzeptanz der Teilnehmenden
- In kleinen Schritten arbeiten; Schritte transparent machen
- Jeder Teilnehmenden eine Entwicklungslinie geben
- Wissen um psychodynamische Prozesse und Krankheitsbilder, um Interventionen bewusst einsetzen und Entwicklungen steuern zu können
- Verzicht; künstlerische Perspektive in zweiter Reihe und dennoch (!):
- Wissen um die Wirkung und den Einsatz von ästhetischen Mitteln und über die Kunstform Theater

Theaterpädagogik und -therapie arbeiten vielfach mit gleichen Methoden, Interventionen, Übungen und Spielformen. Diese werden – wie oben ausgeführt – auch aufgrund des expliziten therapeutischen Auftrages mit anderer Zielsetzung und Haltung angewendet und dürfen nicht ohne entsprechende Qualifikation eingesetzt werden, um verantwortungsbewusst auch mit rechtlichen Rahmenbedingungen für therapeutisches Arbeiten umzugehen.[11]

11 Therapie ist in Deutschland rechtlich geregelt und nur bestimmte Berufsgruppen dürfen Psychotherapie anbieten (Kinder- und Jugendlichenpsychotherapeuten, Fachärzte, deren Ausbildung Psychotherapie umfasst, Ärzte mit Zusatz-Weiterbildung in Psychotherapie, Therapeuten mit Psychotherapie-Erlaubnis nach dem Heilpraktikergesetz), auch wenn sich jeder Therapeut nennen darf. Vgl: http://www.therapie.de/psyche/info/fragen/unterschied-psychotherapeut-psychologe-psychiater/

Beide Formen bedienen sich der gleichen Arbeitsschritte, um von der Konzeption zur Inszenierung zu gelangen. Im Detail wird das in Kapitel 3 beleuchtet (S. 23 ff.). Entsprechend der Arbeitsschritte gibt es parallel ähnliche gruppendynamische Prozesse, die es zu beachten gilt. Diese werden in Kapitel 4 ausgeführt (S. 36 ff.). Beide Formen sind produktorientiert, d. h. angestrebt wird immer eine (öffentliche) Präsentation oder Aufführung. Beide Prozesse finden somit letztlich ihr Publikum. Hier allerdings stellt sich die Frage, ob und wie sich die Funktion des Publikums in theaterpädagogischen und -therapeutischen Prozessen voneinander unterscheidet. Zum Thema Publikum äußern wir uns in Kapitel 4 gesondert.

Diese Abgrenzungen zwischen Theaterpädagogik und Theatertherapie sind natürlich idealtypisch beschrieben. In der Praxis verwischen sich die Effekte der Theaterarbeit häufig und die Grenzen sind nicht immer eindeutig zu ziehen (das wird auch in den Projektbeschreibungen deutlich). Wesentlich ist jedoch, dass in der Theatertherapie die heilsame Wirkung von Theater Fokus und Ziel der Arbeit ist, in der Theaterpädagogik das künstlerische Produkt oder aber – wird der Schwerpunkt mehr auf eine pädagogische Zielsetzung gelegt – das theatrale Bearbeiten auch persönlicher oder biografischer Themen zum Zweck der Schulung sozialer oder Ich-Kompetenzen. So können die TN sehr wohl in theaterpädagogischen Projekten auch heilsame Erfahrungen machen, diese sind aber nicht das explizite Ziel der Arbeit.
Auch die theatertherapeutische Arbeit beansprucht ein künstlerisch ästhetisch hochwertiges Produkt. Durch den Fokus auf die heilende Wirkung des Prozesses für Einzelne und die Gruppe muss die TT in manchen Fällen jedoch die künstlerische Erwartung zugunsten der persönlichen Entwicklung einer TN in die zweite Reihe stellen.
Beide Verfahren intendieren sowohl künstlerische als auch persönlichkeitsschulende Ergebnisse, jedoch unterscheiden sich die explizite Zielsetzung der jeweiligen Prozesse, sowie die Haltung der Spielleitung, durch die Fokussierung auf eines dieser Ziele!

Begriffsverwirrungen und Unterschiede

Oft entsteht bei unseren Studentinnen oder Praktikantinnen die Frage nach der Unterscheidung von Dramatherapie und Psychodrama bzw. Theatertherapie und Therapeutischem Theater, so dass wir an dieser Stelle auf Unterschiede eingehen wollen, um Begriffsverwirrungen zu vermeiden.

Psychodrama

Das Psychodrama wurde von J. L. Moreno in den 20er Jahren des letzten Jahrhunderts entwickelt. Es ist ein psychologisches Verfahren, welches ebenfalls überwiegend darstellend/kreativ und gruppenorientiert ist. Im Gegensatz zur Dramatherapie[12] arbeitet das Psychodrama allerdings ausschließlich mit der Dramatisierung vergangener Lebenssituationen, also direkt am biografischen Material und nicht mit literarischen Texten oder Figuren, d. h. mit der ästhetischen Distanzierung. Im Kontext der Arbeit kann die Protagonistin direkt abgespaltene Gefühle wieder erleben, das eigene Rollenrepertoire erweitern und mit kreativen Mitteln anders handeln lernen, insbesondere durch Einsicht in lebensgeschichtliche Zusammenhänge. Die Gruppe dynamisiert durch die Übernahme genau definierter Rollen (Doppelgängerin, Antagonistin, Hilfs-Ich) diesen Verwandlungsprozess, spiegelt der Protagonistin als Repräsentantin das eigene Selbst. Der Prozess verläuft also mit anderen Schwerpunkten und klar strukturierten und vorgegebenen Rollen, während es in der Theatertherapie zudem um – durchaus selbst gewählte – „Als-ob-Situationen" geht. Auch die Rollen sind in der Theatertherapie nicht zwangsläufig festgelegt. Es dürfen gerade fremde Rollen und Handlungen ausprobiert werden, die der eigenen Lebenssituation widersprechen, vielleicht aber eine zukünftige Alternative für den Alltag darstellen können.[13]

Therapeutisches Theater

Auch beim Begriff „Therapeutisches Theater" wird – wie beim Psychodrama – Bezug auf ein spezielles Verfahren, eine konkrete Technik der Psychotherapie genommen. Er bezieht sich auf ein im Jahr 1908 begründetes Methodensetting des Mediziners, Philosophen und Biologen Vladimir Iljine.[14]
Dieses methodische Instrumentarium begründet sich in erster Linie darin, Begriffe aus dem Theater – wie den der Rolle – auf das therapeutische Setting zu übertragen. Wir alle übernehmen im Alltag auch Rollen, die in ihrer Dramaturgie oft festgelegt erscheinen. Das therapeutische Theater erlaubt also hier, diesen Begriff in soziale Kontexte zu übertragen und alltägliche Handlungen und Beziehungen daraufhin zu überprüfen.

---

12 Der Begriff Dramatherapie entstammt dem englischen „dramatherapy" und wird in Deutschland mit Theatertherapie übersetzt und synonym verwendet. Die Ähnlichkeit der Begriffe Dramatherapie und Psychodrama sorgt oft für Verwirrung. Ebenso die Tatsache, dass im Deutschen der Begriff „Drama" eher das Bühnenstück im Speziellen bezeichnet und nicht das Theater im Allgemeinen. Daher verwenden wir im Buch in erster Linie den Begriff Theatertherapie.

13 Moreno J. L.: Gruppenpsychotherapie und Psychodrama, Stuttgart 1959.

14 Petzold, Hilarion: Das Therapeutische Theater. Die Methode Vladimir N. Iljines, in: Petzold, Hilarion (Hg.): Dramatische Therapie. Neue Wege der Behandlung durch Psychodrama, Rollenspiel, Therapeutisches Theater, Stuttgart 1982, S. 88–109.

Die intrapsychischen Konflikte des Protagonisten, seine Angst, seine Mutter, sein Vater usw., die beim Psychodrama eine Rolle spielen, sind für die Theorie und die Praxis des Therapeutischen Theaters nicht relevant, auch nicht Thema etwaiger Reflexionen.[15]

Zusammengefasst bleibt festzuhalten, dass die Begriffe Drama- und Theatertherapie Oberbegriffe für therapeutische Verfahren darstellen, innerhalb derer verschiedene Methoden, Interventionen und Akzentuierungen gefasst und angewendet werden, wie z. B. auch Methoden aus dem Psychodrama und dem Therapeutischen Theater.[16]

Wir benutzen hier einheitlich den Oberbegriff Theatertherapie und beschreiben – wie in der Einleitung bereits formuliert – ausschließlich Verfahren und Methoden, die unsere praktische Erfahrung stützen und stimmig für unsere Haltung sind (wie z. B. das Playback-Theater, das kreative Schreiben u. a.).

Bei aller Unterschiedlichkeit in ihren Begrifflichkeiten und Vorgehensweisen verbindet die Verfahren ein humanistischer Ansatz und also ein konkretes Menschenbild. Auf diese Haltung zum Menschen gehen wir in Kapitel 4 näher ein.

15 http://de.wikipedia.org/wiki/Therapeutisches_Theater

16 Noch mehr zur babylonischen Sprachverwirrung findet sich in der Einleitung des Buches: Theater Therapie – Ein Handbuch von Lilli Neumann, Paderborn 2002, S. 11 ff.

3. Ablauf eines theatertherapeutischen Projektes

Der Rahmen – Vorplanung

Im Vorfeld eines Projektes ist es für die TT unabdingbar, sich selbst einen guten Rahmen für den anschließenden Prozessverlauf zu schaffen. Dieser Rahmen umfasst die formale und inhaltliche Konzeption des Projektes. Er gibt Orientierung und ist gleichzeitig ein Erfahrungsraum, in dem es sich frei bewegen lässt. Gut geeignet ist eine Checkliste mit W-Fragen, die viele Dinge im Vorfeld klären kann:

Gut geeignet ist ein Check, der viele Dinge im Vorfeld klärt

Checkliste zur Vorbereitung auf ein theatertherapeutisches Projekt

Wer? – TN und Aufgaben
Wer nimmt an dem Projekt teil (Zielgruppe)?
Wie groß soll die Gruppe minimal oder maximal sein?
Wie setzt sich die Gruppe zusammen (Alter, integrativ, Erkrankungen ...)?
Wer übernimmt welche Aufgabe (Spielleitung, Technik, Öffentlichkeitsarbeit, Betreuung ...)?
Wo? – Ort
Wo finden Proben und Aufführungen statt?
Welche Räume sind geeignet (Größe, Licht, Erreichbarkeit), welche nicht?
Wann? – Zeit und Disposition
Wann startet das Projekt?
Wie lang dauert der Probenprozess?
Wie lang dauert eine Probe?
Für wann werden Premiere und Aufführungen angesetzt?
Gibt es Zeit für Integration, Abschied, Nachklang, Reflexion?
Wie? – Arbeitsweise und -schritte
In welchen Schritten gehe ich vor?
Was? – Inhalt und Haltung
Welches Thema, welche Literatur möchte ich vorschlagen und gemeinsam mit der Gruppe bearbeiten?
Möchte ich das als Leitung vorgeben oder entscheidet die Gruppe das während des Prozesses?

Was ist heilsam für die TN?
Was ist gut für die Gruppe? Was könnte kontraindiziert sein?
Was ist gut für das Thema?
Welche Haltung hat die TT (lege ich meinen Fokus z. B. auf den Prozess oder das Produkt, gebe ich Themen vor oder nicht, ...)?
Was könnte heilsam für das Publikum sein?
Was brauche ich für die Umsetzung (Personal, Material, Raum, Zeit, fachliche Vorraussetzungen ...)?
Weiß ich genug über meine Zielgruppe (Krankheitsbilder, Stabilität, ...)?
In welchem Kontext findet das Projekt statt (Klinik, freier Träger, JVA)?
Welches Budget steht mir zu Verfügung (Sachmittel, Honorar)?
Warum? – Ziel und Motivation
Warum mache ich das Projekt?
Welches Ziel habe ich?
Welche Erwartungen habe ich?
Welche Befürchtungen habe ich?

Der Prozess – Schritte und Phasen bis zur Aufführung

Auch wenn die Schritte hin zur Inszenierung sich in einem theatertherapeutischen Prozess nicht wesentlich von denen in der Theaterpädagogik unterscheiden, so gibt es doch einen bedeutenden Unterschied: In einem theatertherapeutischen Prozess ist vieles auf das Befinden und die persönliche Entwicklungslinie der einzelnen TN ausgerichtet. Es finden häufig vor und nach jeder Probe Runden/Rituale statt, die auf das Befinden jeder Einzelnen eingehen. Diese Befindlichkeitsrunden dürfen gerne in eine kreative Form gebracht werden (z. B. Wetterbericht, „Welches Tier bin ich heute?“ usw.). Ebenso ist wesentlich, Widerstände, Konflikte, Störungen ernst zu nehmen und ihnen stets Vorrang vor der inhaltlichen Weiterarbeit zu geben.

Basis schaffen

Nach dem ersten Schritt der Vorplanung (s. Checkliste) ist anfangs zentral, eine Basis zu schaffen: eine Basis an Vertrauen in sich und die Gruppe (Kennen lernen, Ensemblearbeit, Beziehungsnetz), eine Basis im Anwenden von darstellerischen Mitteln (Handwerkszeug, Grundkenntnisse des Theaterspiels), eine Basis im formalen und inhaltlichen Ablauf der Proben (Methoden, Spielregeln) und ein langsames Heranführen an die Themen (biografische-,

literarische- und Gruppen-Themen). In diesem Schritt stehen die Spurensuche, das Experimentieren, Improvisieren, das Ausprobieren im Vordergrund. Die Aufgabe der Leitung besteht dabei darin, ein gutes Angebot bereitzustellen.
In der Kennenlern-Phase wird zum Schutz der TN noch viel auf der symbolischen Ebene gearbeitet (Körperarbeit, Fantasiereisen, Geschichten) und darauf geachtet, dass alle Spiel-Angebote der TN erlaubt und erwünscht sind. Es gibt kein „richtig" oder „falsch" – Ermutigung ist hier eine zentrale Aufgabe der TT.
Wenn das Vertrauen gewachsen ist, kann mehr mit biografischen Themen und Szenen gearbeitet werden (z. B. psychodramatische Methoden, Play-Back, selber Regie führen, Schreibwerkstatt). Langsam kann sich dadurch ein Gruppenthema herausbilden.
In diesem gesamten Prozess[17] sollte die TT nicht nur die Entwicklung einzelner Personen und der sich herausschälenden Themen im Blick behalten, sondern auch die gruppendynamische Entwicklung. Eventuell beginnende Konflikte, Störungen und Widerstände wollen früh wahrgenommen und unter Umständen explizit thematisiert werden.

Rollen und Figuren entwickeln

Der nächste Schritt besteht darin, dass bisher Entstandene (Themen, Material, erste Produktionsideen) zu sichten und zu vertiefen.[18] Dazu können Rollen und Figuren entwickelt oder Textpassagen auf TN verteilt werden. Szenen werden ausgearbeitet, verfremdet, umgearbeitet, neu erfunden.
Es ist elementar, in dieser Phase des theatertherapeutischen Prozesses auf die innere und äußere Dynamik der Szenen zu achten und einzugehen. So kann das psychodynamische Verständnis für sich selbst und andere geschult werden. Für die TT bedeutet das bis zum Schluss, Zeit und Raum für Themen jenseits der Inszenierung zu lassen und – neben den künstlerischen oder pragmatischen Aspekten – auch immer wieder zu hinterfragen: wer spielt was und tut der jeweiligen Spielerin diese Rolle gut?

Szenen vertiefen und wiederholen

Nach dem Erarbeiten von Rollen und szenischem Material wird das Sammeln und Ausprobieren beendet und Form (Dramaturgie, Szenenfolge) bzw. Inhalt (welche Szenen kommen warum und wie mit in das Stück?) des Stückes werden festgelegt und differenziert daran gearbeitet. Das ist der Schritt der Vertiefung und Wiederholung.[19]

17 bei Meyer Schritt 2, bei Müller-Weith Schritte 1–3, s. tabellarische Übersicht S. 26
18 bei Meyer Schritt 3, bei Müller-Weith 4–7
19 bei Meyer Schritt 4, bei Müller-Weith 6/7

Dabei kann es zu Krisen im Prozessverlauf kommen, weil die Leitung nun von der Rolle als Therapeutin mehr zur Rolle der Regisseurin wechselt und sich daher die Beziehung zwischen Leitung und TN verändert. Einzelne reagieren manchmal irritiert darauf, dass die zuvor „gute Mutter" oder der „gute Vater", die/der sie begleitet und sich viel Zeit für das Befinden genommen hat, plötzlich strenger und weniger gewährend wird. Diese Verschiebung bedeutet nicht, dass Befindlichkeiten innerhalb der Gruppe nun keine Rolle mehr spielen – möglicherweise weicht aber die ausführliche Befindlichkeitsrunde zu Beginn einer jeden Probe jetzt der Einladung, nur bei Bedarf zu benennen, was die anderen TN für die

Übersicht über Schritte und Phasen

Arbeitsschritte des Prozesses		Aufgabe der Leitung
Meyer *5 Schritte eines theaterpädagogischen Inszenierungsprozesses*	*Müller-Weith* *10 Phasen eines theatertherapeutischen Projektes mit Aufführung*	
1. **Rahmen**/Vorplanung (Zeit, Form, Inhalt)		
2. **Basis**arbeit, Vorproben (Kennen- und Vertrauen lernen, Improvisieren, Handwerk erlernen, Material sammeln)	1. Kennen lernen	Viel anbieten Vertrauensbildung Ausdrucksschulung
	2. Biografische Themen	Konflikte in Gruppe wahrnehmen und thematisieren
	3. Gruppenthemen	
3. **Rolle und Szene** Szenische Arbeit, Arbeitsproben (Arbeit an Figuren und Szenen, Vertiefen des Materials)	4. Vertiefen der Themen	Platz lassen für Konflikte Psychodynamisches Verständnis schulen
	5. Produktionsidee	
	6. Ausarbeiten von Szenen	
4. Festlegen, Wiederholen (Dramaturgie, Montage, Textbuch)	7. Rolle der Einzelnen	Im Auge behalten: Tut jemandem die Rolle gut?
5. Endproben, **Aufführung und Abschluss**	8. Aufführungsvorbereitung	Rollenwechsel transparent machen hin zur Regisseurin
	9. Aufführung	Ängste nehmen
	10. Auswertung, Integration, Abschied	
In: Abenteuer Theater, Kempen, 2007	*In: Handout zur Arbeitsgruppe „Aufführungsprozess als Selbstveröffentlichung", 6. Sommerakademie: Heilung und Gesellschaft, Remscheid 2007*	

heutige Probe wissen sollten oder was für die heutige Probe wichtig ist zu wissen. Ebenso kann die Abschlussrunde begrenzt werden, indem die TT nur noch fragt, ob jemand noch etwas sagen möchte, um gut aus der Probe heraus zu gehen. Eine offene Vorbereitung des Ensembles auf diese Phase und ein transparent machen der Rollenverschiebung ist sehr hilfreich.

Ganz am Ende des Prozesses stehen die Endproben (Aufführungsvorbereitung), die Aufführungen sowie die Auswertung der gemeinsamen Arbeit (Nachgespräch, Integration, Abschied).[20]

<table>
<tr><th colspan="3">Übersicht über Schritte und Phasen</th></tr>
<tr><th>Gruppen-dynamische Phasen</th><th colspan="2">Phasen der Theatertherapie</th></tr>
<tr><td>Tuckman
Phasenmodell</td><td>Jennings
EPR-Modell</td><td>Emunah
Phasenmodell</td></tr>
<tr><td></td><td></td><td></td></tr>
<tr><td>Forming</td><td rowspan="3">1. Verkörperung
2. Projektion</td><td>1. dramatic play (Aufbau von Arbeitsstrukturen)</td></tr>
<tr><td>Storming</td><td rowspan="2">2./3. scenework, playing role (Erforschen von szenischem Material und Rollenspiel)</td></tr>
<tr><td>Norming</td></tr>
<tr><td>Performing</td><td rowspan="2">3. Rolle</td><td>4. culminating enactment (Introspektion)</td></tr>
<tr><td>Informing</td><td rowspan="2">5. dramatic ritual (Integration, Mitteilung)</td></tr>
<tr><td>Adjourning</td><td></td></tr>
<tr><td>In: www.techsam.de</td><td>In: Introduction to dramatherapy, Ariadne, 1997</td><td>In: Acting for real, Brunner/Mazel, New York 1994</td></tr>
</table>

20 bei Meyer Schritt 5, bei Müller-Weith 8–10

Spiel und andere Regeln

Jedes Spiel braucht Regeln. Sie bieten allen TN Sicherheit und Orientierung. Äußere Struktur kann sich einem inneren (Gefühls-)Chaos entgegensetzen. Grundlegend sind aus unserer Erfahrung folgende Maßnahmen:

Rituale etablieren

1. Rituale: Im allgemeinen Gebrauch bezeichnet ein Ritual einen stilisierten Handlungsablauf, der sich immer wiederholt und dabei nach einer eng einzuhaltenden Abfolge verläuft.[21] Diese Form von Wiederholung kann als therapeutisches Mittel viel Sicherheit und positive Gewöhnung verschaffen.
   Ein Ritual zur Begrüßung und/oder Verabschiedung bei jeder Probe hat sich z. B. bewährt. Ebenso können innerhalb eines Projektes Rituale zu immer wiederkehrenden emotionalen Befindlichkeiten Einzelner oder zu Gruppenthemen (Entspannungs- und Atemübungen bei Aufregung und Stress, Bewegungs- und Stimmübungen zum Aggressionsabbau, ...) etabliert werden, so dass die Gruppe sich nach und nach auch selbständig regulieren kann.

Strukturen schaffen

2. Eine festgelegte Struktur für den Probenverlauf bietet den TN Orientierung. Sie wissen, was sie erwartet. Das nimmt Angst und Unsicherheit. Neben den Befindlichkeitsrunden hat sich ein dreigliedriger Aufbau der Probe bewährt:
   1. Warmups zum Ankommen (Ausdrucksschulung, thematisches Training, Einstimmung auf Methoden und/oder Thema)
   2. Szenische Arbeit mit Feedback/Sharing
   3. Cooldown, Ausklang

Feedback und Sharing

3. Feedback bedeutet wörtlich: „zurück füttern“. Beim Feedback wird das eigene Erleben geschildert und mit Handlungsaufforderungen kombiniert. Innerhalb des theatertherapeutischen Prozesses dient es in erster Linie der Weiterentwicklung der ästhetischen Form. Das bezieht sich sowohl auf die dadurch intendierte Erweiterung des Ausdrucks und der Spielformen der TN, als auch auf den dramaturgischen Aufbau, auf die Wirkung von Positionen im Raum, den Einsatz von Requisiten, usw. Über das Feedback entwickeln die TN einerseits im Verlauf eine gemeinsame ästhetische Formsprache und erleben gleichermaßen einen von Wertschätzung getragenen Entwicklungsprozess. Günstig sind einheitliche und allen TN bekannte Regeln für das Feedback.

---

21 http://www.freiereferate.de/erdkunde/definition-ritual

Feedback geben

- Sachlich bleiben und nicht persönlich werden
- In Ich-Botschaften sprechen
- Beschreibungen geben, keine Rechtfertigungen, Anweisungen oder Bewertungen
- Positiv, konstruktiv, wohlwollend rückmelden

Feedback annehmen

- Offenheit und Sachlichkeit gegenüber dem Feedback haben
- Zuhören – nicht rechtfertigen oder verteidigen
- Verständnisfragen stellen
- Nur nehmen, was mich betrifft
- Mich für das Feedback bedanken

4. Das Feedback bezieht sich demnach mehr auf die Spiegelung und Reflexion der Rollenfigur, wohingegen mit Sharing das Teilen der privaten und ganz persönlichen Befindlichkeit angesprochen ist. Sharing, bzw. to share bedeutet wörtlich: „etwas teilen". Das Sharing, ermöglicht, in einer Gruppe Gefühle, Erwartungen, Befürchtungen und Erlebnisse zu teilen, um den Anderen ein Nachvollziehen der Stimmungslage/Befindlichkeit/Verhalten und ein besseres Verstehen der Person zu ermöglichen. Das kann sich sowohl auf das Teilen der Erlebnisse aus einer Rolle heraus beziehen *(Als Mutter habe ich mich ausgeschlossen und allein gefühlt.)* als auch auf die individuelle Befindlichkeit *(Wenn ich die Mutter spiele, dann komme ich immer wieder an den Punkt, wo ich mich schäme.)*.

Auch beim Sharing ist es sinnvoll, bestimmte Regeln einzuhalten:

- Beiträge werden nicht kommentiert oder unterbrochen
- Es werden keine Zwischenfragen gestellt (außer akustische Nachfrage)
- Jeder darf, niemand muss etwas sagen

Wenn ein Sharing auf der Spielebene gefragt ist, hat sich folgende Reihenfolge als sinnvoll erwiesen:

1. Rückmeldung der Spielerinnen aus ihrer Rolle heraus (Rollenfigur)
2. Feedback der Zuschauerinnen
3. Hinweise der Empfängerin (eventuell dann Wiederholen, Ändern des Gesehenen)

4. Entrollen, Rückmeldung der Spielerinnen (Rollenträgerinnen)
5. Letztes Wort (wenn gewünscht) bleibt der Empfängerin
6. Bedanken und Verabschieden der Spielerinnen aus dem szenischen Vorgang, Auflösen der Bühnensituation

Spielerinnenvertrag

5. Der Spielerinnenvertrag ist eine Möglichkeit, Bedingungen des Umgangs miteinander während des Prozesses festzulegen. Die Verträge und deren Inhalt können mit der Gruppe ausgehandelt, verschriftlicht und dann verbindlich unterzeichnet werden.

Beispiel für einen Spielerinnenvertrag:

Spielerinnenvertrag

Zwischen der Spielerin/dem Spieler:
und dem Veranstalter
sowie der Spielleitung

1. Termine

1.1. Der Spielerinnenvertrag gilt als eine verbindliche Vereinbarung zwischen der/dem oben genannten Spielerin/Spieler und der Spielleitung für die Dauer des Theaterprojektes und betrifft folgende Termine: (...).

1.2. Darüber hinaus können Kostüm- oder Sonderproben sowie Vorstellungstermine nach Absprache vereinbart werden.

2. Vereinbarungen:

2.1. Die Spielerin/der Spieler sichert hiermit verbindlich die pünktliche Teilnahme an den genannten Probenterminen und Zeiten zu. Sollte er aus dringenden Gründen verhindert sein, sagt der Spieler persönlich bei der Leitung ab.

2.2. Die Spielerin/der Spieler bereitet sich auf die jeweilige Probe in Absprache mit der Leitung selbstständig vor.

2.3. Die Spielerin/der Spieler erklärt sich bereit, Verantwortung und aktives Engagement für die Gruppe und die gemeinsame Sache zu übernehmen und alle Menschen und Dinge mit Respekt zu behandeln (...).

3. Schlussbestimmungen

Dieser Vertrag ist zweifach ausgefertigt, von beiden Teilen gelesen und durch eigenhändige Namensunterschrift abgeschlossen worden.

____________________ ____________________

Ort, Datum, Spieler/in Ort, Datum, Leitung

Das Produkt – Veröffentlichung und Abschied

Wenn das erarbeitete Stück nach langer, intensiver gemeinsamer Arbeit zur Aufführung kommen soll, geschieht noch einmal einiges beim Einzelnen und in der Gruppe. Durch den Stress der Endproben und die Rollenverschiebung bei der Leitung können latente Konflikte (wieder) hochkommen, Ängste und Anspannungen stärker werden. In einem theatertherapeutischen Prozess gelangt hier gleichsam die Kunst zu einem Ende, während die Therapie weiter läuft.

Rollenverschiebung bei der Leitung

Es ist wichtig, dass gerade in dieser Prozessphase, in der es darum geht, den vertrauten, sicheren Rahmen zu verlassen und sich öffentlich zu machen, die TT eine Stütze ist und alle Ängste ernst nimmt. Neben dem vorhandenen Premierendruck sollte Zeit und Raum für mögliche Konflikte sein. Dabei kann eine mögliche Umgangsform mit Konflikten auch sein, sie offen und im Sinne aller auf die Phase nach den Aufführungen zu vertagen. Die TT tut gut daran, sich für diese Phase Unterstützung auf organisatorischer Ebene zu holen, damit für den therapeutischen Prozess genügend Raum und Energie verwendet werden kann. Wichtig scheint uns noch darauf hinzuweisen, dass auch wenn die TN im Vorfeld möglicherweise mit organisatorischen Aufgaben betraut waren (Bühnenbild entwickeln, Flyer verteilen, Kostüme nähen, usw.), diese in der Endprobenphase möglichst davor zu bewahren. Da sich erfahrungsgemäß zum Ende noch viele neue und auch alte Baustellen auftun und Dinge ganz anders als geplant gelöst werden müssen, sollte die TT den TN einen Schutzraum bieten, damit diese sich auf den Prozess des Spielens und Zeigens konzentrieren können.

Eine öffentliche Aufführung ist für alle Beteiligten eine große, jedoch unablässige Herausforderung.

Das Publikum von Anfang an mitdenken

Denn ordnet man ein Theaterprojekt dem Bereich Theatertherapie zu und ist es dementsprechend dezidiert auf Erkenntnis bei den Spielerinnen angelegt, so ist auch die Mitteilung an das Publikum ein bedeutsamer und unablässiger Erfahrungsschritt. *Denn erst die inszenatorischen Verfremdungen des Spiels und der Spieler gegenüber einem Publikum stellen jene Objekt-Subjekt-Beziehung her, die Voraussetzung dafür ist, dass Theater – Spielen und Zuschauen – jene Qualität von Erfahrung erhält, die im besten Falle schließlich Erkenntnis befördert.*[22]

22 Brauneck, Manfred: Theater im 20. Jahrhundert, Reineck bei Hamburg 1991, S. 19.

Die Zuschauerin kann berührt, bewegt, belehrt, unterhalten werden. Sie wird Zeugin der Entwicklung jedes Einzelnen und kann das, was passiert, wahrnehmen, würdigen und kritisieren. Derart entsteht ein Austausch, ein Dialog, ein (Mit-)teilen und somit ein heilsamer Schritt im theatertherapeutischen Prozess. Die Spielerinnen bleiben nicht allein mit ihrem Thema und leisten Aufklärung. Die Zuschauerinnen geben Halt und Energie, physisch, emotional, geistig. Ebenso können sie irritieren oder sogar ablehnen (mehr dazu in Kapitel 4).

Wichtig für die TT ist es, im Vorfeld zu entscheiden, wer und wie groß das Publikum sein kann und das im Sinne der Teilnehmenden zu entscheiden. Wird vor einem kleinen Kreis von Freundinnen und Verwandten gespielt, gibt es großes, öffentliches Publikum? Wie soll der Kontakt zu den Zuschauerinnen gestaltet werden? Was wird von den Zuschauerinnen erwartet?

Hilfreich ist, das Publikum von Anfang an mit zu denken und immer wieder auch kritisch zu hinterfragen, was diesem erzählt werden soll, bzw. mit der Auswahl der Texte und Mittel erzählt wird. Gerade in der theatertherapeutischen Arbeit müssen die TN im besonderen Maße vor voyeuristischen Blicken einerseits und exhibitionistischen Handlungen andererseits geschützt werden, damit weder ein „Betroffenheitstheater“ noch eine Stigmatisierung stattfindet.

Schutz vor voyeuristischen Blicken und exhibitionistischen Handlungen

Vor der Premiere verdichtet sich in der Regel die Taktung der Treffen und ebenso die Intensität der Proben. Dann folgt die Premiere und die Vorstellungen. Zunächst einmal ist zentral, nach den Aufführungen das Gelingen zu feiern, stolz zu sein auf das, was man gemeinsam geschafft hat.

Meist folgt auf den „Rausch“ der Premiere und der Vorstellungen ein „Kater“, auf den im theatertherapeutischen Kontext hingewiesen und der sorgsam begleitet werden will.

Die regelmäßigen Proben entfallen ebenso, wie die intensiven Kontakte und die sehr dichte und konzentrierte Aufmerksamkeit und Wertschätzung des Publikums.

Abschied ermöglichen

Um eine heilsame Integration des Erlebten zu gewährleisten, sollten der letzten Vorstellung noch mehrere Treffen in immer größer werdenden Abständen folgen, um den TN einen schrittweisen Abschied zu ermöglichen.

Hierbei können dann alle gemachten Erfahrungen ausgetauscht und gemeinsam reflektiert werden:

Was ist während der Aufführungen passiert, mit jedem Einzelnen, der Gruppe, den Zuschauerinnen? Wie fühlt es sich an?

Was hat jede gelernt, z. B. von ihrer Rolle/Funktion?

Wie hat sich das Verhältnis zum Thema verändert?

Was war heilsam und warum?
Was waren Stolpersteine und wie ist es uns gelungen, mit diesen umzugehen?
Was würde man beim nächsten Mal anders gestalten?
Was ist noch offen?
Wie können wir einander beim Abschied unterstützen?
Welche Möglichkeiten habe ich, wenn ich drohe „abzustürzen"?
Was aus der Theaterarbeit und der Erfahrung kann hilfreich für meinen Alltag sein?

Unterstützend innerhalb dieser letzten Phase kann es sein, sich gemeinsam eine Aufnahme der Produktion anzuschauen, Anekdoten auszutauschen, eventuell Pläne zu schmieden und die Gruppe auf ihr Beziehungsnetzwerk und ihre Ressourcen hinzuweisen.[23]

Transfer in den Alltag

Theatrales Gestalten überträgt seelische Bilder, Zustände und Prozesse in körperlich konkret wahrnehmbare und erfahrbare Realität, gibt Eindrücken Ausdruck, gibt Unaussprechlichem Sprache. Diese Neukonstruktion der eigenen Realität durch gespielte „Als ob-Situationen" ermöglicht den TN immer wieder neue Perspektiven einzunehmen, alternative Handlungsmöglichkeiten auszuprobieren und im günstigen Fall auch ein verändertes Selbstwerterleben zu empfinden.[24]

Neukonstruktion der eigenen Realität

Ist es möglich, diese Lerneffekte des theatralischen Prozesses aus dem geschützten Rahmen der Rolle, der Aufführung zu nehmen und ins echte Leben zu übertragen? Aus Spiel Ernst zu machen? Den Alltag durch das Erfahrene anders zu gestalten? Sozusagen am Ende ein Stück weit Regisseurin des eigenen Lebens zu werden?

23 Schöne Inspirationen, um einen Abschied zu gestalten, finden sich in dem Buch Sag beim Abschied ... Spiele, Materialien und Methoden für Schlussphasen in der Gruppenarbeit von Ulrich Bear u. a., Seelze Velber 1998.

24 *Der Körper ist die Bühne der Gefühle, sagt der Hirnforscher Antonio Damasio. Wer mit seinen Gefühlen arbeiten will, muss lernen, wie er mit dem Körper arbeitet. Die Wut sitzt im Bauch, in den Eingeweiden, im Hals – im Körper also – und da muss sie wieder raus. Nach-Denken und Be-Sprechen allein genügen keinesfalls, um dies zu erreichen.* aus: Storch, Cantieni, Hüther, Tschacher: Embodiment – Die Wechselwirkung von Körper und Psyche verstehen und nutzen, Bern 2010, S. 64.

Um das Ziel, die persönliche Entwicklung der einzelnen TN zu fördern, eine positive Veränderung über theatertherapeutische Interventionen zu erwirken bzw. eine heilsame Erfahrung zu fördern, arbeitet Theater mit folgenden Ansätzen:

- Es fördert eine aktive, körperorientierte Beschäftigung mit einem Thema und somit das handlungsorientierte Lernen.
- Es ermöglicht eine emotionale Beschäftigung mit einem Thema, sich selbst und der Gruppe und daher ebenso das erfahrungsorientierte Lernen.
- Die lösungsorientierte Beschäftigung mit Themen und Konflikten innerhalb der Gruppe vermittelt wiederum das ressourceneffiziente Lernen.[25]

Dabei ist aus unserer Erfahrung festzuhalten, dass (theater-)therapeutische Maßnahmen, die den Körper einbeziehen, eine höhere Wahrscheinlichkeit mit sich bringen, dass Gefühle erlebbar werden, jedenfalls in einem größeren Ausmaß als bei Therapien, die rein verbal bzw. kognitiv arbeiten.

Dass der Körper seelische Zustände ausdrücken kann, ist eine alte Erkenntnis und dass Körperzustände auch Auswirkungen auf psychische Zustände haben, wird innerhalb der Embodiment-Forschung belegt. So ist z. B. heute unbestreitbar, dass eingenommene Körperhaltungen auch Auswirkungen auf Kognition und Emotionalität haben.[26]

Theatertherapeutische Prozesse nehmen immer auch auf hirnphysiologische Bedingungen für Veränderungen Bezug, indem sie erfahrungs-, emotions- und körperorientiert wirken. Dies geschieht nicht nur über Bewegung, die dafür sorgt, dass Veränderungen und Entwicklungsschritte neurophysiologisch besser gespeichert werden können, sondern auch über die künstlerische Aktivität, die über das Schaffen von ungewöhnlichen Querverbindungen im Denken und

25 Inspiriert durch: Funcke, Havermann-Feye: Training mit Theater: Von der Einzelszene bis zum Unternehmenstheater – Theaterelemente erfolgreich ins Training bringen, Bonn 2004.

26 *Wenn das „Ich" die Verbindung mit seinem Körper wieder zurückgewinnt, spürt der betreffende Mensch nicht nur im übertragenen Sinn, sondern auf eine reale, verkörperte Weise, dass er ein Rückgrat hat, dass er sich aufrichten und sich aufrecht im Leben bewegen kann. Der Körper ist der Ausgangspunkt und das Empfangsorgan für solche elementraren Erfahrungen.* Gerald Hüther in: Storch, Cantieni, Hüther, Tschacher: Embodiment – Die Wechselwirkung von Körper und Psyche verstehen und nutzen, Bern 2010, S. 97.

Handeln auf neurophysiologischer Ebene mehrdimensionale und nachhaltige Musterveränderung oder -verankerung ermöglicht.[27]

Musterveränderung und -verankerung

Viele Interventionsmethoden zielen auf die Vertiefung des Atmens ab, was einen besseren Kontakt zum eigenen Körper zulässt. Unangenehme Gefühle, die z. B. durch das Anhalten der Atmung, durch Hyperventilation bzw. flaches Atmen ausgelöst werden, können vermindert werden.

All diese erlernten Dinge helfen im Alltag und können dort umgesetzt werden. Das Körpergedächtnis kann neue, gute Erfahrungen machen und abspeichern, die dann auch außerhalb der „Als-ob-Situationen" abgerufen werden. Durch die Stärkung der Körperpräsenz und der Atmung werden das Wohlbefinden und Selbstbewusstsein nachhaltig verbessert und so sicherlich auch die Qualität des realen Lebens gesteigert.

27 Vgl. Jan Bleckwedel: Systemische Therapie in Aktion – Kreative Methoden in der Arbeit mit Familien und Paaren, Göttingen 2009, S. 281 ff.

4. Menschenbild und Haltung der Theatertherapeutin

Die Balance von Ich-Wir-Es

Nachfolgend gehen wir auf zwei weitere elementare Komponenten des komplexen Interaktionsprozesses „Theater(-therapie)“ ein: den Menschen (TN und Therapeutin als einzelnes „Ich“ sowie als „Wir“ in der Gruppe). Wir entwickeln unsere Gedanken und Haltungen dazu auf Grundlage des themenzentrierten Interaktionsmodells (TZI).[28] Hier enthält jede Gruppeninteraktion drei Faktoren, die man sich als Eckpunkte eines Dreiecks vorstellen kann:

1. Das **Ich**, die Persönlichkeit
2. Das **Wir**, die Gruppe
3. Das **Es**, das Thema, die Sache

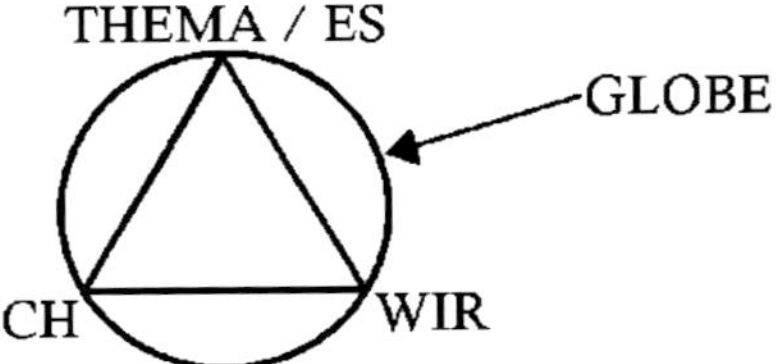

Die Dreiheit von Ich-Wir-Es soll stets in dynamischer Balance gehalten werden. Dazu bedarf es einiger Prämissen, für die es – will man sie effektiv umsetzen – wichtig ist, möglichst viel über sich als Therapeutin und die Anderen zu wissen und zu kennen; z. B. welche Störungen und Widerstände könnten bei einzelnen TN auftreten, wie erkenne ich sie und wie interveniere ich möglichst sinnvoll? Welche Erkrankung hat die jeweilige Teilnehmerin und was muss ich daher beachten? Wo liegen Möglichkeiten, wo Grenzen? Welche dynamischen Gruppenphasen gibt es und wie kann ich mit diesen konstruktiv umgehen? Wo sind meine blinden Flecken und Stolpersteine im Kontakt? Im Folgenden greifen wir die aus unserer Perspektive relevanten Aspekte auf.

---

28 Vgl. Cohn, Ruth. Von der Psychoanalyse zur themenzentrierten Interaktion: Von der Behandlung einzelner zu einer Pädagogik für alle, Stuttgart 1991. http://leguan.emp.paed.uni-muenchen.de/strategien/lernen_in_gruppen.html

Das Ich I: Umgang mit einzelnen Persönlichkeiten

Akzeptanz und Wertschätzung der Teilnehmerinnen

Grundsätzlich für die Zusammenarbeit der TT mit den TN ist die vollständige und bedingungsfreie Akzeptanz der TN, eine Wertschätzung jeder Einzelnen, unabhängig davon, was sie mitbringt. Alles kann, nichts muss!
Innerhalb des Prozesses darf alles Raum finden, werden alle Themen, Gefühle, Widerstände ernst und angenommen. Jede Person erfährt wohlwollenden Umgang über die Resonanz durch die TT und das Feedback der Mitspielerinnen. Das bedeutet jedoch nicht, das jedwede Form von Verhalten und Umgang akzeptiert wird![29]

Individuelle Entwicklungslinie angemessen fördern

Jede einzelne TN kommt mit ihrer eigenen Geschichte in den Prozess und verfolgt demnach eine ganz individuelle Entwicklungslinie. Es ist wichtig, diese zu beachten und angemessen zu fördern. Dafür können – mithilfe der TT – für jede TN konkrete Ziele für den Prozess formuliert werden. Aus der praktischen Lebenserfahrung heraus weiß in der Regel jede Einzelne, was sie erreichen möchte und kann. Wesentliche Ziele für alle sind ein persönliches Wachstum, eine Symptomentlastung sowie emotionale und psychische Integration. Außerdem ist die Präsentation des Erarbeiteten vor einer Öffentlichkeit ein weiteres Ziel, das von Anfang an Allen bewusst sein sollte.

Humanistisches Menschenbild als Basis

Die Theatertherapie ordnet sich den humanistischen Verfahren zu.[30] Diese stellen den Menschen mit seinen Stärken und Ressourcen in den Mittelpunkt und setzen in der Arbeit bei den gesunden Anteilen jedes Ichs an. Sie haben Vertrauen in die Selbstheilungskräfte der Einzelnen und gehen von einem aktiven Selbst aus, das sehr wohl Verantwortung für sich, sein Leben und somit auch für den theatertherapeutischen Prozess übernehmen kann. Die Ganzheit von Körper, Geist und Seele ist ein zentraler Gedanke. Ebenso das Ansetzen im Hier und Jetzt.

Durch den Wechsel von der Alltagsrealität in die dramatische Realität und zurück wird eine „Als ob"-Situation, eine ästhetische Distanz für die Teilneh-

29 Beispiel: Es ist gut, wenn sich eine TN aufgrund ihres schlechten Befindens bewusst aus der Probe herausnimmt, um für sich selbst gut zu sorgen; es wäre nicht akzeptabel, würde diese TN ihr schlechtes Befinden in die Gruppe tragen, indem sie zum Beispiel den Ablauf blockiert oder respektlos mit Anderen umgeht.

30 Zu den humanistischen Verfahren im engeren Sinne werden die Gesprächspsychotherapie, die Gestalttherapie, das Psychodrama, aber auch das TZI gezählt. Die Gemeinsamkeit der humanistischen Verfahren liegt allerdings nicht in der Ähnlichkeit der Vorgehensweise, sondern in der des Menschenbildes.

menden geschaffen, die genügend Schutzraum bietet, um auch an schwierigen Erfahrungen zu arbeiten.
Die Resonanz auf die Erfahrung jeder Einzelnen sowie das Abstrahieren persönlicher Themen erlauben es, einen Transfer in den Alltag zu schaffen.[31]

Krankheitsbilder kennen

Auch wenn die gesunden Anteile und Stärken im Vordergrund stehen, bringen die TN in der Regel ebenfalls ihre Probleme und Grenzen mit. Diese sollen nicht ausgeblendet oder negiert, sondern ebenso ernst genommen werden. Notwendig ist daher auch, sich mit einzelnen Krankheitsbildern auseinanderzusetzen, um somit mögliche Verhaltensweisen (Reaktionen, Widerstände, usw.) einzelner TN zu verstehen und angemessen intervenieren zu können.[32]

Ferner ist wichtig zu fragen, ob es bei manchen Erkrankungen und in bestimmten Phasen von Erkrankung überhaupt angezeigt ist, mit theatertherapeutischen Methoden zu arbeiten.
Legt man die psychiatrische Trias[33] zugrunde, so kann man konstatieren, dass der theatertherapeutische Ansatz insbesondere bei den sogenannten psychogenen Störungen positiven Einfluss haben kann.[34] Gemeinsam ist diesen Störungen, dass es den Patientinnen möglich ist, ihr eigenes Krankheitsbild wahrnehmen und realistisch einordnen zu können und sie somit in der Lage sind, während des theatralen Prozesses auf eine reflexive, abstrahierende Ebene zu gehen. Viele dieser Störungen setzen sich zudem mit Themen auseinander, bei denen gerade ein Zugang über die darstellende Kunst förderlich sein kann, z. B.: in Kontakt bringen mit eigenen Gefühlen, Gefühle strukturieren, ausdrücken und lenken lernen, Wahrnehmung, wertfreie Sensibilisierung für sich und Andere sowie für seelische und körperliche Phänomene, Kommunikation, Erweiterung der sozialen Interaktionsmöglichkeiten, nonverbaler Ausdruck,

31 Beispiel: Wenn eine TN zum Beispiel beim Spielen des Märchens „Rotkäppchen“ in der Figur des Wolfes die konkrete Erfahrung macht, dass sie die Großmutter fressen darf und sich also einer anderer Figur gegenüber offen aggressiv und gewalttätig verhält, müsste diese Einzelerfahrung derart für den Alltag abstrahiert werden, dass es ein aggressives Potenzial in der TN gibt, das ausgedrückt werden darf, dafür aber im Alltag angemessene Ventile gefunden und geübt werden müssen.

32 Eine gute Übersicht über die Krankheitsbilder bietet das Buch Psychiatrie und Psychotherapie für Heilpraktiker von Jürgen Koeslin, München 2011 und aus der Dualen Reihe das Werk Psychiatrie, Psychosomatik und Psychotherapie von Arno Deister u. a., Stuttgart 2013.

33 Bei diesem Modell werden die Krankheiten nach ihrer jeweiligen Ursache strukturiert.

34 Unter psychogenen Störungen versteht man vorübergehende oder anhaltende Störungen des Erlebens und Verhaltens ohne organische Ursache und ohne Störung des Realitätsbezugs. Dazu zählen: neurotische Störungen (Angst- und Zwangsstörungen, neurotische Depressionen, Essstörungen, Süchte), reaktive Störungen (Belastungsstörungen) sowie Persönlichkeitsstörungen.

die positive Beziehung zum eigenen Körper, Steigerung des Selbstwertes, Ausdruck über den Körper, Impulskontrolle, Entspannung und Anspannung, Atmen, Erweiterung von Handlungsmöglichkeiten und des eigenen Rollenspektrums.

Auch für Menschen mit affektiven Störungen[35] kann theatertherapeutische Arbeit hilfreich sein. Besondere Aufmerksamkeit ist jedoch z. B. für die Arbeit mit Menschen, die an einer manischen Erkrankung leiden, geboten: Zu den Leitsymptomen der Manie gehören neben Antriebssteigerung, inadäquat gehobener Stimmung und Selbstüberschätzung häufig auch eine Überschätzung der eigenen Leistungsfähigkeit. Die Dynamik innerhalb eines theatertherapeutischen Prozesses kann dazu führen, dass genau diese Symptome noch verstärkt werden – die Aufregung und Euphorie innerhalb der Premierenzeit beispielsweise können den Krankheitsverlauf negativ beeinflussen. Hier gilt es, Symptome gerade im Zusammenhang mit dem Prozessverlauf einer theatertherapeutischen Inszenierung sensibel zu beobachten und unter Umständen über besondere Interventionen einer Symptomverstärkung entgegen zu wirken.[36] Das kann z. B. über die gezielte Begrenzung von Probenzeiten, Rollenumfang, Redebeiträgen und über Entspannungsübungen erfolgen.

Insbesondere bei reaktiven Störungen ist Vorsicht vor retraumatisierenden Ereignissen geboten.
Bei psychotischen Erkrankungen kann es mitunter problematisch oder kontraindiziert sein, mit theatertherapeutischen Methoden zu arbeiten, weil diese Form von Erkrankung häufig mit einem mangelnden Realitätsbezug einhergeht.[37] Dabei ist das Spiel mit Rollen und innerhalb der „Als-Ob-Realität" nicht uneingeschränkt hilfreich und kann die Erkrankung noch verstärken.
Bei guter medikamentöser Einstellung und in entsprechendem Rahmen (z. B. Projekte in der Klinik mit Einbindung der Patientinnen innerhalb einer multiprofessionellen Struktur) können jedoch durchaus auch Patientinnen beispielsweise mit psychotischen Erkrankungen profitieren. Schwierig ist die Arbeit

35 *Affektive Störungen sind hauptsächlich durch eine krankhafte Veränderung der Stimmung (Affektivität) meist zur Depression oder gehobenen Stimmung (Manie) hin charakterisiert.* aus: Möller, Laux, Deister: Duale Reihe, Psychiatrie, Psychosomatik und Psychotherapie, Stuttgart 2013, S. 89.

36 vgl. auch die Entwicklung von Herrn B. in „Traum eines lächerlichen Menschen", Kapitel 8, S. 180.

37 Hier in endogene Psychosen (biologisch-konstitutionell bedingte psychische Erkrankungen wie z. B. Schizophrenie) und exogene Psychosen (Erkrankungen des Nervensystems; Schädigungen des Hirns wie z. B. Demenz) unterteilt.

mit Menschen, die akut erkrankt sind und deren Erkrankung beispielsweise mit Realitätsverlust einhergeht sowie Patientinnen mit akuter Suizidalität.

Störungen haben Vorrang

Natürlich werden Einzelne innerhalb des Prozesses immer wieder an ihre Grenzen stoßen und sich in Widerstand zu bestimmten Erfahrungen, Gefühlen, Themen begeben. Diese Störungen und Widerstände haben im (theater-) therapeutischen Prozess immer Vorrang vor allem Anderen und werden häufig transparent gemacht. Vorrang bedeutet dabei nicht zwangsläufig, dass am oder mit dem jeweiligen Widerstand gearbeitet wird, denn Widerstand kann sich auch in gesunden Abwehrvorgängen äußern, die dem Schutz des psychischen Gleichgewichts der TN dienen. Andererseits ist gerade die Theatertherapie hervorragend geeignet, Widerständen eine Form zu geben, diese zu verkörpern oder durch andere Gruppenmitglieder verkörpern zu lassen.
Unerlässlich ist es, sich zunächst mit den unterschiedlichen Formen von Widerstand auseinanderzusetzen, um diese wahrnehmen und angemessen darauf reagieren zu können.[38] Davon ausgehend kann dann eine sinnvolle Interventionsplanung stattfinden.

Die Handhabung von angemessenen theatertherapeutischen Interventionen bedarf des Fachwissens, Fingerspitzengefühls, guten Mutes und der Zuversicht. Welche Intervention wann angesagt, also sinnvoll im Interesse des Prozesses ist, kann schwer allgemeingültig formuliert werden und bedarf je nach Kontext, Zielgruppe, Gruppenzusammensetzung fortlaufend einer Realitätsüberprüfung.

Interventionsmöglichkeiten

Prinzip der kleinen Schritte: Nicht zu viel zu schnell wollen und erwarten - weder von sich, noch von den Teilnehmerinnen!
Modelllernen, d. h. die TT ist immer ein Modell für kognitives, soziales und affektives Verhalten – ob sie will und sich dessen bewusst ist oder nicht.
Humor ermöglicht eine Atmosphäre, in der auch Fehler und Scheitern als lustvoll erlebt werden können.

38 Eine gute Übersicht über Widerstände (Abwehrmechanismen) und Interventionsmethoden finden sich in: Jürgen Koeslin, Psychiatrie und Psychotherapie für Heilpraktiker, München 2011, S. 261 ff.

Paradoxe Interventionen: Wenn ich einer Teilnehmerin, die ihre Angst davor äußert, ihren Text nicht sprechen zu können, darum bitte, in der nächsten Szene genau das zu tun, verliert die angstauslösende Befürchtung etwas von ihrem Schrecken.
Catch them at being good, d. h. positive Verhaltens- und auch Spielansätze werden ge- und verstärkt.
Wichtige Abläufe erhalten **Regeln**, die positiv formuliert werden und Konsequenzen bei ihrer Nichteinhaltung beinhalten.
Spiegeln von Verhaltensweisen oder Spielangeboten, die gewollt oder nicht gewollt sind.
Umdeuten von als unangenehm erlebten Situationen – Scherben bringen Glück!
Umlenken: Meint den Prozess, erneut und anders an eine Aufgabe heranzuführen; wenn ich merke, dass etwas so momentan nicht bewältigt werden kann. Beispiel: Beim Gruppenspiel „Zugfahren“ steigt jemand aus. Ich motiviere sie weiter mitzumachen, indem ich ihr eine neue Rolle oder Aufgabe zuteile, wie die Schaffnerin, Gleisstellerin, Beobachterin zu besetzen.
Konfliktgespräche führen.
Immer wieder **Auszeiten** für sich und für die TN setzen und nehmen.

Das Wir: Gruppendynamik und -kohäsion

Gruppendynamische Phasen

Eine Gruppe ist bekanntermaßen mehr als die Summe ihrer einzelnen Teile. Sie ist ein eigener Organismus und folgt eigenen Gesetzen und Dynamiken. Das Zusammenführen unterschiedlicher Persönlichkeiten, Interessen, Bedürfnisse und Energien lässt eine eigene Dynamik innerhalb eines Gruppenprozesses entstehen. Um diese Dynamiken zu wissen, sie wahrzunehmen und entsprechend damit umzugehen, ist eine Aufgabe der TT. Daher gehen wir in den Projektbeschreibungen insbesondere auf die verschiedenen Phasen eines gruppendynamischen Prozesses ein. Zugrunde gelegt wird das Modell von Tuckman.[39] Gruppendynamische Entwicklungen in der Gruppe vollziehen sich demnach in sechs Phasen, die auf der Inhalts- und Beziehungsebene unterschiedliche Auf-

39 vgl. Sader, M.: Psychologie der Gruppe, Grundlagentexte Psychologie, Weinheim und München 2008.

gaben und Funktionen erfüllen. Diese gruppendynamischen Phasen verlaufen parallel zu den Arbeitsschritten des theatertherapeutischen Prozesses. In jeder dieser Phasen gilt es für die Spielleitung bestimmte Aufgaben im Blick zu behalten, wahrzunehmen und bei Bedarf regulierend in den Prozess einzugreifen.[40]

Gruppenkohäsion

Der Gruppengeist als eigene therapeutische Kraft

Gruppenkohäsion, ein Begriff, der in der Literatur synonym mit Gruppenkohärenz oder Gruppenkohäsivität verwendet wird, definiert gemeinhin die Attraktivität einer Gruppe für ihre Mitglieder oder den „Gruppengeist". Es handelt sich dabei um eine eigenständige therapeutische Kraft und darüber hinaus um eine Bedingung für die Entfaltung der Wirkung anderer therapeutischer Faktoren, wie z. B. Entwicklung von Risikobereitschaft, Selbstoffenbarung, Vertrauen und Katharsis.[41] Gruppenkohäsion kann als Phänomen in einem therapeutischen Prozess kaum überschätzt werden, weil diese neben der therapeutischen Beziehung die Voraussetzung für heilsame und entwicklungsfördernde Erfahrungen bildet. Grundbedürfnisse eines jeden Menschen können in einem Klima mit großer Gruppenkohäsion nicht nur bewusst, sondern auch gestillt werden: Bindungsbedürfnisse genauso wie Verantwortungsgefühl und Autonomiestreben. Gruppen mit einer stabilen und hohen Gruppenkohäsion werden von einzelnen TN nach innen und außen stärker geschützt, zeichnen sich durch eine regelmässige Teilnahme aller Mitglieder aus und unterstützen einander stärker in Krisenzeiten.

Gruppen mit starker Kohäsivität erreichen ein besseres Gesamtergebnis als Gruppen, deren Gruppengeist schwächer ausgeprägt ist. (...) Es ist sehr wichtig, dass Gruppen Kohäsivität entwickeln, dass ihre Leiter sich darüber im Klaren sind, wie die einzelnen Mitglieder die Gruppe erleben, und dass sie sich mit Problemen, die mit der Kohäsivität zusammenhängen, rasch befassen.[42]

40 Tuckman beschreibt Gruppenprozesse anhand von 6 Phasen, die für Gruppenverläufe typisch sind und die jeweils unterschiedliche Kompetenzen der Leitung fordern: 1. Orientierungsphase (forming), 2. Konfrontationsphase (storming), 3. Kooperationsphase (norming), 4. Wachstumsphase (performing), 5. Präsentationsphase (informing) und 6. Abschiedsphase (adjourning). Diese Phasen bauen nicht zwangsläufig aufeinander auf oder werden innerhalb jeder Gruppe alle durchlaufen. Das Modell ist jedoch eine sinnvolle Strukturhilfe, um bestimmte Prozesse zu verstehen und/oder zu lenken und zu begleiten. Mehr Informationen auch unter: http://www.teachsam.de/paed/gruppe/paed_grupu/paed_grup_unt_8_3.htm.

41 Vgl. auch Yalom, Irvin D.: Theorie und Praxis der Gruppenpsychotherapie – Ein Lehrbuch, Stuttgart 2007, S. 80 ff.

42 ders. S. 89

Das Ich II: Die Spielleitung in ihrer Funktion und als Mensch

Die Spielleitung hat in ihrer Funktion die komplexen Zusammenhänge des theatertherapeutischen Prozesses zu verwalten und anzuleiten. Zusammengefasst sind das noch einmal:

1. Den Prozess, die Sache, das Thema betrachtend
   - die filigrane und dynamische Balance des Ich-Wir-Es aufrecht zu erhalten
   - dafür Regeln und Strukturen zur Verfügung zu stellen und auf deren Einhaltung zu achten (konkrete Spielregeln, Arbeitsschritte, Begleitung, Moderation, Resonanz, Intervention)
   - Themen jeder Einzelnen und der Gruppe transparent zu machen und im Rahmen des künstlerischen Konzeptes und der therapeutischen Zielsetzung zusammenzuführen
   - dabei langsam und kleinschrittig vorzugehen
2. Die einzelnen TN betrachtend
   - jede TN vollständig und bedingungsfrei zu akzeptieren
   - jeder Spielerin eine Entwicklungslinie zu geben
   - Störungen und Widerständen Vorrang zu geben
3. Die Gruppe betrachtend
   - Vertrauen und Wertschätzung untereinander zu fördern und aus vielen Einzelnen eine Gruppe, ein Ensemble entstehen und wachsen zu lassen
   - die gruppendynamischen Phasen (neben den Arbeitsschritten) im Blick zu haben und darauf angemessen einzugehen
4. Sich selbst betrachtend
   - in Resonanz mit den TN zu gehen; d. h. auch deren Befindlichkeiten in den Vordergrund zu stellen und (diese) nicht zu bewerten
   - empathisch zu sein bei gleichzeitiger wohlwollender Distanz
   - die künstlerische Perspektive in die zweite Reihe zu stellen und trotzdem ein ästhetisch anspruchsvolles Produkt auf die Bühne zu bringen
   - echt und (selektiv) authentisch zu sein
   - wachsam für Übertragungsphänomene und eigene blinde Flecken oder Widerstände zu sein

Jede TT sollte auch Spielleiterin sein können. Das beinhaltet, dass sie über fundierte Kenntnisse des Mediums, mit dem sie arbeitet, verfügt – dazu gehören:

1. Methodenwissen: Welche ästhetischen Mittel erzeugen welche Stimmungen, Spannungen, Zustände, sowohl auf der Bühne als auch bei den Spielerinnen?
2. Dramaturgisches Wissen: Wie erzeuge ich eine spannende Handlung und psychologisch nachvollziehbare Entwicklungen von Figuren?
4. Literarisches Wissen: Welche literarischen Vorlagen behandeln welche Themen?
5. Theatertheoretisches Wissen: Welche Strömungen innerhalb der Theaters gibt es? Wer sind die führenden Vertreterinnen?

Hier verweisen wir auf die einschlägige Literatur u. a. im Anhang.[43]

Aus der Reflexion dieser Aufzählung folgt, dass eine Spielleitung innerhalb eines theatertherapeutischen Prozesses eigentlich übermenschliche Kräfte besitzen sollte! Nur, auch sie ist und bleibt ein Mensch. Ein Mensch mit Tagesform, Gefühlen, Privatleben, eigenen Problemen und Themen, Nerven und endlicher Energie und Geduld.

Eigene Themen und Grenzen kennen und achten

Für die TT ist es daher essentiell, eigene Lebensthemen und -muster, eigene Widerstände gut zu kennen, um sich zu vergegenwärtigen, ob es eventuell „SOS-Zonen" gibt, bei denen sie schnell in z. B. Projektionen oder Übertragungen fallen könnte; d. h. wo gibt es Selbstanteile, die wir unter Umständen bewusst oder unbewusst anderen zuschreiben könnten bzw. wo könnte es uns passieren, dass alte – oftmals verdrängte – Gefühle, Affekte, Erwartungen (insbesondere Rollenerwartungen), Wünsche und Befürchtungen unbewusst auf die sozialen Beziehungen in der Gruppe übertragen und reaktiviert werden? Wenn ich weiß, dass mich depressive Anteile bei TN tendenziell aggressiv machen, weil ich meine eigenen depressiven Anteile als Schatten erlebe, die ich ungern akzeptiere, dann bin ich im Umgang mit an Depression Erkrankten sicher besonders vorsichtig und handle sehr bewusst. Oder aber ich achte darauf, genau mit dieser Zielgruppe lieber nicht arbeiten zu müssen, in meiner Supervision meine aggressive Haltung dem Thema gegenüber zu bearbeiten, mache das Thema in der Gruppe öffentlich bzw. suche andere Lösungsmöglichkeiten für mich.

43 Praxisnahe Einführungen in die Theaterarbeit mit Gruppen bieten z. B. die Materialien Abenteuer Theater (2 Hefte) von Verena Meyer, Kempen 2007/2008 oder Kursbuch Darstellendes Spiel von Malte Pfeiffer und Volker List, Stuttgart 2009; Theoretisches Wissen vermittelt Brauneck Manfred in: Klassiker der Schauspielregie, Hamburg 1988.

Ebenso entscheidend ist es, eigene Grenzen zu kennen und diese klar und deutlich setzen zu können. Das kann z. B. bedeuten, mich der Gruppe zu offenbaren in einer Überforderungssituation, Aufgaben oder Verantwortung an andere zu delegieren, eine Therapiesitzung abzusagen, weil es mir nicht gut geht.

Um genug inneren und äußeren Abstand zum Projekt, seinen Themen und Beziehungsstrukturen zu bekommen, die eigene (psychische) Gesundheit zu bewahren und Dinge wie ständiges Grübeln über den Prozess oder gar ein Ausbrennen zu vermeiden, ist eine gute Psychohygiene von entscheidender Bedeutung. Diese beginnt damit, dass eigene Lebensgrundbedürfnisse nicht zugunsten der Arbeit vernachlässigt werden: genügend Schlaf, regelmäßige, gesunde Ernährung, soziale Kontakte außerhalb der Arbeit, positive Erlebnisse und Anerkennung im privaten Umfeld, genug Raum für die eigene Entfaltung, Gefühle von Sicherheit, Liebe und Selbstachtung (auch und gerade dann, wenn mal etwas scheitert oder nicht so funktioniert!).

Psychohygiene betreiben

Um im wahrsten Sinne des Wortes den Überblick über das (berufliche) Handeln zu bewahren und das Arbeiten im komplexen System aus Beziehungen, Rollen, Themen usw. zu reflektieren und zu verbessern, ist es ratsam in regelmäßigen Abständen, zumindest aber bei akutem Bedarf, Supervision in Anspruch zu nehmen. In einer Gruppensupervision kann man gemeinsam mit anderen Supervisandinnen in der Interaktion seine praktische Erfahrung austauschen und reflektieren. Sie erzielt Entlastung und neue Erkenntnisse für den eigenen Prozess und das wirkt sich auf das eigene professionelle Handeln aus.

Wer theatertherapeutisch arbeitet, sollte sich rechtlich absichern, da die gesamte Heilkunde gesetzlich geregelt ist. Als Psychotherapie gilt die Behandlung von Menschen mit geistig-seelischen, körperlichen und psychosomatischen Krankheiten, Leidenszuständen oder Verhaltensstörungen. Die Behandlungen zählen zur Heilkunde und dürfen rein rechtlich nur von Ärzten und Psychotherapeuten mit staatlicher Anerkennung gemäß dem Psychotherapeutengesetz ausgeübt werden. Die Zulassung als Heilpraktikerin für Psychotherapie ist für eine TT also eine rechtliche Absicherung, die sich lohnt. Darüber hinaus ist eine Berufshaftpflichtversicherung sicher sinnvoll. Im Falle der hier beschriebenen Projekte ist kein Heilpraktikerschein vonnöten, da es sich bei den Zielen (Ressourcengewinnung, Erleben von Handlungsalternativen usw.) nicht um Heilung im Sinne des Paragraphen 1 und 2 des Heilpraktikergesetzes handelt, also *keine berufs- oder gewerbsmäßig vorgenommene Tätigkeit zur Feststellung, Heilung oder Linderung von Krankheiten, Leiden oder Körperschäden bei Men-*

schen.[44] Berufsmäßig machen wir Theater. Wir stellen keine Diagnosen und arbeiten nicht vorrangig zur Heilung von Krankheiten, sondern zur allgemeinen Verbesserung der Lebensqualität, zur Förderung des Selbstwertes und der sozialen/kommunikativen Kompetenz.

Instrument, um die Balance zu halten: Das Haltungskreuz „Rose of Leary"

Die energetischen Dimensionen der Interaktion

Ein Modell, das der TT das Austarieren der Balance in der Interaktion mit den Spielerinnen (als Gruppe und Einzelperson) innerhalb der Arbeit am Thema erleichtern kann, ist das Interaktionsmodell „Rose of Leary".[45]
Das Modell befasst sich auf zwei Ebenen mit den energetischen Dimensionen der Interaktion: der Statusdimension und der Affiliationsdimension.
Erstere setzt sich mit den Themen Macht und Kontrolle auseinander (Wie viel Kontrolle übt wer über wen aus? Wer besitzt innerhalb der aktuellen Interaktion wie viel Macht? Bin ich in meiner Energie oben oder unten?). Die zweite Dimension befasst sich mit dem Thema von Nähe und Distanz (Wie freundlich oder ablehnend sind wir gesinnt? Arbeiten wir gerade mit- oder gegeneinander?).

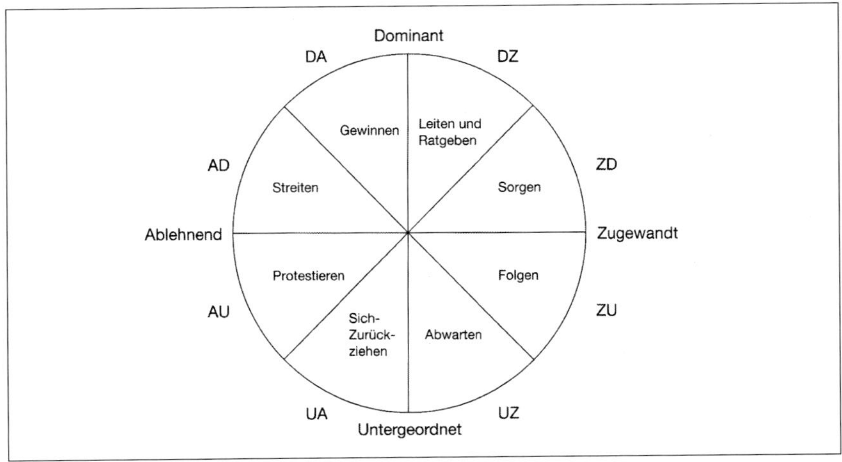

44 http://www.gesetze-im-internet.de/heilprg/index.html
45 In: Lodewijks, Verstegen: Der Interaktionscoach, Donauwörth 2004, S. 18 ff.

Diese zwei Dimensionen werden in der Grafik[46] auf der Längs- (dominat/untergeordnet; auch: oben/unten) und der Querachse (ablehnend/zugewandt; auch: gegen/mit) abgebildet. Innerhalb der dadurch entstehenden vier Felder entstehen die entsprechenden Typologien und Energien (proaktiv, kooperativ, reaktiv, destruktiv). Diese vier Typologien werden in sich noch einmal unterteilt (grafisch gesehen entstehen dadurch acht „Kuchenstücke") und es entstehen – im Uhrzeigersinn – zusätzlich Einheiten wie leitend, sorgend usw. bis streitend:

proaktiv:
Dominat zugewandt (DZ); oben mit: leiten und Rat geben
Zugewandt dominant (ZD); mit oben: sorgen, helfen
kooperativ:
Zugewandt untergeordnet (ZU); mit unten: folgen, mitarbeiten
Untergeordnet zugewandt (UZ); unten mit: abwarten
reaktiv:
Untergeordnet ablehnend (UA), unten gegen: sich zurückziehen, anpassen
Ablehnend untergeordnet (AU); gegen unten: protestieren, aufständisch sein
destruktiv:
Ablehnend dominant (AD); gegen oben: streiten, aggressiv sein
Dominant ablehnend (DA): oben gegen: gewinnen, destruktiv sein

Die bezeichneten Typologien dienen nicht der Bewertung, sondern beschreiben ausschließlich Dynamiken im momentanen Interaktiongefüge! Innerhalb unserer Kultur rufen allerdings gerade Begriffe wie „streiten" oder „destruktiv" negative Konnotationen hervor. Sie bezeichnen Verhaltensweisen, die gesellschaftlich nicht erwünscht sind und mit denen wir uns ungern identifizieren wollen. Hier geht es allerdings darum, auf eine jeweilige Energie wertneutral zu reagieren und unsere Interaktion wieder in eine Balance zu bringen, d. h. ausgleichend einzuwirken.
Beispiel: Eine TN bleibt in ihrer Energie stets „unten mit", sie fügt sich bei jeder Diskussion, bringt kaum ihre eigenen Themen ein, ist am Prozess dran, bleibt aber stets verhalten in ihren Aktionen; dann kann ich als TT in die (grafisch gesehen gegenüberliegende), ausgleichende Energie, ins „oben gegen" gehen. „destruktiv/gewinnend" könnte hier also bedeuten, dass ich sie z. B. durch Provokation aus der Reserve locke, herausfordere, Stellung zu beziehen,

46 Die Grafik ist dem Buch Lodewijks, Verstegen: Der Interaktionscoach, Donauwörth 2004, entnommen, S. 18.

eine positive Form der Streitkultur etabliere. Die TT setzt sich also mit hoher Energie dominant „gegen" die verhaltende Energie der TN, um sie in eine „proaktive", also mitwirkende, helfende Haltung zu bringen.

Stellen wir uns die Grafik liegend als bewegliche Fläche (z.B. als schwimmende Eisscholle) vor, wird begreifbar, dass – soll die Fläche (Interaktion) stets in Balance gehalten werden – die ausgleichende Funktion die ist, auf die Handlung des Gegenübers so zu reagieren, dass diese Fläche in Waage gehalten wird. Noch ein Beispiel: Bewegt sich eine TN im „gegen oben" und begegnet einer Aktion oder einem Thema mit äußerst aggressiver Energie, versucht die TT ausgleichend zu intervenieren, indem sie zunächst ins „unten mit" geht, um sich dann langsam und kleinschrittig in die Haltung zum „helfenden", „leitendenden" hin zu bewegen. Der TN wird so entsprechend zu einer mehr „reaktiven" Haltung verholfen.

Ziel ist es immer, alle Energien im Zentrum zu bündeln

Jede Interaktion bewegt sich also permanent auf diesem Energiefeld hin und her. Je näher sich alle Beteiligten am Rand dieses Feldes aufhalten, umso extremer gehen die Energien auseinander. Ziel ist es immer, alle Energien im Zentrum zu bündeln.

Noch ein Ich, noch ein Wir: Das Publikum

Die Notwendigkeit des Publikums

Ein Mann geht durch den Raum, während ein anderer ihm zusieht; das ist alles, was zur Theaterhandlung notwenig ist.[47]

Das Publikum als wesentlicher Bestandteil des Theatervorgangs

Am Ende des theatertherapeutischen Prozesses steht die Veröffentlichung des entstanden Produktes. Hier wird ein weiteres Ich, die Zuschauerin als Einzelne und ein weiteres Wir, das Publikum als Kollektiv, wesentlicher Bestandteil des Theatervorgangs. Ohne sie/es ist Theater kein Theater. Das Publikum ist also *die Voraussetzung für den theatralischen Wirkungsprozess. Zwischen Theater als Spiel und dem Publikum als Zuschauern besteht eine dialektische Beziehung. Erst in der Spannung von Spielen und Zuschauen ereignet sich die Theaterhandlung.*[48]

47 Aus: Peter Brook, Der leere Raum, Berlin 2009.

48 Manfred Brauneck, Gérard Schneilin: Theaterlexikon, Begriffe und Epochen, Bühnen und Ensembles, Reinbek bei Hamburg 1992

Die Funktion der Zuschauerin

Grund genug, noch einmal genau hinzuschauen, welche Funktion Zuschauerin und Publikum haben und ob sich diese Funktion bei therapeutischem Theater unterscheidet.
Brecht stellt hierzu fest:

Der Zuschauer des dramatischen Theaters sagt:
Ja, das habe ich auch so gefühlt. – So bin ich. – Das ist nur natürlich. – Das wird immer so sein. –
Das Leid dieses Menschen erschüttert mich, weil es keinen Ausweg für ihn gibt. –
Das ist große Kunst: da ist alles selbstverständlich.
Ich weine mit den Weinenden, ich lache mit den Lachenden.

Der Zuschauer des epischen Theaters sagt:
Das hätte ich nicht gedacht. – So darf man es nicht machen. – Das ist höchst auffällig, fast nicht zu glauben. – Das muss aufhören. –
Das Leid dieses Menschen erschüttert mich, weil es doch einen Ausweg für ihn gäbe. –
Das ist große Kunst: da ist nichts selbstverständlich.
Ich lache über den Weinenden, ich weine über den Lachenden.[49]

Was würde unser Publikum sagen? Was wollen wir vom Publikum?

Dialog und Diskussion

Die Zuschauerinnen sind zunächst einmal Teilhaberinnen und „Zeuginnen" unserer Aufführung. Sie können das, was wir präsentieren, wahrnehmen, würdigen, genießen, kritisch hinterfragen, ablehnen. Sicherlich wollen wir sie mit dem, was wir auf der Bühne erzählen, im positiven Sinne erreichen. Wir wollen ihnen etwas mitteilen und es mit ihnen teilen, es uns von der Seele spielen, berühren, unterhalten, es aus dem Tabu, dem Schweigen heraus holen und öffentlich sichtbar machen, zu Dialog und Diskussion darüber anstoßen. Daher sollen die Zuschauerinnen unser Stück verstehen, davon berührt, bewegt, belehrt, unterhalten werden.
Im besten Fall werden Impulse für Aufklärung, Enttabuisierung, Endstigmatisierung, Verständnis gegeben und es werden neue Perspektiven bzw. Handlungsalternativen für ein Thema und für Menschen auf beiden Seiten geschaffen.

49 Aus: Bertold Brecht: Vergnügungstheater oder Lehrtheater, in: B.B., Gesammelte Werke, Band 15 (Schriften zum Theater), Frankfurt a. M. 1967.

Die Zuschauerin des therapeutischen Theaters sagt deshalb vielleicht:
Ja, dieses Gefühl kenne ich, so bin ich auch oft. Das ist doch ganz menschlich. Das ist mir hingegen fremd, eine interessanter Blick. Da könnte ich auch neu, anders denken oder alternativ handeln.
Das Leid dieses Menschen berührt und bewegt mich. Ich denke über einen Ausweg nach. Gleichzeitig beeindruckt und motiviert mich seine Stärke. Vielleicht muss ich bestimmte Dinge und Gefühle einfach sein lassen können.
Das ist große Kunst: da ist alles organisch und authentisch und hat trotzdem eine tolle Ästhetik.
Ich lache, ich weine, ich fühle mit und lerne dabei so viel, auch über mich selbst.

Wen wollen wir erreichen?

Zusätzlich ist entscheidend, für wen wir spielen. Ist es ein kleiner, ausgesuchter Kreis von Zuschauerinnen, Freundinnen, Verwandten, Mithäftlingen, -patientinnen usw. (wie bei „Traumtänzer" oder „Sein letztes Wort")? Dann besteht das Publikum eher aus Menschen, die uns wohlwollend gesonnen sind und die Situation, in der sich die Spielerinnen befinden, nachvollziehen und einschätzen können. Oder ist es ein großes, öffentliches Publikum, fremde/anonyme Menschen, fachlich versierte Leute, Zuschauerinnen, die sehr kritisch schauen, eventuell sogar voyeuristisch (wie bei „Hartz Fear TV" oder „Traum eines lächerlichen Menschen")?
Wie bereiten wir die Spielerinnen auf das entsprechende Publikum vor? Wie schützen wir sie vor möglichen Kränkungen, vor Bloßstellungen?
Aber auch: wie wird das Publikum geschützt vor Grenzüberschreitungen, vor Fremdscham ... ohne es ihm zu bequem zu machen? Wie viel Verantwortung übertragen wir den Zuschauerinnen? Kurz. Was tut den Spielenden gut? Was tut den Zuschauenden gut?

Wie gestalten wir den Kontakt zum Publikum?

Wie groß das Publikum ist, wie es sich zusammensetzt, wie intensiv die Nähe oder der Kontakt während der Aufführung zum Zuschauerraum bzw. zu einzelnen Personen gestaltet wird, dafür kann die Gruppe mit der TT eigene Formen finden, je nach Möglichkeit und Wunsch des Ensembles. Ebenso kann schon von Beginn an das Spielen vor Publikum eingeführt und geübt werden, z. B. in dem die Gruppe beim Proben immer wieder geteilt wird und die Spielerinnen sich gegenseitig Feedback geben; späterhin über Testaufführungen oder öffentliche Generalproben.
Die Art der Gesprächsführung wird durch die Regeln von Feedback und Sharing vorbereitet. Spätere Publikumsgespräche im Anschluss an die Vorstel-

lungen können diesen gewohnten Mustern folgen. Bei „Hartz Fear TV" haben wir, nach unseren Erfahrungen mit einem frontalen Gespräch aller Beteiligten nach der Testaufführung, für die späteren Aufführungen kleinere Gesprächsinseln mit interessierten Freiwilligen gestaltet (s. S. 147 f.).

Grundlegend ist, dass alle Spielerinnen über das Erproben von gutem Handwerk und über das Inszenieren von Situationen, in denen niemand über seine Grenzen geht, einen Schutz auf der Bühne erhalten und derart gut vor einem Publikum bestehen können. Das Ensemble sollte eine schützende ästhetische Form und einen Inhalt vertreten, hinter und mit dem es stolz und selbstbewusst während der Präsentation stehen kann.

Trotzdem ist es angebracht, vor den Aufführungen ehrlich und offen zu besprechen, dass negative Kritik an der Sache nicht auf die eigene Person zu beziehen ist und die Spielerinnen bestmöglich darauf vorzubereiten, dass ihre Aufführung auch abgelehnt oder missverstanden werden kann. Das erhöht sicherlich die Frustrationstoleranz. Hier kann man fiktive Publikumsbefragungen und Rolleninterviews improvisieren, in denen die TN Zuschauerinnen mit fiesen Fragen und unmöglichem Verhalten spielen dürfen. Humor schafft immer eine gute Distanz und entzerrt den Druck und eine überhöhte Ernsthaftigkeit des Ganzen. Ganz nach dem Motto „Scheitere und werde glücklich!" Hauptsache ist aber, dass die Lust (am Spiel) erhalten bleibt!

Und jetzt? – Ab auf die Bühne, rein ins Leben

Spielen ist lebensnotwendig, nicht nur für Kinder. Im Spiel wird schöpferische Fantasie geweckt. Innere Freiräume offenbaren sich und vielfältig beginnen Emotionen zu tanzen. Ängste werden überwunden. Die Spielenden gewinnen Vertrauen ins Leben. Im darstellenden Spiel beginnen wir, über uns selbst nachzudenken: Wer bin ich? Wie wirke ich? Wie möchte ich sein? Und wir erhalten Gelegenheit, Verhaltensweisen zu erproben.[50] Welch wunderbare Behauptung, die sich auch an unsere Annahmen und Theorien anlehnt und von unseren theaterpraktischen Erfahrungen gestützt wird.

Und genau diese Erfahrungen wollen wir in den nächsten Kapiteln (mit-)teilen. Die Projektbeispiele, die wir dafür ausgesucht haben, möchten demonstrieren, wie die Theorie zur Folie für die praktische Arbeit wird: wie die Arbeitsschritte und Phasen innerhalb der Arbeitsprozesse tatsächlich anwendbar sind; wie Spielregeln fruchten und helfen; wie Interventionen durchgeführt werden; wie sich unsere Überlegungen zu Gruppendynamik und -kohäsion innerhalb

50 aus: Deubelbeiss und Schmid in ihrem Vorwort zu 10 x 10 Theaterkicks, Zofingen 2008. Eine gute Sammlung von Theaterübungen!

des Tuns entfalten; wie Einzelne mit unserer Begleitung ihrem Ziel näher kommen und heilsame Erfahrungen machen und zudem, wie Emotionen zum Tanzen kommen.
Die Praxisbeispiele decken dabei bewusst eine vielfältige Bandbreite der theatertherapeutischen Arbeit mit Gruppen ab, um zu illustrieren, dass unsere theoretischen Grundüberlegungen breit anwendbar sind. Wir zeigen unterschiedliche Arbeitskontexte (Klinik, JVA, freie Träger), Zielgruppen (Junge, Alte, Gesunde, Kranke), Arbeitsansätze und -schwerpunkte (freie Projekte, Projekte mit Literaturvorgabe) auf.
Ebenso erforschen wir innerhalb der Projekte unterschiedlichste Fragestellungen zu Spielleiterinnenhaltung, Ästhetik, Grenzen u. v. m., zu denen wir im Anschluss mögliche Antworten und Empfehlungen formulieren, die zu Austausch und Diskussion unter Fachkolleginnen anregen wollen. In diesem Sinne viel Spaß beim Weiterlesen und beim Vermehren der gewonnenen Erkenntnisse.

Praxisverläufe

Freie Projekte

5. „Traumtänzer"

Ein integratives Projekt von VERENA MEYER

Das erste Mal

Das Projekt „Traumtänzer" ist mein erstes theatertherapeutisches Projekt und findet noch während meiner Ausbildung zur Drama- und Theatertherapeutin statt. Die folgenden Ausführungen und Beobachtungen des Prozesses basieren auf der zum Projekt entstandenen Abschlussarbeit mit dem Titel „Heilsames Theater!? – Traumtänzer".
Mein Anliegen ist es, die langjährigen theaterpädagogischen Erfahrungen mit Aufführungsprozessen am Theater zu nutzen, jedoch in einen anderen Kontext zu stellen. Ganz neu und ganz bewusst stehen das therapeutische Denken und Handeln sowie das Arbeiten mit drama- und theatertherapeutischen Methoden im Fokus.
Wichtig für mich als Anfängerin ist zu dieser Zeit die Frage nach dem tatsächlichen heilsamen Effekt der theatertherapeutischen Arbeit für die TN sowie die nach der Veränderung meiner Spieleiterinnenhaltung von der Theaterpädagogin zur -therapeutin, um diese heilsamen Effekte zu erzielen.
Aus der künstlerischen Arbeit stammend ist es ebenso wesentlich zu erfahren, inwieweit ein ästhetisch anspruchsvolles Produkt entstehen kann, wenn ich mich in der Arbeit auf die Persönlichkeitsentwicklung der TN konzentriere. Wie passen therapeutische und künstlerische Ansprüche zusammen? Mein Ziel ist es, Antworten auf diese Fragen zu finden.

Rahmen

Das Projekt „Traumtänzer" findet im Rahmen der Aktion „Theater von unten" statt. Das Festival wendet sich an Menschen, die sich mit gesellschaftlichen Ausprägungen von Benachteiligung auseinandersetzen müssen bzw. möchten

und/oder die selbst bisher kaum einen persönlichen und partizipativen Zugang zu kulturellen Angeboten und Ausdrucksformen haben.[1]
Insgesamt nehmen acht TN am Theaterprojekt „Traumtänzer“ teil. Die Gruppe ist geschlechter- und generationsübergreifend (3 Damen/5 Herren im Alter von 16–56 Jahren). Ebenso führt die Gruppe psychisch erkrankte und gesunde Spielerinnen in einem Ensemble zusammen. Alle TN wissen um die Rahmenbedingungen und nehmen freiwillig an dem Projekt teil.
Die erkrankten TN stammen aus dem Betreuten Wohnen (BeWo) der SKM. Das BeWo-Angebot konzentriert sich im Wesentlichen auf die Bemühungen, psychisch erkrankten Menschen Bedingungen anzubieten, die es ihnen ermöglichen, ein weitgehend „normales“ Leben zu führen. Demzufolge ist es wichtig, ein soziales Lern- und Übungsfeld zu eröffnen, in dem die Klientinnen ihren Lebensalltag frei und eigenständig gestalten können, dabei aber die Möglichkeit haben, auf eine psychosoziale Betreuung bzw. auf Hilfen zurückgreifen zu können, die für den Bedarfsfall bereitstehen.[2]
In der nachfolgenden Beschreibung des Projektes beziehe ich mich exemplarisch auf die Entwicklung zweier ausgewählter TN.
Herr D. ist zwanzig und leidet an einer sozialen Phobie. Er hat große Probleme, in Kontakt mit anderen zu treten. Er misstraut seiner Umwelt zutiefst. Insbesondere positive Rückmeldungen zur eigenen Person kann er sehr schwer ertragen und annehmen. Er hat Angst, dass sein Verhalten peinliche Situationen hervorrufen könnte, verhält sich entsprechend still und zurückhaltend.
Frau S. ist Mitte zwanzig. Sie hat eine Lernbehinderung. In Situationen, die sie stark unter Druck setzen, beginnt sie zu stottern bzw. versagt ihre Stimme völlig. Sie ist hoch motiviert, traut sich aber selbst wenig zu.
Das Projekt wird von mir als Theatertherapeutin und -pädagogin geleitet und von einer Dipl.-Sozialarbeiterin betreut, die für alle TN als Ansprechpartnerin bei Problemen zur Verfügung steht.

---

1 Das Gesamtprojekt wird gefördert vom Land NRW und setzt sich aus folgenden drei Modulen zusammen:
   1. Mobile Aktionen, bei denen die Menschen vor Ort aufgesucht werden und in dreistündigen Workshops Videoclips zum Thema „Benachteiligung“ erstellen.
   2. Theaterproduktionen mit „deutlicher thematischer und zielgruppenbezogener“ Ausrichtung.
   3. Durchführung eines Festivals, in denen alle Arbeitsergebnisse präsentiert werden und eine Möglichkeit zum Austausch besteht.

   Das Theaterprojekt „Traumtänzer“ ist Bestandteil der Module 2 und 3. Veranstalter des Projektes ist die Stadt Krefeld in Kooperation mit dem Freiwilligenzentrum Krefeld (FZKR) sowie dem Katholischen Verein für soziale Dienste in Krefeld e. V. (SKM).

2 Quelle: http://www.skm-krefeld.de/SKM%20BeWo/Konzept.htm

Der Ort für Proben und Aufführung ist die Jugendkulturwerkstatt JUKS in der Fabrik Heeder in Krefeld, einer Studiobühne mit 60 Plätzen.
Hier entsteht im Zeitrahmen von zwölf Treffen à drei Zeitstunden eine Präsentation zum Thema „Träume“, die dann öffentlich zur Aufführung kommt. Die Treffen finden einmal pro Woche statt.

Themen

Das Thema Träume bietet mir inhaltlich die Möglichkeit im Sinne der therapeutischen Ziele, sowohl an positiven wie negativen Erfahrungen zu arbeiten (gute Träume und Albträume), aber auch Zukunftsvisionen (Wunsch- und Lebensträume) zu berücksichtigen. Ebenso können die Dimensionen der Traumdeutung eine Rolle spielen: Traum als unbewusste Reflexion des eigenen Lebens, Traum als persönlicher Mythos, Traum als Spiegel des Selbst.[3]
Im formalen Sinne lässt der Traum eine „non-hierarische Theaterästhetik“ zu:
Wesentlich für den Traum ist die Non-Hierarchie zwischen Bildern, Bewegungen und Worten. „Traumgedanken“ bilden eine Textur, die Collage, Montage und Fragment ähnelt, nicht aber dem logisch strukturierten Ablauf von Ereignissen.[4]
Diese Voraussetzung bindet nicht zu sehr an einen zwingend einzuhaltenden dramaturgischen Aufbau und lässt es gleichermaßen zu, sich im Sinne des ressourcenorientierten Arbeitens ganz an den Bedürfnissen und Fähigkeiten der Spielerinnen auszurichten.

Ziele

Therapeutische Ziele für die Gruppe sind, positive Selbsterfahrungen zu machen und dadurch das Ich zu stärken sowie negative Erfahrungen – wenn möglich – anschauen, ausdrücken und integrieren zu können. Dadurch wird bei den Spielerinnen ein besseres Verständnis für sich selbst und Andere gefördert, im Sinne der Zusammenarbeit verschiedener Geschlechter, Generationen, Gesunder und Erkrankter.

3 Neumann, Lilli: Vom Traum zum Theater – Regie in der Therapie, in: Müller-Weith, Neumann, Stoltenhoff-Erdmann, Hrsg., Theater Therapie, Ein Handbuch, Paderborn 2002, S. 105.

4 Lehmann, Hans-Thies: Postdramatisches Theater, Frankfurt am Main 1999, S. 142 f.

Die Ziele einzelner TN werden zu Beginn des Prozesses von den Klientinnen selbst definiert. Herr D. will nach eigenen Angaben lernen, mehr Kontakt zu anderen zuzulassen. Frau S. setzt sich als Ziel, selbstbewusster zu werden. Künstlerisches Ziel ist es, Szenen und Texte in eine sinnvolle Dramaturgie und ansprechende Ästhetik zu bringen. Die künstlerische Form bietet den TN Sicherheit, sich im Schutz der Rolle bzw. der Bilder neuen Erfahrungen zu öffnen und ermöglicht eine ästhetische Distanz.

Prozess

Bei den Arbeitsschritten des Projektes orientiere ich mich im Wesentlichen an den von Müller-Weith entwickelten „10 Phasen eines theatertherapeutischen Projektes mit Aufführung."[5] Jedem Arbeitsschritt wird nach und nach ein Thema und diesem Thema mögliche Methoden zugeordnet, so dass ein Arbeitskonzept entsteht, das mir als Leitung einen roten Faden durch den Prozess bietet. Gleichzeitig bleibt die Freiheit, innerhalb dieses Konzeptes flexibel auf das zu reagieren, was in den Treffen und bei einzelnen TN entsteht. Ebenso arbeite ich mit eindeutigen Regeln und Strukturen.

Die Arbeitsphasen in der Übersicht

Arbeitsphasen	Themen	Methoden
Phase 1: Kennen lernen	Assoziationen zum Thema „Traum"	Namensspiele Übungen zur Wahrnehmung Standbilder Körperarbeit (Bewegung)
	Redensarten und Gedicht zum Thema „Traum"	Improvisation mit Text und Requisit
Phase 2: Biografisches Material	Eigene Traumbilder	Monolog Playback-Theater
	Eigene Traumbilder	Playback-Theater

5 In: Handout zur Arbeitsgruppe „Aufführungsprozess als Selbstveröffentlichung", 6. Sommerakademie „Heilung und Gesellschaft", Remscheid 2007. Ich übernehme aus diesen 10 Schritten nur die 7 Phasen, die in der Tabelle angegeben sind.

Arbeitsphasen	Themen	Methoden
Phase 3: Gruppenthema	Extreme/ Gegensätze	Körperarbeit mit Gegensätzen Schnelle Wechsel Chorisches Sprechen
Phase 4: Vertiefung	Rolle im eigenen Traumbild	Integration in das eigene Traumbild
	Eigene Gedichte	Sprechübungen Textimprovisation
Phase 5: Wiederholbar machen	Ablauf	Ablauf mit Korrekturen
	Ablauf	Ablauf mit Korrekturen
	Generalprobe	Ablauf wie Vorstellung
Phase 6: Aufführung	Sich dem Publikum mitteilen	Aufführung Gespräche
Phase 7: Nachbereitung	Austausch Abschied	Fragebogen

Darf ich bitten

Phase 1: Kennen lernen

In den ersten zwei Treffen lernen die TN nicht nur die anderen Spielerinnen und die Spielleiterin, sondern auch erste Grundlagen und Ansätze des Theaterspiels kennen. Ich möchte ein Klima des Vertrauens aufbauen, in dem sich die TN öffnen und mit ihren eigenen Inhalten einbringen können. Hemmungen werden abgebaut und Spiellust stellt sich ein.
Ebenso kann erstes Material zum Thema „Traum" gesammelt werden, indem die Grundlagenübungen bereits mit dem Thema verbunden sind.
Beim ersten Treffen nutze ich bewusst bewegungsintensive, nonverbale Spielangebote, um die Einstiegsschwelle niedrig zu halten. Alle Spielerinnen haben die Möglichkeit, sich mit ihrer ganz persönlichen Traumassoziation einzubringen (ÜB 50). Durch die Übung „Image of words" (ÜB 34) werden dazu Bilder spontan und von allen TN gleichzeitig gestellt. Dadurch bleibt wenig Zeit zum Nachdenken bzw. um Hemmungen aufzubauen. Durch die Gleichzeitigkeit bei der Ausführung trauen sich die Spielerinnen mehr zu. Der Fokus liegt nicht auf einer Einzelnen und trotzdem darf jede Einzelne sich individuell einbringen. Das Spiel lebt von Tempo, Spontanität und einem schnellen Rein- und Rausspringen in und aus Themen und Bildern und bietet so einen guten Auftakt für die TN.

Durch das Gruppenstandbild (ÜB 35) werden die einzelnen Bilder zueinander in Beziehung gesetzt. Jedes Thema erhält so ein Gewicht und eine Berechtigung im Gesamten. Den TN wird eine Verbindung zueinander über das Thema bewusst.
Dadurch, dass die Bilder über den „Traumtanz" in Bewegung gesetzt werden (ÜB 36), durchlebt jede TN einmal auch jede Körperhaltung der Anderen. Es entsteht ein gemeinsamer Fluss, der die Verbindung zueinander vertieft bzw. eine mögliche Entwicklung, einen Prozess vom Einen in das Andere sichtbar macht.
Die erste Präsentation des „Traumtanzes" in zwei Gruppen bereitet von Anfang an darauf vor, sich einem Publikum mitzuteilen und den Spielverlauf gut zu beobachten und zu reflektieren.
Beim zweiten Treffen arbeite ich mit Improvisationsübungen zu Texten und Thema (ÜB 53/55). Ich möchte beobachten, wie sich die TN einbringen (können) und welche Themen sich bei Einzelnen und in der Gruppe abzeichnen. Durch genaue Improvisationsregeln bekommen die TN einen konkreten Rahmen, eine feste Struktur für das Spiel; inhaltlich dürfen sie dagegen völlig frei und spontan sein. Spiellust und Fantasie können Raum finden. Es darf ohne Angst drauflos gespielt werden. Jede TN kann ihre Fähigkeiten einbringen bzw. darf auf ihre Befindlichkeit achten.

Beobachtungen

Durch die langsame Steigerung und spielerische Entwicklung von nonverbalen Statuen und Bewegungen hin zur szenischen Arbeit mit Text ist allen TN ein gelungener, aufeinander aufbauender Einstieg ermöglicht worden. Alle TN sind offen für das Spiel. Präsentationen in geteilten Gruppen sind bereits zu diesem frühen Zeitpunkt möglich. Es herrscht sehr viel Respekt füreinander.
In den Abschlussrunden wird viel Spaß und Neugier bekundet. Alle wollen wieder kommen. Es wird mehrfach das Bedürfnis deutlich, die eigene Geschichte erzählen zu wollen.
Herr D. formuliert zu Beginn der ersten Probe, dass er lernen möchte, Kontakt zu anderen Menschen aufzubauen. Im Laufe der Proben bestätigt sich, dass er sehr bemüht ist, in den Kontakt zu gehen. Er hält zwar größere Abstände und schaut die Anderen nicht direkt an, reagiert aber auf Spielangebote und macht alle Übungen mit. Er hat während der Textimprovisation viel Spaß am Umgang mit der Sprache. Trotzdem formuliert er in der Abschlussrunde: *Man kann ja aber auch Bewegung benutzen. Weil, für manches findet man einfach nicht die richtigen Worte.* Herr D. sucht sich die Traumassoziation „Misstrauen" aus.

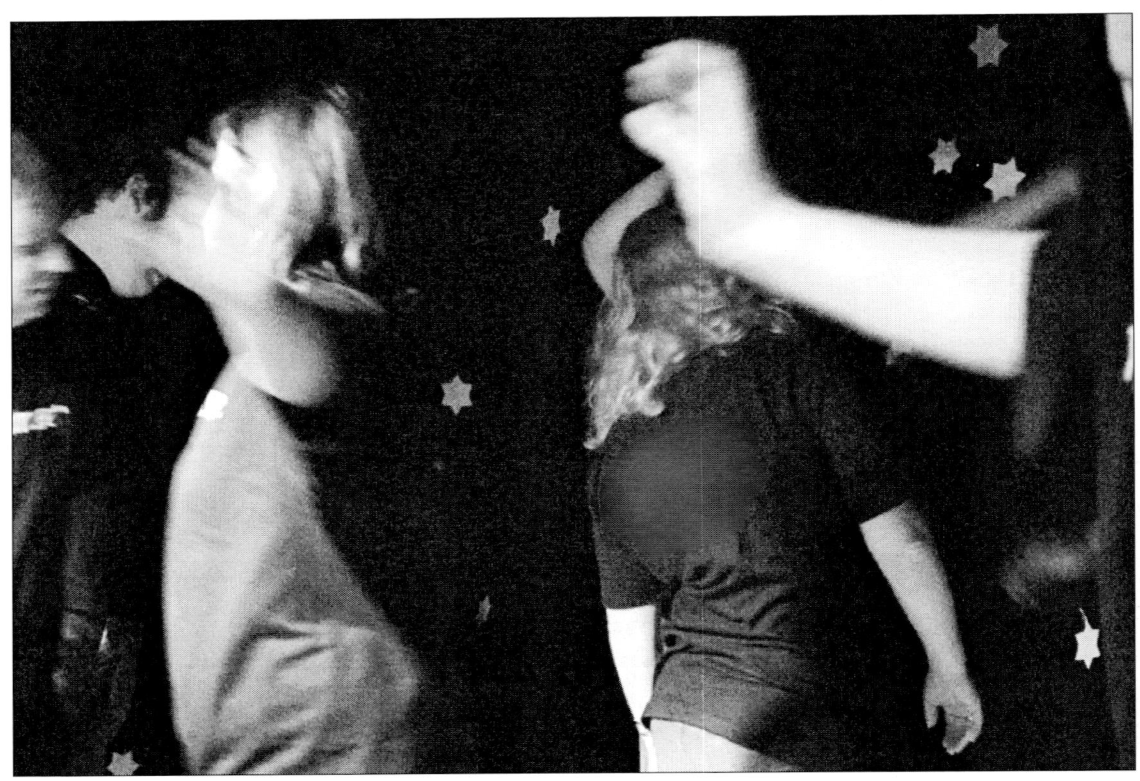

Seine Bewegung dokumentiert seine Angst vor Kontakt. Er verschließt dabei die Arme vor dem Körper und krümmt sich nach vorne zusammen.
Frau S. ist hoch motiviert, stößt aber durch ihre Lernbehinderung schnell an Grenzen. Sie ist in ihrer Motorik eingeschränkt, macht aber alles mit. Sie hat Schwierigkeiten im Kontakt, sieht den Partnerinnen nicht in die Augen. Bei der „Stopp- and Go-Improvisation“ zeigt sie große Spiellust und Fantasie. Sie bringt sich mehrfach ein. Sie hat Schwierigkeiten mit vorgegebenem Text. Sie setzt sich selbst unter Leistungsdruck und fängt dann an zu stottern bzw. ihre Stimme bleibt ganz weg. Ihre Traumassoziation ist „Tanz“. Sie öffnet die Arme und dreht sich im Kreis.

Ich bin in der Anleitung vorsichtiger als in anderen Projekten, weniger forsch und animierend, eher abwartend und beobachtend. Trotzdem muss ich mein Tempo noch stärker drosseln und kleinschrittiger denken. Die TN sind in ihrer

Umsetzung sehr langsam. Diese Langsamkeit auszuhalten, fällt mir nicht leicht. Ich erwarte zu viel von mir und den TN. Insbesondere die Arbeit mit Text hat die meisten TN zu diesem Zeitpunkt überfordert.
Bei der Auswahl der Übungen habe ich noch sehr in künstlerischen Kategorien gedacht. Jetzt, da ich die Vorraussetzungen und Interessen der TN besser kenne, muss ich den Schwerpunkt auf den inneren Prozess der Gruppe und Einzelner setzen. Das fällt schwer, da mich die bevorstehende Präsentation zeitlich stark unter Druck setzt. Ich stehe im Konflikt zwischen therapeutischem Prozess und künstlerischem Produkt und habe das Gefühl, einen Spagat vollführen zu müssen.
Ermutigt durch die persönlichen Assoziationen und Improvisationen äußern die TN zum Ende der zweiten Probe, dass sie gerne ihre eigenen Geschichten erzählen wollen. Das ermutigt mich, bereits in der dritten Probe an persönlichen Traumbildern zu arbeiten. Jedoch muss dafür eine sichere, geschützte Form gefunden werden, welche die beobachteten Vorraussetzungen der TN berücksichtigt.

Schlussfolgerungen
Durch die klare Affinität der Gruppe zum bewegungsorientierten Arbeiten, der Spiellust speziell bei der Improvisation und dem Wunsch nach persönlichen Geschichten kommt die Idee, die Methode des Playback-Theaters zu nutzen. Sie führt die Bedürfnisse der Spielerinnen mit meinen Bedenken zu diesem konkreten Zeitpunkt nahezu perfekt zusammen. Sie bietet mir zum einen die Möglichkeit, mit großer Sicherheit in der Form an persönlichem Material zu arbeiten[6], zum anderen die eigene künstlerische Erfahrung stark einzubringen und trotzdem mit therapeutischem Fokus zu arbeiten.
Die Methode kann durch ihre ästhetische Form schnell Bühnenmaterial liefern, was in Hinblick auf den Druck, ein Ergebnis in nur zehn weiteren Treffen zu erarbeiten ein wesentlicher Aspekt ist. Trotzdem verbindet sie den künstlerischen Nutzen mit dem Gedanken der Heilung aufs wirkungsvollste.[7]
Insbesondere die formulierten therapeutischen Ziele werden durch das Playback-Theater unterstützt, da sich die TN intensiv mit den eigenen Erfahrungen bzw. den Erlebnissen der Anderen auseinander setzen können.

6 Erzähler im Playback erfassen instinktiv, welche Stufe der Selbstenthüllung sicher für sie ist, in: Salas, Jo: Playback-Theater, Berlin 1998, S. 147.
7 Ders., S. 161 f.

Die Teilung des Kuchens
Phase 2: Biografisches Material

Im dritten und vierten Treffen geht es um das Arbeiten mit eigenen, persönlichen Träumen. Nach einer behutsamen spielerischen Hinführung erarbeitet die Gruppe Szenen zu persönlichen Traumgeschichten[8] (ÜB 21) nach dem Playback-Verfahren. Die Auswahl des Spielmaterials erfolgt durch die Gruppe. Alle TN geben ihrer Traumgeschichte einen Titel. Diese Titel stehen zur Auswahl für die anschließende szenische Umsetzung. Welcher Titel gespielt wird, entscheidet sich nach dem Mehrheitsprinzip. Der Titel, dem sich die meisten TN zuordnen, wird – soweit es die jeweilige Verfasserin der Geschichte will – auf der Bühne umgesetzt. Wichtig ist, dass jede TN die Möglichkeit besitzt, auch „Nein" sagen zu dürfen: Nein dazu, dass die eigene Geschichte öffentlich gemacht wird bzw. Nein dazu, eine bestimmte Rolle in einer Traumszene einzunehmen. Der genau festgelegte Ablauf des Playback-Theater ermöglicht allen TN, egal ob Erzählerin oder Spielerin, sich in großer Sicherheit den persönlichen Geschichten zu nähern. Da das Verfahren auf Interaktion ausgelegt ist, kann jede Einzelne sich stark als Teil des Ganzen erleben. Persönliche Erlebnisse dürfen (mit-)geteilt werden.

Beobachtungen

In der ersten Playback-Phase werden von der Gruppe zunächst die Titel ausgewählt, die positive Assoziationen wecken wie *Schönes Zuhause* und *Platz des Wohlfühlens* bzw. Titel, die offenbar direkt etwas zu einer Erkrankung erzählen, z. B. *Verstand verlieren* und *Durcheinander.*

Alle TN verzichten auf Kostüme. Nur eine will Requisiten einsetzen.

Die Spielerinnen arbeiten im Schwerpunkt mit Bewegung und nur sehr reduziert mit Worten. In der Reflexion gehen die TN sehr behutsam miteinander um. Alle spüren, dass jede Einzelne etwas Besonderes preis gibt und gehen sehr achtsam damit um. Die Erzählerinnen haben großen Mut, Persönliches mitzuteilen und in eine Form zu bringen. Durch die gemeinsame Arbeit an den einzelnen Themen und Geschichten der Spielerinnen wächst die Gruppe stark zusammen und es entsteht ein großes Vertrauen.[9]

Alle TN entschließen sich nach dem dritten Treffen gemeinsam dazu, auch die Titel auf die Bühne zu bringen, die zunächst nicht gewählt wurden.

8 Es ist den TN erlaubt, einen gerade des Nachts geträumten (auch Albtraum) oder aber einen persönlichen Lebens- oder Wunschtraum als Geschichte aufzuschreiben.

9 Die gruppendynamische Entwicklung scheint sich von der „Forming"-Phase direkt ins „Norming" zu entwickeln. Nach dem 6-Phasen Modell (vgl. Gudjons, Sader, Plaaesch, Quelle: http://www.teachsam.de/paed/gruppe/paed_grupu/paed_grup_unt_8_3.htm) findet bereits in diesen Treffen eine „Harmonisierung der Beziehungen" und eine „Entwicklung eines ersten Gruppenzusammenhalts" statt.

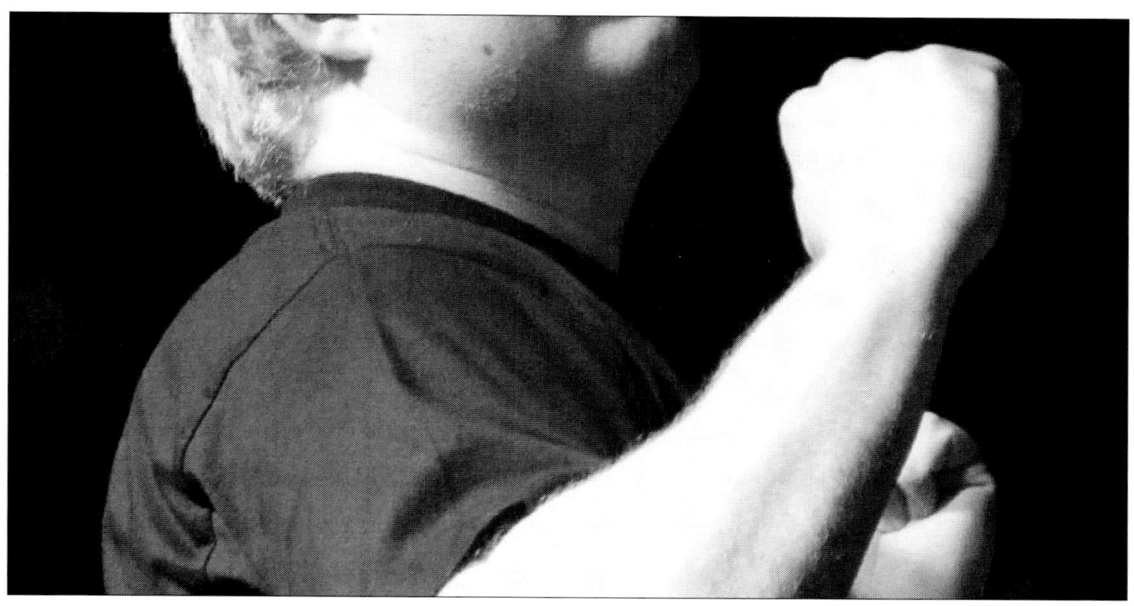

Es gibt keine TN, die ihr Traumbild nicht szenisch umsetzen möchte.
Herr D. ist im Warm-up sehr zurückhaltend, oft am Rand des Raumes und wenig bis gar nicht in (Augen-)Kontakt. Beim Gestalten seines Traumbildes *Die Teilung des Kuchens* wird er im Gegensatz dazu fast autoritär. Auf dem Erzählstuhl fordert er laut Ruhe ein, als zwei TN tuscheln und ihm offensichtlich nicht zuhören. Er möchte, dass alle TN in seiner Szene mitspielen. Er wählt die selbstbewusste Frau U. als Protagonistin, welche die Rolle des Herrn D. einnehmen darf. Alle anderen Figuren sind undefiniert, einfach da. Sein Thema „Wunsch nach Kontakt" und der persönliche Kampf zwischen der Sehnsucht „dabei zu sein" oder aber sich aus Angst ab- bzw. auszugrenzen, findet Ausdruck im inszenierten Traumbild:

Die Teilung des Kuchens
Die Figuren sitzen im Kreis auf der Bühne und spielen miteinander. U. steht auf und stampft laut mit dem Fuß auf, marschiert durch den Kreis und stellt sich vor dem Publikum plusternd auf. Durch den Gang wird der Kreis in zwei Hälften geteilt. Die zwei Hälften/Gruppen stehen auf, schauen erst entsetzt auf die Figur vorn, entdecken dann die gegnerische Gruppe und stellen sich einander gegenüber in Kampfhaltung. Die aufgeplusterte Figur dreht sich kurz um, zeigt sich enttäuscht und geht beleidigt davon.

Nachdem Herr D. den ersten Spieldurchgang höchst konzentriert beobachtet hat, möchte er gerne Änderungen vornehmen. Er weiß dabei ganz genau, was er sehen will: Das Spiel im Kreis soll *mit den Händen passieren* und *viel zarter und lustvoller* sein. Frau U. wird aus diesem Spiel allerdings bewusst ausgegrenzt. Wenn sie durch den Kreis marschiert, sollen die anderen *viel mehr aufschrecken* und im Anschluss die Kampfhaltung kräftiger und spannungsvoller halten.

Die TN spielen die Szene noch einmal. Herr D. ist zufrieden. Ich frage ihn, ob es am Ende eine Möglichkeit gäbe, die Kampfhaltung aufzulösen und/oder die Protagonistin nicht gehen zu lassen, sondern sie irgendwie zu integrieren? Er meint, die Protagonistin könne mitkämpfen, anstatt zu gehen. Ich frage ihn, ob er sich das mal anschauen will? Aber Herr D. möchte das (noch) nicht sehen. Ich ermutige ihn zu der Lösung, dass die ausgegrenzte Figur sich zumindest nach dem Umdrehen zu den Kämpfenden nicht entfernt, sondern sich den Kampf länger/näher anschaut. Aber auch das ist Herrn D. zu viel. Wir beenden also das Traumbild an diesem Punkt.

Frau S. hat sehr großen Spaß an den Proben und blüht auf. Sie ist mit ihrer Geschichte *Dieser Weg* sehr offen. Ihre Wunschtraum-Szene spiegelt die extreme Sehnsucht nach Nähe zu ihrer Patentante wider, die ihr allerdings in der Realität versagt bleibt. *Ohne sie kann und will ich nicht leben,* schreibt Frau S. Sie besetzt sich selbst dreifach, um nicht allein zu sein. Alle anderen Spielerinnen sind die Tante.

Dieser Weg
Drei Personen stehen links vorne auf der Bühne. Hinten rechts steht eine Einheit, die sich sichtlich von den Dreien abgrenzt, sie ablehnt und verachtet.
Die Drei versuchen nun zaghaft Kontakt aufzunehmen, Annäherungsversuche zu machen. Durch die Ablehnung werden die Annäherungsversuche massiver, aggressiver. Es entsteht eine lautstarke Konfrontation, ein Streit.

Nachdem auf der Bühne der Streit ausbricht, weiß Frau S. nicht weiter. Sie wird nervös und unbeholfen. Ich frage sie, ob sie die Szene anhalten will. Sie bejaht und wir unterbrechen das Spiel. Frau S. weiß nicht, wie sie den Streit beenden soll und wie sie die Kontaktaufnahme zu dem „Happy Ending" bringen kann, das sie sich doch so sehr wünscht. Ich ermutige sie, ihre Mitspielerinnen in die Suche nach Lösungsmöglichkeiten einzubeziehen. Frau J. schlägt vor, dass sich zwei Spielerinnen aus dem Streit lösen können und versuchen, wirklich Kontakt zu suchen, sich bewusst wahrzunehmen und leise anzunähern.

Frau S. findet das gut und möchte, dass zwei TN diese Rollen übernehmen. Sie will auf keinen Fall, dass die Annäherung lesbisch wirkt, indem sie von zwei Frauen verkörpert wird.
Der Mann und die Frau lösen sich also von der streitenden Meute, setzen sich – zunächst weit voneinander entfernt – an die Bühnenrampe, tauschen Blicke aus und rutschen immer näher aneinander ran. Als störend empfindet Frau S. nun noch den Streit im Hintergrund, der die ganze Zeit weiter getobt hat. Es gibt die Zwischenlösung, dass die Streithähne neugierig der Annäherung des Paares zuschauen. Das aber ist Frau S. zu wenig. Alle sollen sich am Ende versöhnen. Aber wie? Welche Motivation gibt es dazu? Es entbrennt eine Diskussion. Alle Lösungswege erscheinen zu weit hergeholt, zu unrealistisch oder kitschig. Die letzte Lösung kommt wieder von Frau J.: eine Münze werfen! Fällt sie auf die richtige Seite, versöhnen sich alle. Diese Lösung hält Frau S. zu diesem Zeitpunkt für die einzige, die möglich ist.[10]

Ich fühle mich in der Anleitung sehr sicher und ruhig. Ich ermutige durch meine Frage- und Hilfestellungen während der Playback-Phase Erzählerinnen und Spielerinnen, neue Perspektiven und Haltungen einzubringen und so – im Sinne der therapeutischen Zielsetzungen – ihre Geschichten (neu) anzuschauen und besser verstehen zu können. Es hat funktioniert, den TN über die Form des Playbacks den nötigen Schutz zu geben, sich für diese Erfahrung zu öffnen.
In den Abschlussrunden wird Stolz und Zufriedenheit über die letzten zwei Proben geäußert. Die TN entscheiden gemeinsam, die Playback-Traumbilder alle im Stück zu zeigen, aber Gefühlshaltungen und Atmosphären durch Musik sowie persönliche Themen durch Texte (Gedichttexte oder selbst Geschriebenes) zu erweitern und zu vertiefen. Alle sind stark ermutigt und brennen für die Sache. Die TN sind zu einer Gruppe geworden. *Unser Stück wird gut*, sagt Herr A. in der Abschlussrunde.

10 Diese „Zufalls-" oder „Schicksalsversion" wird bis zur Aufführung nicht verändert. Es gibt jedoch im realen Leben eine bewusste Annäherung zwischen Frau S. und ihrer Tante.

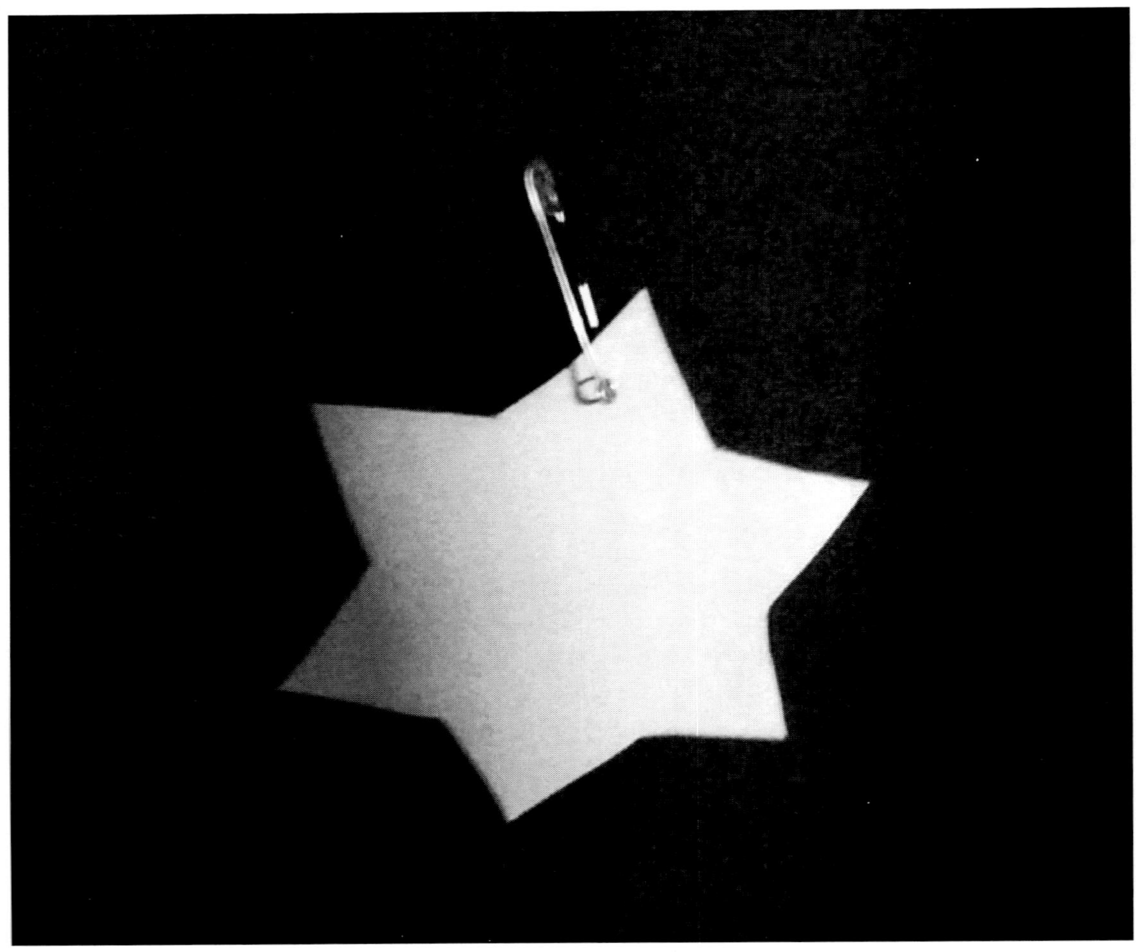

Die TN beginnen in Bühnen-Bildern zu denken und äußern bereits konkrete Vorschläge zur Gestaltung des Raumes. Sie wollen einen Sternenhimmel erschaffen. Aber das Ganze darf auch nicht zu lieblich sein, schließlich sind die erzählten Träume noch nicht Realität. Eine „Traum-Baustelle“ wird vorgeschlagen, etwas, das noch nicht ganz fertig ist, aber auf einem (guten) Weg. Die Sterne werden an Sicherheitsnadeln befestigt. Da es durch die Herbstferien eine längere Probenpause geben wird, verabredet sich die Gruppe ohne mich bei Kaffee und Kuchen, um Sterne für das Bühnenbild zu produzieren, Texte und Musik zu sammeln und auszutauschen.

Schlussfolgerung

Die starke Entwicklung der Gruppe, das Auftreten von wiederkehrenden Themen[11] und die Tatsache, dass es durch die Ferien eine längere Probenpause geben wird, bestärken mich darin, im fünften Treffen das Thema Gruppe bzw. Gruppenthema aufzugreifen. Ich erhoffe mir dadurch im sozialen Sinne, das entstandene positive Gruppengefühl zu erneuern und zu vertiefen, sowie das Verständnis nicht nur für sich selbst, sondern auch für die Anderen zu schärfen. Inhaltlich werden Gruppenthemen in den Mittelpunkt gestellt und aus den einzelnen Bildern herausgehoben, um eine Verbindung zueinander herzustellen. Handwerklich gesehen werden die extremen Gegensätze in Dynamik, Tempo usw. klarer voneinander abgegrenzt und im Ausdruck sauberer gestaltet.

Zwischen allen Extremen
Phase 3: Gruppenthema

Der fünfte Probenverlauf greift alle aus den Traumbildern bekannten Elemente wieder auf und differenziert sie formal und inhaltlich. Im Warm-Up geht es um einen Einstieg in gegensätzliche Tempi, Dynamiken und Gefühle (ÜB 12). Zudem wird ausprobiert, wie es sich herstellen lässt und anfühlt, Kontakt zum Anderen aufzunehmen bzw. bewusst zu blockieren (ÜB 24). Ebenso werden szenische Elemente vertieft und eine Genauigkeit in Reaktionen geübt, wie z. B. einen fokussierten Blick zu haben oder ein Freeze zu halten (ÜB 9).

Sodann beschäftigten wir uns mit einem zentralen Gruppenthema. Dazu gebe ich folgenden Text aus Goethes „Egmont" vor[12], der meiner Meinung nach die Zerrissenheit der TN zwischen extremen Gefühlen gut aufgreifen kann und zudem in seiner Botschaft die Sehnsucht stützt, dass es am Ende auf Glück und Liebe ankommt und sie jede Seele empfinden kann, egal ob ein Mensch alt oder jung, krank oder gesund ist:

11 Themen wie Kommunikation/Beziehung oder die Beschäftigung mit gegensätzlichen/extremen Gefühlen wie beispielsweise **Ordnung und Durcheinander** (Wie passe ich mit meiner Art in die Gesellschaft? Wie finde ich eine Haltung, einen Stand, eine Ordnung im Gefühlschaos?), **Vertrauen und Misstrauen** (Welche Beziehung habe ich zu Anderen? Wie finde ich Kontakt?), **Nähe und Distanz** ziehen sich wie ein roter Faden durch alle Traumgeschichten. Nicht nur inhaltlich, auch in der Dynamik und Form der einzelnen Szenen kommen diese Extreme und Gegensätze klar zum Vorschein. In fast jedem Bild geht es um Schnell/Langsam, Weich/Hart, Dabei sein/Draußen sein, Laut/Leise, Durcheinander/Geordnet, Fröhlich/Traurig.

12 Klärchens Lied aus Goethes „Egmont" (Erstdruck 1788), zitiert nach http://www.handmann.phantasus.de/g_freudvoll_und_leidvoll.html

Freudvoll
Und leidvoll,
Gedankenvoll sein,
Langen
Und bangen
in schwebender Pein,
Himmelhoch jauchzend,
zum Tode betrübt –
Glücklich allein ist die Seele, die liebt.
J. W. von Goethe

Wir üben, den Text gemeinsam zu sprechen (ÜB 32) und entwickeln zusammen eine spielerische Umsetzung des Chors.

Beobachtungen

Im Verlauf der Probe kristallisieren sich immer mehr Teamrollen heraus.[13] Zwei TN repräsentieren stark Vater- und Mutterfigur und übernehmen vermehrt Verantwortung für das Gesamtgeschehen in der Gruppe. Eine Spielerin ist mit ihrer positiven Energie und Kraft ein Zugpferd in der Arbeit. Die anderen sind eher Mitspielerinnen und orientieren sich an den Anderen, öffnen sich dabei aber immer mehr für die Sache und die Gruppe. Insbesondere die Arbeit mit dem Rap-Rhythmus wird von der Gruppe mit Lust und großem Spaß aufgenommen. Es herrscht eine lebendige und gute Grundstimmung. Es wird viel gelacht. Der Zusammenhalt ist stark spürbar. Die TN haben Geduld miteinander, helfen und unterstützen einander; das wird vor allen Dingen bei einer Unterbrechung während dieser Probe deutlich.

Frau S. kommt bei der Arbeit mit Rhythmus und Text kurze Zeit an ihre Grenzen. Sie blockiert sich selbst mit dem hohen Leistungsanspruch, es genauso gut können zu müssen, wie die Anderen. Sie stottert erst und spricht dann eine Zeit lang gar nicht mehr. Wir unterbrechen die Probe und suchen gemeinsam mit der Gruppe eine Lösung für diese „Störung“. Eine Mitspielerin bietet sich als „zweite Stimme“ im Hintergrund an, die dann einsetzt, wenn Frau S. Probleme bekommt. Frau S. möchte das ausprobieren. Nach ein paar Durchgängen mit „zweiter Stimme“ kann sie ihren Satz wieder selbst sprechen. Die Gruppe gibt ihr dafür Anerkennung über Applaus.

13 Berufsbegleitende Ausbildung „Drama- und Theatertherapie“, Protokoll 8. Modul, Therapeutische Dramaturgie, Dortmund 2007, S. 20.

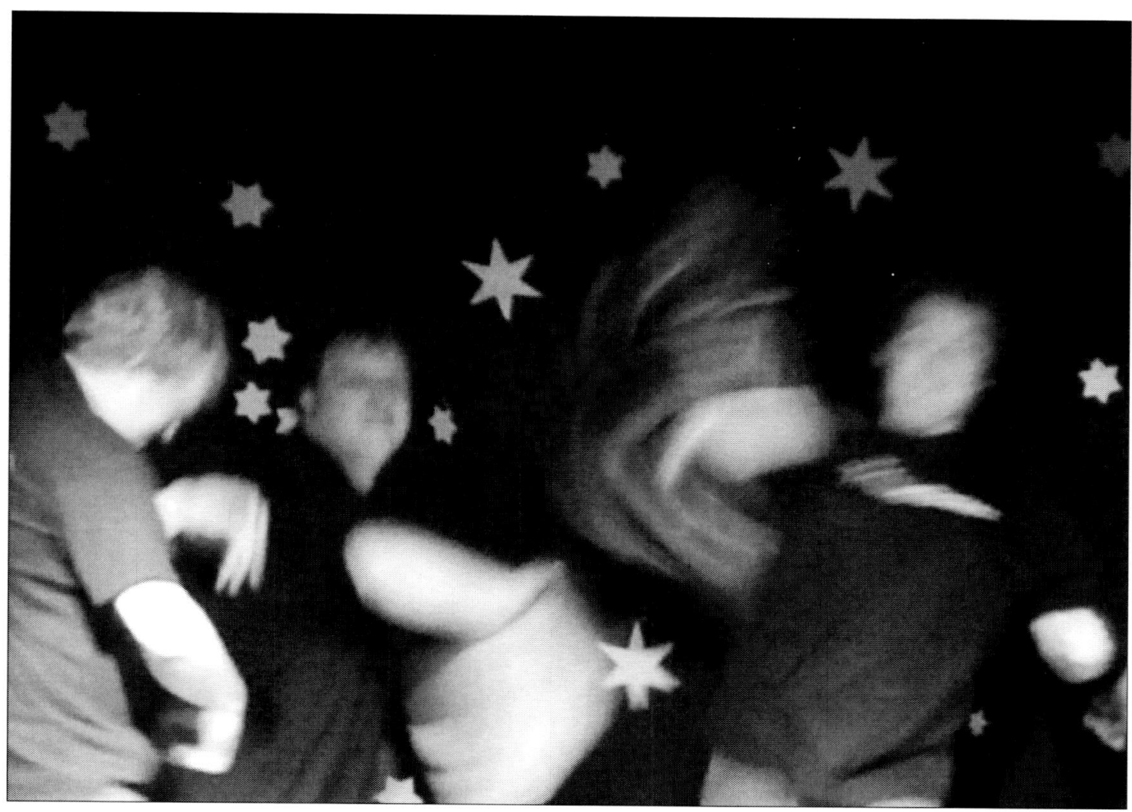

In der Abschlussrunde betont Frau S., Angst davor zu haben, auf der Bühne nicht sprechen zu können. Alle TN sichern ihr zu, dass es gar nicht nötig ist, auf der Bühne zu sprechen, da sich alles auch über Bewegung erzählen lässt, die Hilfe der „zweiten Stimme“ immer da ist und sie es zudem ja heute schon mal geschafft habe. Frau S. fühlt sich danach ruhiger und bedankt sich bei der Gruppe für die Unterstützung und Hilfe.
Herr D. zeigt immer mehr Bereitschaft zu Kontakt. Bei der Begrüßungsrunde kann er kurze Berührungen mit der Hand zulassen. In der Feedbackrunde sieht er mir zum ersten Mal direkt in die Augen und hält für kurze Zeit den Blick. Er hat mehrere Musikvorschläge mitgebracht und engagiert sich sehr stark für die Entwicklung des Stückes.
Ich bekomme ein vermehrtes Gespür für das Timing und die Bedürfnisse in der Gruppe und kann Störungen ruhig und lösungsorientiert auffangen, ohne

innerlich in Zeitdruck zu geraten. Ich kann in diesem Probenverlauf eine gute Balance zwischen künstlerischem Arbeiten und therapeutischem Handeln halten. Die TN äußern das Bedürfnis, die Arbeit in den nächsten Proben weiter zu vertiefen. Es werden Text- und Musikvorschläge für die Erweiterung der Traumbilder gemacht. Ebenso werden in der Abschlussrunde Wünsche geäußert, wie: *Wir brauchen noch mehr Sicherheit, um uns zu trauen, laut zu sprechen* und *Wir wollen einen guten Schluss, der Hoffnung gibt.*

Schlussfolgerungen
Entsprechend der gemachten Beobachtungen und geäußerten Wünsche ist es nun möglich und an der Zeit, in die Vertiefungsphase zu gehen.
In dieser Phase wird daran gearbeitet, dass jede Spielerin sich durch eine geeignete Rolle in das eigene Traumbild integrieren und ihr Bild über selbst gewählte Texte bzw. Musik verdichten darf.
Alle TN wachsen durch diese Maßnahmen noch mehr in ihr Thema und auch in die Form hinein und gewinnen dadurch mehr Sicherheit sowohl für sich als auch für das Bühnengeschehen.

Und die Sehnsucht ist ihr Sinn
Phase 4: Vertiefungsphase

In Treffen sechs werden die Traumbilder nacheinander wiederholt und vertieft. Die jeweilige Erzählerin darf noch einmal zuschauen und danach entscheiden und praktisch ausprobieren, welche Rolle sie in der Szene übernehmen und wo/ob sie Musik in ihre Szene integrieren möchte. Nach Wunsch können mehrere Möglichkeiten ausprobiert werden, bis das Ergebnis für die TN stimmig ist. Ich begleite die jeweilige Spielerin mit Hilfe- und Fragestellungen. Im Anschluss gibt es stets eine kurze Reflexion in der Gruppe.

Beim siebten Treffen wird die Präsentation von Gedichttexten geübt (ÜB 14–16/31). Dadurch, dass wir nach einer längeren Zeit wieder konkret an den Traumbildern arbeiten, können speziell die Erzählerinnen mit einer größeren Distanz an das eigene Erlebnis herangehen, es noch einmal neu ansehen und entscheiden, ob und wie sie das Bild verändern bzw. sich selbst integrieren wollen. Text und Musik tragen zu einem höheren Grad der Abstraktion und Verdichtung bei.
Dadurch kann das persönliche Erleben inhaltlich/emotional vertieft, die Form jedoch weiter abstrahiert werden. Es wird eine ästhetische Distanz geschaffen.

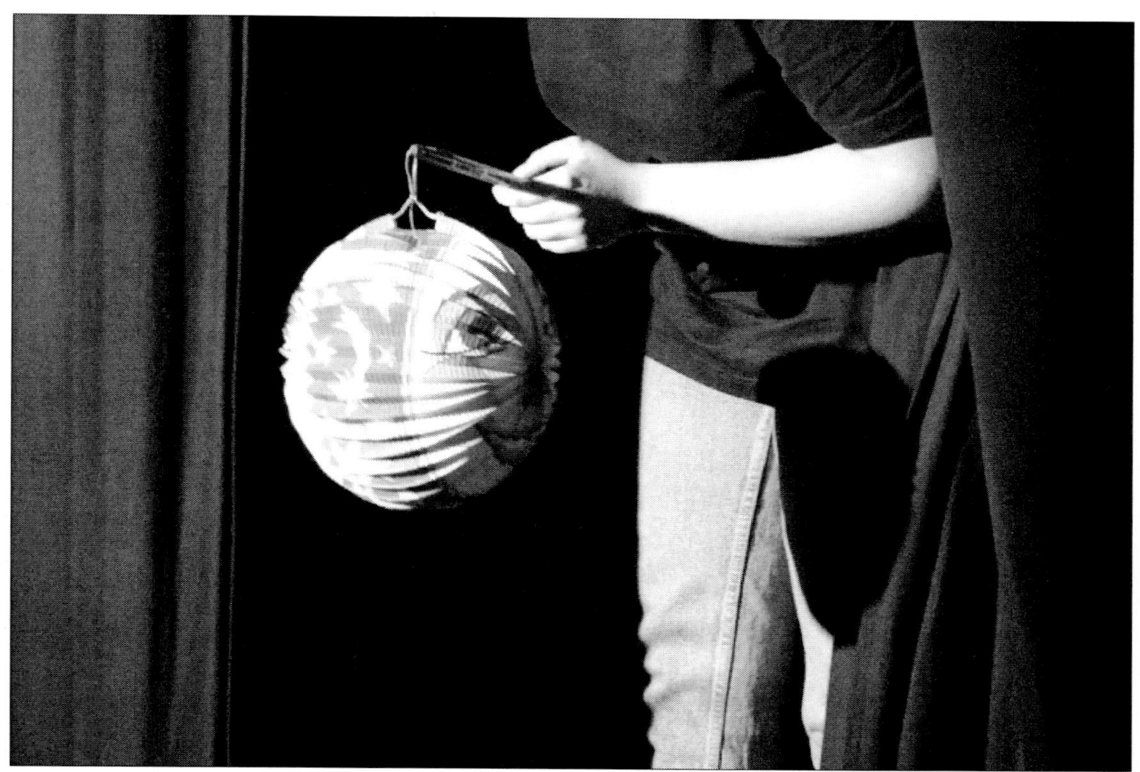

Beobachtungen

Auch in diesen Treffen – die beide sehr viel Zeit und Konzentration von der Gruppe abfordern – wird großer Respekt und viel Geduld füreinander bewiesen. Alle TN erweisen sich als verlässlich, bringen Musik und Texte mit. Mit der inhaltlichen Vertiefung gelingt auch eine Vertiefung der Beziehungen. Gruppendynamisch betrachtet sind Merkmale der Performing-Phase zu beobachten: ein ausgeprägtes „Wir-Gefühl" und eine differenzierte Strukturierung und Festigung der Gruppe.

Herr D. möchte in seinem Traumbild *Die Teilung des Kuchens* mitspielen, wählt aber nicht die Protagonistenrolle. Er gesellt sich zu den Figuren, die im Kreis spielen, geht dabei sogar in direkten Kontakt mit den Händen und begibt sich nach der Teilung des Kreises in Kampfposition. Er besetzt allerdings die Protagonistin um: Statt der selbstbewussten Frau U. wählt er nun für die Rolle des

Ichs, das beim Spielen ausgegrenzt wird, die ängstliche Frau S. Somit integriert er sich in gewisserweise doppelt in seine Traumszene: Repräsentiert durch Frau S. lässt er seine Ängste vertreten, durch seine eigene Rolle verkörpert er die Sehnsucht bzw. den Kampf um Kontakt. Herr D. wählt ein Gedicht von Rilke, welches die oben beschriebenen Seiten in ihm spiegeln: Angst loslassen können und Sehnsucht nach Kontakt.

Träume, die in deinen Tiefen wallen,
aus dem Dunkel lass sie alle los.
Wie Fontänen sind sie, und sie fallen
lichter und in Liederintervallen
ihren Schalen wieder in den Schoß.
Und ich weiß jetzt: wie die Kinder werde.
Alle Angst ist nur ein Anbeginn;
aber ohne Ende ist die Erde,
und das Bangen ist nur die Gebärde,
und die Sehnsucht ist ihr Sinn.
Rainer Maria Rilke

Er integriert seinen Text wie folgt in das Bild: nachdem alle Spielerinnen in Kampfhaltung gehen, friert die Szene ein. Herr D. löst sich von der eingefrorenen, kämpfenden Gruppe, setzt sich vorne an den Bühnenrand und spricht sein Gedicht. Nach Beendigung des Textes geht er zurück in die Kampfhaltung. Parallel zu seinem Gang lässt er die Protagonistin abgehen.[14]
Bei der Präsentation des Gedichttextes rührt Herr D. alle Zuhörerinnen sehr stark. Auf das Feedback *Du hast mich zu Tränen gerührt* fängt er selbst an zu weinen.
Frau S. entscheidet sich dafür, in ihrem Traumbild *Dieser Weg* eine der drei Ichs zu sein, d. h. die Rolle der eigenen Person einzunehmen, die nach Kontakt sucht, Annäherungsversuche macht, aber abgewiesen wird. Durch die Stärkung der anderen zwei Spielerinnen ist für sie so gut möglich, ihr Thema ganz direkt anzuschauen. Ihr tut es gut, dabei wütend zu sein und aggressiv zu streiten.
Frau S. hat zwei Lieder mitgebracht, die sie jeweils an den Anfang bzw. ans Ende ihrer Szene setzten möchte: „Das Liebeslied“ von Annett Louisan und „Dieser Weg“ von Xavier Naidoo.

14 In Bezug zu seiner ersten Fassung der Szene stellt diese Form der Darstellung eine große Weiterentwicklung dar. Durch die Umbesetzung der Protagonistin erhält das, was vorher wie eine „beleidigte, gekränkte Flucht“ ausgesehen hat, einen Zug von „die Angst sein bzw. gehen lassen können“. Durch die gleichzeitige Gegenbewegung in den Kampf wirkt die Aktion versöhnend und zukunftsweisend.

mein kühler Kopf
öffnet Tür und Tor
weit über beide Ohren
lässt Blut in meinen Adern gefriern
als ob mein Bauch
sich im Rodeln übt
scheiße bin ich verliebt
hab jetzt schon viel zu viel zu verliern
Annett Louisan

Dieser Weg wird kein leichter sein.
Dieser Weg wird steinig und schwer.
Nicht mit vielen wirst du dir einig sein.
Doch dieses Leben bietet so viel mehr.
Xavier Naidoo

Das Liebeslied möchte sie singen und damit ihre Gefühle für die Tante zum Ausdruck bringen. Frau S. schlägt bezüglich ihres Stotterproblems selbst vor, die CD mit dem Gesang als „zweite Stimme" parallel mitlaufen zu lassen. Sie hat so die Sicherheit, dass das Lied weiterläuft, auch wenn ihre Stimme vor Aufregung versagen sollte. Sie bittet die Gruppe, gemeinsam mit ihr den Text „Dieser Weg" zu sprechen. Die Spielerinnen laufen dazu kreuz und quer durch den Raum und suchen nach dem richtigen Weg.
Auch bei diesen Treffen ist es für mich möglich, eine klare therapeutische Haltung einzunehmen und zuzulassen, die künstlerische Gestaltung der Szenen aus den inneren Bedürfnissen der jeweiligen Spielerin bzw. aus der Interaktion der Gruppe heraus entstehen zu lassen.
Im gemeinsamen Abschlussgespräch werden Wünsche und Ideen für eine Abfolge der Szenen besprochen, die im Groben folgenden Kriterien folgen: Insgesamt entwickelt sich das Geschehen vom Negativen zum Positiven. Zu Beginn werden Ängste und Durcheinander gezeigt. Im Verlauf des Stückes wenden sich diese ins Finden und in die Hoffnung.
Ich erstelle aus diesen Ideen eine Szenenfolge, die allen TN als Textvorlage zur Vorbereitung auf die Abläufe zur Verfügung gestellt wird.

Aus dem Chaos wird ein tanzender Stern geboren
Phase 5: Wiederholbar machen

Nachdem alle Szenen entwickelt sind, einzelne Spielerinnen sowie die Gruppe gefestigt erscheinen und wir nur noch drei Treffen bis zum Aufführungstermin haben, ist es sowohl inhaltlich, gruppendynamisch und zeitlich nötig, in das Wiederholbarmachen zu gehen.
Erfahrungsgemäß ist es so, dass es an diesem Prozesspunkt oft Krisen gibt. Die Leichtigkeit des Ausprobierens ist abgeschlossen, Abläufe müssen wiederholbar gemacht werden, alle müssen sich an Absprachen und Stichworte halten. Die Rolle der Spielleitung verschiebt sich. Die verständnisvolle Begleiterin wird jetzt mehr zur Regisseurin und muss Disziplin in der Einhaltung von Absprachen einfordern.
Für mich bedeutet das, mich auf eine erneute Rollenverschiebung vom Therapeutischen wieder mehr ins Pädagogische und auf Frust bei der Gruppe einzustellen. Ziel der Treffen acht bis zehn ist es daher, die Spielerinnen behutsam auf die Präsentation vorzubereiten und ihnen durch konkrete Absprachen und einen festen Ablauf Sicherheit für die Aufführung zu geben.
Nach einer ersten Stellprobe werden in jedem Treffen alle Szenen in der abgesprochenen Abfolge einmal durchgespielt. Zunächst mit Korrekturen, dann ohne Unterbrechungen, wie eine Vorstellung.

Beobachtungen

Vor dem ersten Ablauf ist die Aufregung in der Gruppe zum Zerreißen. Eine Spielerin äußert später: *Da ist so viel Emotion drin. Wir müssen Ruhe reinbringen.* Alle sind gut vorbereitet und zeigen sich äußerst diszipliniert, obwohl die Abläufe für Einzelne ein echter Kraftakt sind. Der Spaß am Spiel wird auf der Bühne sichtbar.
Herrn D. strengen die Abläufe sehr an. Er ist nach jeder Probe durchgeschwitzt und geschafft, sagt aber in der Abschlussrunde: *Ich muss mich oft überwinden, aber nachher geht es mir immer besser.*
Frau S. beeindruckt durch großen Mut auf der Bühne. Wenn die Gruppe im Ablauf schwimmt, übernimmt sie die Initiative und spielt weiter. Sie hat während der Endproben nicht einmal Probleme mit ihrer Stimme, spricht laut und deutlich. Ihre Entwicklung ist enorm. Sie ist sehr stolz auf sich selbst und genießt die Anerkennung der Gruppe.
Es zeigt sich als lohnenswert, wieder mehr die theaterpädagogische Haltung zu übernehmen, von Außen zu motivieren, zu animieren, sich nicht mehr in Innenwelten zu verlieren, sondern die gefundene Form einzufordern.
Ich versuche die Gruppe bei der Stange zu halten, indem ich zu jedem Ablauf ein Ausstattungselement hinzu bringe und so das Stück jetzt auch von Außen

Dienstag, 27.11.2007 16:00 Uhr
Ort: „JUKS"...*
„ DU BIST SO WIE DU BIST- BIST DU?"
Gymnasium Horkesgath
Dienstag, 27.11.2007 18:00 Uhr
Ort: „JUKS"...*
„TRAUMTÄNZER"
Theatergruppe in Kooperation mit dem
Freiwilligenzentrum Krefeld
Donnerstag, 29.11.2007 15:00 Uhr

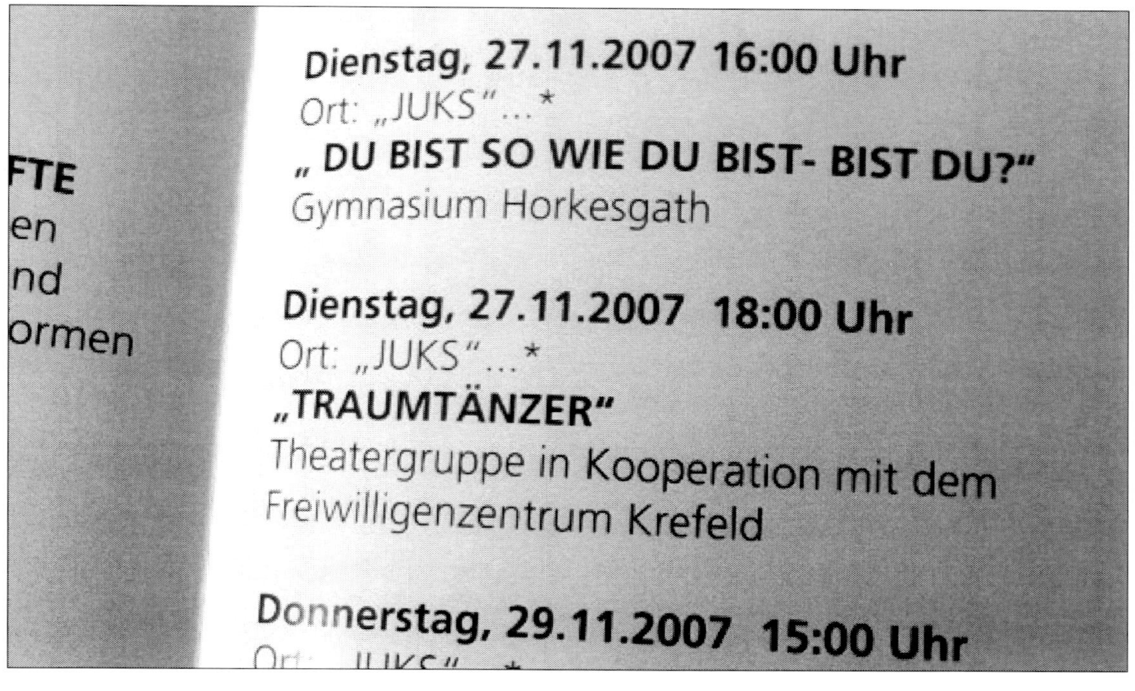

wachsen lasse, z. B. kommt das Licht hinzu, die bedruckten T-Shirts werden eingeweiht usw. Das spornt alle an.
Neben den Traumszenen und Gedichten werden hier und da kurze Traumassoziationen und -redewendungen von den ersten zwei Treffen für die Übergänge ergänzt, so zum Beispiel *Träum weiter* als positiv gemeinte Aufforderung am Schluss.

Der Traumtanz
Phase 6: Aufführung

Im November 2007 findet die 30minütige Präsentation von „Traumtänzer" in der JUKS in Krefeld vor mehr als 70 Zuschauerinnen statt.

Die Zuschauerinnen melden im anschließenden Gespräch folgendes zurück:
Eine tolle Ästhetik.
Ich fand es verblüffend, welch qualitativ gutes Ergebnis herausgekommen ist.
Es war berührend.
Das war ja viel besser, als ich erwartet habe.

Genauso fühle ich auch manchmal.
Herr D. schreibt: *Die Aufführung sowie die Vorbereitung war für mich sehr schwierig. Ich hoffte, dass die erfolgreiche Aufführung mich stärken/stabilisieren würde, leider hatte ich anschließend zunächst das Gefühl, dass alle Rückmeldung geheuchelt war und damit habe ich mich zunächst etwas übel gefühlt (ich habe das Problem, dass ich sehr misstrauisch bin). Dies hat sich jedoch nach zwei Tagen gelegt und so langsam bin ich auch stolz darauf, jedenfalls ist jene negative Wahrnehmung nicht mehr vorhanden.*[15]
Frau S. ist gerührt von der Reaktion ihrer Mutter, die bei ihrem Liebeslied geweint hat. Sie wirkt sehr gestärkt, nahezu selbstbewusst.

Träum weiter
Phase 7: Nachbereitung

Abschied

Einen Tag nach der Präsentation gibt es ein Nachtreffen, um sich über Eindrücke auszutauschen.
Die Stimmung ist gelöst. Alle sind sehr stolz auf sich und planen bereits wieder. Sie bitten mich, ein weiteres Theaterprojekt durchzuführen.
Nur Herr D. ist angespannt und grenzt sich von der Gruppe ab. Bei Gesprächen steht er meist abseits. Als wir ein Gruppenbild machen, setzt er sich in einigem Abstand zur Gruppe dazu. Beim Abschied bittet er mich, ihm nicht die Hand zu geben. Ich befrage die TN anhand eines kurzen Fragebogens nach ihren Erfahrungen und bekomme folgende Antworten:

Hast Du durch das Theaterspiel oder die Theatergruppe etwas Neues gelernt oder erfahren, was Du vorher noch nicht wusstest/an dir kanntest?

Das Theaterprojekt hat mir geholfen, meine Emotionen zu zeigen und mir Mut gegeben, dies auch zu tun.
Ich frage mich häufig, ob ich in Ordnung bin. Das Projekt hat mir dieses Gefühl gegeben. Ich fühlte mich unter den meisten Mitspielern und Begleitern und Ihnen sehr wohl und freue mich über diese Bekanntschaft. Ich habe ein wenig erfahren, wie ich auf andere wirke (was mir sehr wichtig ist).

15 Zitiert aus dem für die Gruppe entwickelten Fragebogen.

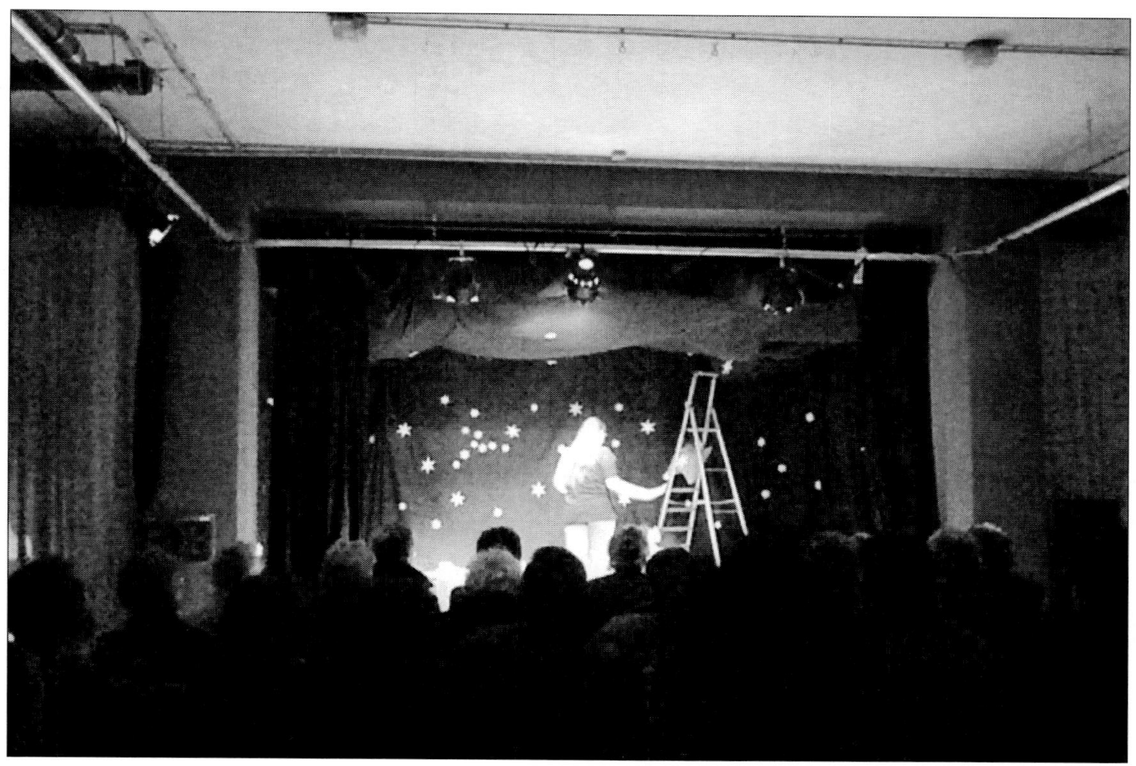

Hast Du das Theaterprojekt als "heilsam" empfunden? Wenn, ja, wie/wodurch?

Es war für mich sehr hilfreich, andere zu erleben, wie sie sich verhalten und mit derselben Situation umgehen. Also hier kann man durchaus von heilsam sprechen.
Unter den Beteiligten sind Beziehungen entstanden, die eine gute Chance haben, sich über das Theaterprojekt hinausgehend weiter zu entwickeln. Das empfinde ich als heilsam, da funktionierende Beziehungen nicht unbedingt selbstverständlich sind.
Da tut und verändert sich immer irgendwas und wer sich dabei mit verändert, bleibt lebendig und ist besser geschützt bei Enttäuschungen, die es immer mal gibt.

Resümee

Im Verlauf des Projektes hat sich herausgestellt, dass die Orientierung an den Arbeitsschritten nach Müller-Weith allen Beteiligten Sicherheit und dem Aufführungsprozess eine gute, sichere Struktur geboten hat, in deren Rahmen sich alle Beteiligten inhaltlich frei bewegen konnten.

Es wäre allerdings wünschenswert gewesen, für einzelne Phasen mehr Zeit zu haben, insbesondere beim Kennenlernen und der Suche nach Material.

In Bezug auf die beobachtete persönliche Entwicklung einzelner Spielerinnen bleibt zu beobachten, dass die TN gestärkt aus dem Projekt gehen:

Herr D. schafft es zunehmend, mit sich und den Anderen in Kontakt zu gehen. Sein Misstrauen lässt es zwar zunächst nicht zu, positive Rückmeldungen anzunehmen, zuletzt allerdings ist er stolz auf das, was er geschafft hat.

Er entscheidet für sich, dass er an einem weiteren Projekt teilhaben will, ihm die Arbeit mit der vertrauten Gruppe gut tut, aber die Veröffentlichung für ihn zu diesem Zeitpunkt noch nicht heilsam ist. Er sieht seine zunächst erfolgte Destabilisierung nicht als Scheitern, sondern als Wachstum, welches ihm ermöglicht, sein Befinden realistisch einzuschätzen und gut für sich zu sorgen. In der Folgeproduktion probt er mit der Gruppe, übernimmt aber bei der Aufführung eine Rolle Backstage, indem er sich um die Technik kümmert.

Frau S. geht mit hohem Selbstbewusstsein aus dem Projekt. Das Gefühl von Nähe und Anerkennung in der Gruppe hat sie genährt. Ihre Stimme ist klar und deutlich. Auch sie möchte bei einem Folgeprojekt mitwirken.

Durch die oben beschriebenen Auswirkungen des Aufführungsprozesses auf die TN ist das Ziel erreicht worden, eine positive Selbsterfahrung zu bieten und Einzelne in ihrem Ich-Gefühl zu stärken.

Mit der Arbeit an den persönlichen Traumbildern ist es gelungen, sich spielerisch auch negativen Erfahrungen anzunähern und alternative Möglichkeiten des Umgangs mit Angst, Ablehnung, Gefühlschaos usw. auszuprobieren, z. B. die Möglichkeit, mit Wut und Aggression auf Ablehnung reagieren zu dürfen; gegen die Angst ankämpfen zu können oder sie sogar gehen zu lassen, das Gefühlschaos sortieren und benennen zu können.

Die Erfahrung, mit diesen Ängsten und Sehnsüchten nicht allein zu sein, andere in derselben Situation zu erleben, wirkte wohltuend und ermutigend. Eine Sensibilität für die eigenen und die Themen der Anderen konnte erhöht werden. Das Gefühl, so in Ordnung zu sein, wie man ist und die Möglichkeit, derart in gesunde Beziehungen treten zu können, wirkte nach eigenen Angaben der TN heilsam.

Auf meine Ausgangsfragen habe ich also Antworten bekommen. Durch die positive Entwicklung der Gruppe und Einzelner und das Erreichen der for-

mulierten therapeutischen Ziele möchte ich das Theaterprojekt tatsächlich als heilsames Theater bezeichnen.
Die Frage nach der veränderten Rolle als Spielleiterin im Rahmen eines theatertherapeutischen Prozesses hat sich zum Teil geklärt. In einem theatertherapeutischen Prozess entstehen Themen und Szenen im Wesentlichen aus den Eindrücken und inneren Bedürfnissen der Spielerinnen sowie der Interaktion im Ensemble. Damit das zum Ausdruck kommen kann, braucht es eine behutsame, vertrauenswürdige Begleitung, entsprechende Geduld und genügend Zeit, um beides entstehen zu lassen. Sich auf Inhalte einlassen können, ohne direkt an eine mögliche künstlerische Form zu denken, ist eine neue Spielleiterinnenqualität, die es auszubauen gilt. Das Arbeitstempo zu drosseln und entsprechend langsam und kleinschrittig zu arbeiten, bleibt unvermeidlich.
Es sind aber auch neue Fragen entstanden:
Wie weit öffne ich mich für die Bedürfnisse Einzelner und der Gruppe?
Was und wo sind nötige Grenzen und wie kann ich diese Grenzen ziehen?
Wie geht die Beziehung zu den TN nach dem Prozess weiter?
Inwieweit bin ich verantwortlich für das, was durch den Prozess ausgelöst wird?
In Bezug auf die Ästhetik therapeutischen Theaters lebt das Produkt hier eindeutig von der Ehrlichkeit, der Authentizität der erzählten Eindrücke. Die gestärkten Persönlichkeiten auf der Bühne rühren die Zuschauerinnen durch eine Echtheit, welche dem Ausdruck daher eine ganz eigene, besondere Ästhetik verleiht.
Die TT besitzt insbesondere die Verantwortung, das Erzählte – zum Schutz von Spielerinnen und Zuschauerinnen – in eine abstrahierte, künstlerische Form zu bringen, ohne das Persönliche zu zerstören. Auch hier stellt sich die Frage nach den Grenzen, die es einzuhalten gilt.
Der Veranstalter fasst in seinem eigenen Resümee die positive Resonanz auf das Festival „Theater von unten" durch Rückmeldungen der TN zusammen und schreibt in der Dokumentation:
Der Gruppenprozess, das Zusammenwachsen der Gruppe war deutlich sichtbar. und *am Rande Stehende, wie psychisch Kranke, wurden über die Theaterarbeit integriert.*[16] *Der Fachbereich führt, in Anbindung an „Theater von unten", die Kooperation mit dem SKM fort, um die bereits begonnene Theaterarbeit weiterhin zu unterstützen,* heißt es in der Dokumentation des Festivals.[17]

16 Stadt Krefeld, Hrsg., Jugendkulturszene, „Theater von unten", Dokumentation, Krefeld 2008, S. 13.
17 Ders., S. 15.

6. „Sein letztes Wort“

Ein theatertherapeutisches Projekt unter theaterpädagogischen Vorzeichen in einer Justizvollzugsanstalt von Sandra Anklam

Prolog
Was zum Teufel denkst du, wird mir das nutzen?

(die letzten Worte von Denis Diderot, Schriftsteller, bevor er 1784 starb)

Möglicherweise stellten sich die neun Männer am Anfang des Projektes „Sein letztes Wort“ die gleiche Frage. Die letzten Worte im Angesicht des Todes waren der Ausgangspunkt für die Suche nach den Geschichten der Menschen dahinter. Was liegt hinter den berühmten und weniger berühmten, den erdachten und tatsächlichen letzten Worten? Welche Biografien und Erlebnisse – ganz nach dem Motto: Sage mir, wie du stirbst, und ich sage dir, wer du warst. (Octavio Paz)? Diese Fragen haben Strafgefangene der JVA szenisch in Bewegung gesetzt und sie sind dabei auf skurrile, tragische und fantastische Lebens- und Sterbeentwürfe gekommen.

Am Anfang ... des Projektes stehen fünfzehn Männer und dreißig Zitate von Menschen, die im Angesicht des Todes ihre letzten Worte sprachen, hauchten oder brüllten. Auf dem Boden eines Freizeitraumes in der Justizvollzugsanstalt Bochum liegen auf einzelne Zettel geschrieben die Sätze. Niemand weiß, wer diese in welchem Kontext gesprochen hat. Die Männer laufen durch den Raum, lesen die Texte. Einige der Männer sprechen und verstehen nur gebrochen deutsch. Andere übersetzen für sie: kurdisch, türkisch, rumänisch, kroatisch. Jeder der fünfzehn Männer entscheidet sich für einen Satz, der ihn besonders anspricht, anzieht oder abstößt. Eine Kakophonie von letzten Worten berühmter Männer und Frauen. Murmeln, Brabbeln, Flüstern, Schreien, Singen.
Fragen zum möglichen Leben vor den letzten Äußerungen. Wer ist der Mensch, der diese Worte spricht? Was ist die letzte Wahrnehmung dieses Lebens? Was sieht, riecht, schmeckt, spürt er? Was erzählen die Worte im Angesicht des Todes über das Leben davor?

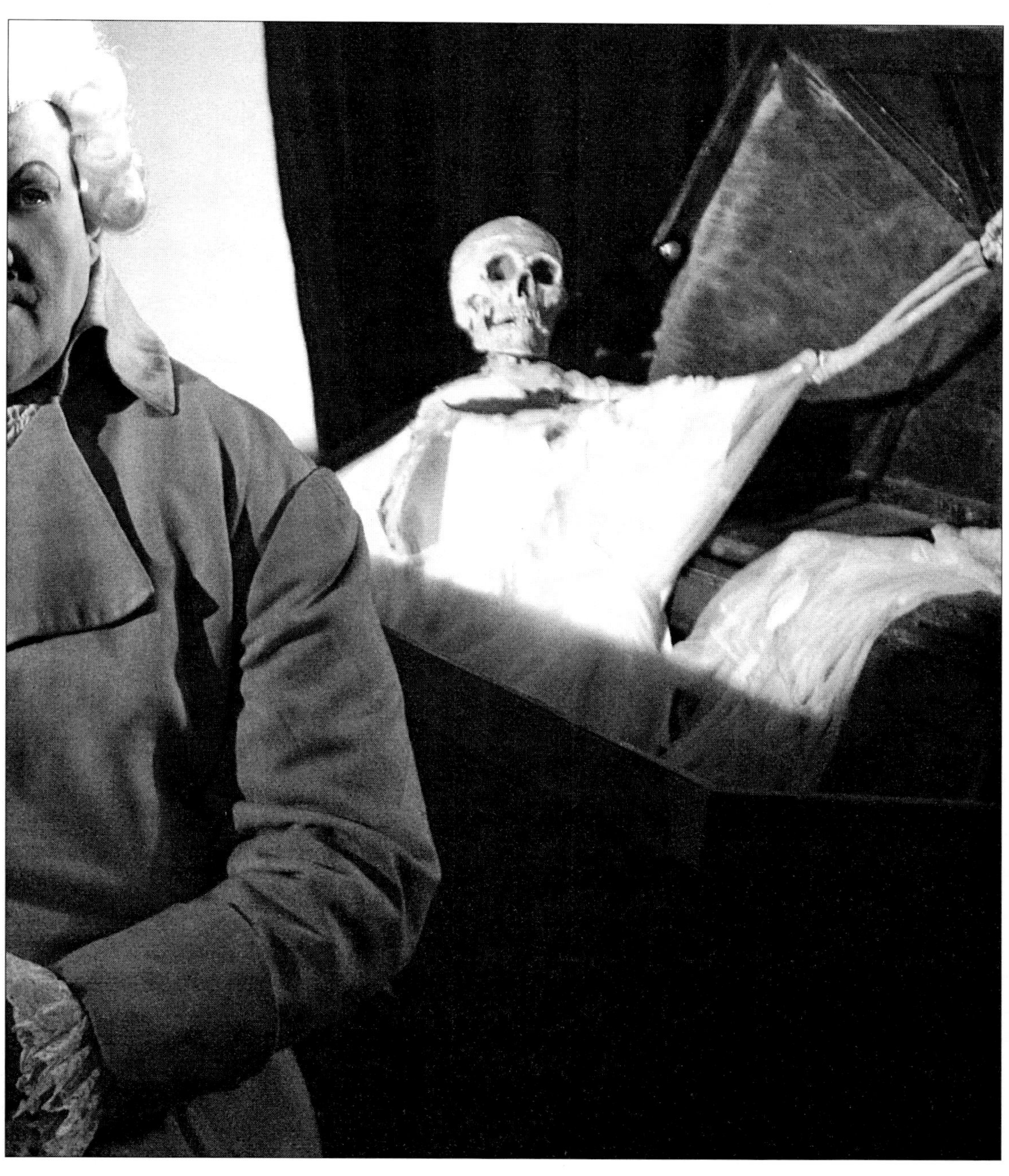

In der Zwischenzeit … liegen Wochen voller Spiele, Krisen, Wendungen und Experimente. Mit Bewegung, Form, Raum, Zeit und Sprache. Figuren entstehen. Biografien werden konstruiert, dekonstruiert; Texte werden gesucht, geschrieben, improvisiert, verbunden, verdichtet, verfremdet. Nicht alle Männer bleiben dabei. *Doch keine Lust.* Oder: *Nee, das ist mir zu peinlich.* Oder: *Das schaff' ich nicht.*

Am Ende … stehen neun Männer auf der Bühne des Kirchraumes der Justizvollzugsanstalt: Ein Friedhof mit Särgen. Al Capone, ein Sachbearbeiter namens Jack, Professor Hase, Michael Jackson, Papst Pope, Meckie, Diavolo, Charlie Chaplin sowie der Dichter Shrek tanzen in der Schlussszene Michael Jacksons „Thriller". Alle Figuren sind ihren Tod gestorben. Tanzen auf den eigenen Gräbern und feiern ihr neues Leben. Die Männer haben Geschichten vom Scheitern und von Sehnsucht, vom Lieben und vom Hassen erzählt. Sie haben auch von sich selbst erzählt, ohne ein einziges Wort über sich selbst erzählt zu haben.

Rahmen

Das Projekt „Sein letztes Wort" findet in Zusammenarbeit zwischen dem Jungen Schauspielhaus Bochum und der Justizvollzugsanstalt Bochum statt. Das Junge Schauspielhaus Bochum als eine Abteilung des Schauspielhauses bietet seit dem Jahr 2000 Theaterprojekte an, die vor allen Dingen Kindern und Jugendlichen eine Teilhabe an kultureller Bildung ermöglichen, indem vielfältige Angebote zum Theater-Schauen und zum Theater-Machen entwickelt werden. Die Justizvollzugsanstalt (JVA) Bochum gehört mit ihren über siebenhundert Haftplätzen für erwachsene Männer zu den großen geschlossenen Anstalten des Landes Nordrhein-Westfalen.
Die Kooperation zwischen dem Jungen Schauspielhaus und der JVA besteht seit einigen Jahren. Pro Jahr wird eine Produktion entwickelt, die in jeweils zwei öffentlichen, d. h. für externes Publikum geöffneten und zwei internen Vorstellungen für die Mitarbeiterinnen und Gefangenen der JVA münden.
Die Gefangenen werden aus zwei Abteilungen der JVA geworben. Interessierte können sich bei einer Mitarbeiterin der JVA anmelden und werden zu einem ersten Treffen eingeladen, in dem über den organisatorischen Rahmen sowie über das inhaltliche und methodische Vorgehen informiert wird. Im Anschluss daran beginnt die fünfmonatige Probezeit mit einem jeweils zweistündigen

Treffen pro Woche sowie einigen Intensivprobentagen vor der Premiere. Alle Treffen fangen mit einer kurzen Befindlichkeitsrunde an und enden mit einer Abschlussreflexion. Die Gruppe besteht zu Beginn aus fünfzehn, im weiteren Verlauf aus neun Männern im Alter zwischen zwanzig und fünfundfünzig Jahren aus sechs verschiedenen Nationen.

Die Proben finden in einem Freizeitraum statt, in den wir für die Dauer der Proben eingeschlossen werden. Die vier Vorstellungen werden im Mai 2010 vor jeweils sechzig Zuschauenden im Kirchen-Raum der JVA gezeigt.

Für die Dauer der Arbeit stehen mir als Ansprechpartnerinnen innerhalb der JVA die Sozialpädagogin der beiden Abteilungen, aus denen sich die Spieler rekrutieren, sowie ein Justizvollzugsbeamter, der für Öffentlichkeitsarbeit und Außenkontakte zuständig ist, zur Verfügung. Ich arbeite mit zwei Praktikantinnen und werde vom Schauspielhaus mit einer Bühnenbild- und einer Kostümassistentin unterstützt.

Das Projekt wird im Rahmen des Angebotes des Jungen Schauspielhauses durchgeführt, so dass ich für die Arbeit freigestellt werde. Trotz des theaterpädagogischen Kontextes stellt es für mich eine theatertherapeutische Arbeit dar, wie ich im Folgenden noch darlegen werde. Die JVA übernimmt über einen Förderverein die Finanzierung des Bühnenbildes, das von anderen Gefangenen (als den Spielern) in der anstaltseigenen Werkstatt für Arbeitsförderung gebaut wird.

Ziele

Die Ziele des Projektes liegen auf unterschiedlichen Ebenen, die ich in Form von Hypothesen formuliere, weil ich diese nicht mit allen beteiligten Subsystemen explizit verhandelt und besprochen habe: Mich interessiert vor allen Dingen die Verbindung von Kunst und Therapie, genauer gesagt, das heilsame Potenzial, das künstlerisches Arbeiten ermöglicht und durch die Auseinandersetzung mit zentralen Fragen des Lebens über das Spiel mit Rollen evoziert wird.[1] Das theatrale Paradoxon von Annäherung durch Distanzierung also, das die Thea-

1 Theatertherapeutische Arbeit ermöglicht Heilung, weil diese Räume schafft, um Gedanken, Gefühle und Handlungen anders zu erproben und somit Selbstaktualisierung zu erfahren. Sue Jennings nennt unter anderem folgende Ziele von theatertherapeutischer Arbeit: ... *enabling communication, stimulating new thinking, providing means of resolution, developing new skills, transforming unhelpful experiences, looking at choices, enacting new journeys, understanding gender issues, explering politics and so on.* Jennings Sue: Introduction to Dramatherapy, London 1998, S. 33.

tertherapie bewusst nutzt und einsetzt, um Entwicklungsprozesse zu initiieren, die nicht zwangsläufig reflektiert und analysiert werden müssen, stehen für mich im Zentrum des Interesses.
Außerdem spielt für mich in der Arbeit mit der Zielgruppe von Strafgefangenen noch eine andere Dimension eine Rolle:

> *Wer als Insasse einer JVA womöglich noch in einer JVA spielt, wird nie nur als Rollenträger, als Spieler, sondern immer auch als Insasse auf der Bühne stehen und gesehen werden. Das macht sicher auch den Reiz für ein Publikum von Außen aus. Knasttouristen, Zoobesucher, Voyeuristen. Und Kommunikatoren – ein Teil der Stimme des Volkes, die nach außen dringt und verkündet, dass auch Täter Gutes tun können und eine Chance verdienen. Oder anders ausgedrückt: ein Publikum, das möglicherweise ein differenziertes oder mehrdimensionales Bild von Strafgefangenen nach Außen trägt. Und ein Publikum, das Anerkennung gibt für den Täter von Heute, der der Nachbar von Morgen sein kann. Personifiziertes öffentliches Bewusstsein. Theaterarbeit in einer JVA hat immer auch eine gesellschaftspolitische Dimension. Sie ist ein Statement. Eine Vermittlungsinstanz zwischen zwei Welten, die durch das Mittel der Kunst den nichtöffentlichen Raum Gefängnis zugänglich und durchlässig machen will.*[2]

Die Spieler haben andere Ziele im Blick: in erster Linie geht es ihnen darum, eine Abwechslung vom Anstaltsalltag zu erlangen, sich abzulenken. Sie haben nicht im Sinn, sich in einen inneren Prozess zu begeben oder sich mit ihrer eigenen Haltung zum Leben oder zum Tod auseinanderzusetzen. Die Gruppe der Spieler besteht aus Männern im Alter von zwanzig bis fünfundfünzig Jahren, die wegen unterschiedlicher Delikte in der JVA einsitzen.
Die JVA Bochum sieht das Projekt auch in der Dimension der Öffentlichkeitswirksamkeit – strafgefangene Männer und auch die Institution Justizvollzugsanstalt zeigen sich jenseits ihrer Zuschreibungen einer Öffentlichkeit und erhalten eine positive Form von Aufmerksamkeit (s. o.).
Das Schauspielhaus Bochum wiederum will mit diesem Projekt die erfolgreiche Zusammenarbeit mit der JVA Bochum fortsetzen, um einem Theaterpublikum einen ästhetisch ansprechenden Theaterabend zu bieten, der zeigt, dass auch Laien sich künstlerisch anspruchsvoll darstellen können. Das Junge Schauspielhaus als eine Abteilung des Schauspielhauses hat den Anspruch, Theater in die Stadt zu bringen, kulturelle Teilhabe auch denjenigen Menschen

2 Anklam, S.: Lektionen 5: Theaterpädagogik, in: Nix, C., Sachser, D., Streisand, M. (Hg.), Berlin 2012, S. 234.

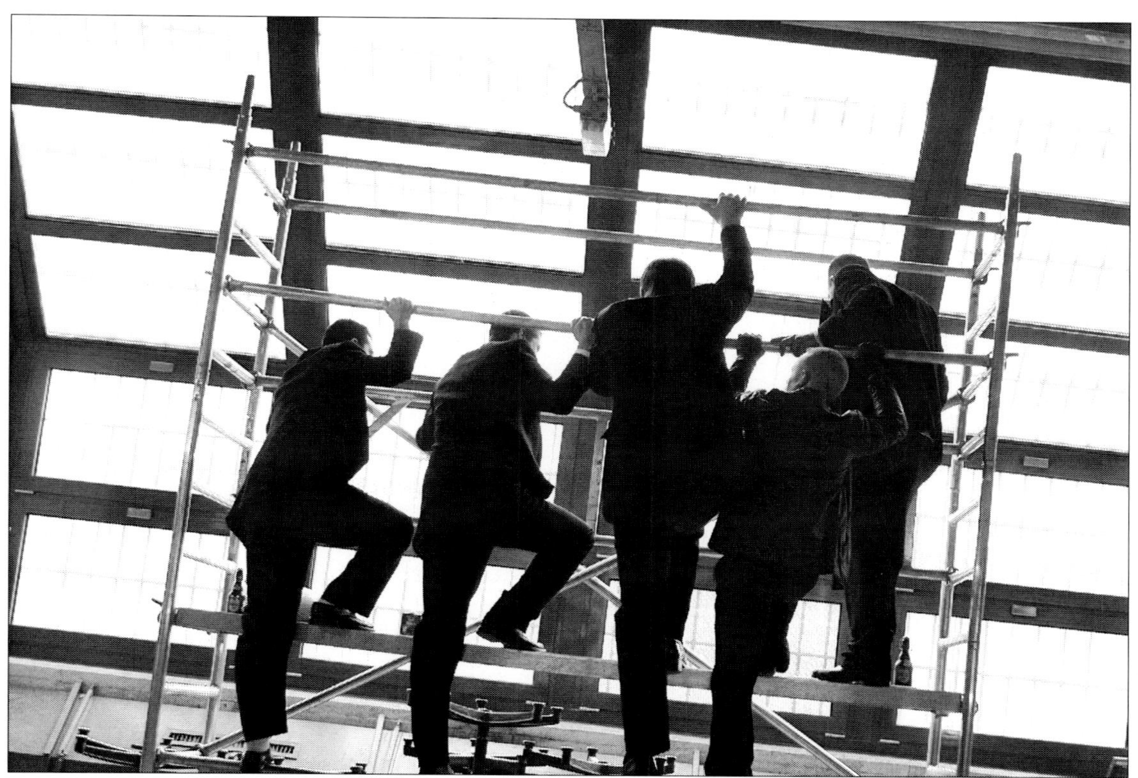

zu ermöglichen, die qua Sozialisation und Lebenswelt nicht automatisch mit kultureller Bildung in Kontakt kommen.
Zudem gibt es eine kulturpolitische Dimension: ein von öffentlichen Mitteln gefördertes Haus, das sich – zugespitzt formuliert – nicht nur der elfenbeinernen Hochkultur verschreiben will, sondern Wirksamkeit auch in der Breite sucht und partizipative, integrative und aufsuchende Ansätze vertritt, hat somit noch einen anderen Ausgangspunkt, die eigene Arbeit zu vermitteln und dafür zu werben.
Die komplexe Gemengelage aus unterschiedlichen Zielsetzungen erleichtert die Arbeit nicht unbedingt und sie ist dennoch möglich aufgrund des zentralen gemeinsamen Nenners, der sich aus der Fokussierung auf die ästhetische Form ergibt: Jenseits aller Ziele ergibt das theatrale Produkt, das öffentliche Zeigen der künstlerischen Ergebnisse die Schnittmenge, aus der heraus unterschiedliche Zielsetzungen interpretiert und abgeleitet werden können.

Für mich als Drama- und Theatertherapeutin, die qua Auftrag ein theaterpädagogisches Projekt durchführen will, entsteht daraus folgende Projekt- und Interventionsplanung: Da weder meine Auftraggeber noch die TN mir einen therapeutischen Auftrag erteilt haben, will ich keine Prozesse fokussieren, die nach Renee Emunah[3] der Phase 4 zuzuordnen sind und die TN tiefer ins Unbewusste führen. Meine Interventionen mit dramatherapeutischen Methoden sollen sich vornehmlich auf die Phase 1–3 sowie auf die Phase 5 beziehen, wobei der Schwerpunkt auf der Vermittlung von Handwerkszeug und bei der Initiierung von Erfahrungsräumen liegen und es in der Hand und somit in der Verantwortung der Teilnehmenden verbleiben soll, sich und ihre persönlichen Themen zu offenbaren.

Thema

Das Thema Tod übt (nicht nur auf mich) seit jeher eine besondere Faszination aus – vermutlich, weil der Tod dem Leben Wert verleiht? Der häufig in unserem Kulturkreis tabuisierte und/oder angstbesetzte Umgang mit dem Thema Tod eignet sich auch deshalb hervorragend für eine theatrale Erforschung, da die ästhetische Distanz hier eine Annäherung ermöglicht, die über eine direkte und direktive Vorgehensweise schwerer möglich ist, weil diese eher Widerstand oder Vermeidung auslöst. Andererseits bietet das Thema, sowie die künstlerische Auseinandersetzung damit, darüber hinaus die Möglichkeit, plakativ und provozierend, humorvoll und euphemisierend damit, umzugehen.
Ingrid Lutz benennt als ein wesentliches Element der heilenden Wirkung von Dramatherapie die Rollen- und Szenenarbeit in gefühlsmäßigen Extremsituationen, die alternative Erfahrungen von Reaktionsmustern ermöglichen:

> *Die dramatherapeutische Vorgehensweise schafft einen durch Theaterregeln strukturierten Raum, in dem eine Auseinandersetzung mit extremen menschlichen Erfahrungen möglich ist, unabhängig von sonst bestehenden sozialen Regelsystemen.*[4]

---

3 Das Phasenmodell nach Renée Emunah entnehme ich der Beschreibung von G. Martens (Müller-Weith, D. u. a., Hg.: Theater Therapie – Ein Handbuch, Paderborn 2002, S. 61.): Phase 1 „dramatic play": Beziehungen herstellen, Interaktion fördern, Spontaneität und Anerkennung ermöglichen. Phase 2 „scenework": Selbstausdruck und Spielrollenerweiterung. Phase 3 „playing roles": spielerische Erforschung von eigenem Erfahrungsmaterial. Phase 4 „culminating enactment": Introspektion, Erforschung von Schlüsselszenen. Phase 5 „dramatic ritual": Integration und Anpassung.

4 Lutz, I.: Drama und Trauma, in: Müller-Weith, D. u. a., Hg.: Theater Therapie – Ein Handbuch, Paderborn 2002, S. 125.

Letzte Worte können als Konzentrat von Quintessenzen der jeweiligen Leben gelesen werden und bieten einen Bezugsrahmen, der gleichermaßen Struktur bietet sowie größtmögliche Interpretationsspielräume zulässt, zumal die Zitate von den jeweiligen Personen entkoppelt wurden.
Meine Arbeitshypothese lautet, dass die Beschäftigung mit fiktiven Leben und Toden auch auf der persönlichen Ebenen Prozesse in Gang setzt, die sich etwa an Fragen orientieren wie: Was sollen meine letzten Worte sein? Wie soll das Leben davor sein, das auf diese Worte zusteuert?

Prozess

Im Folgenden werde ich exemplarisch einige Phasen und Methoden innerhalb des Arbeitsprozesses detaillierter darstellen. Dabei werde ich mich auf die für meine Zielrichtung (s. o.) zentralen Aspekte beschränken und einige ausgewählte Teilnehmer genauer in den Blick nehmen. Neben dem Phasenmodell nach Emunah beziehe ich mich weiterhin auf das gruppendynamische Konzept von Bruce Tuckman.

Bleibt cool, Brüder...
MALCOM X

Phase 1: Kennen lernen

In der ersten Phase der Arbeit sollen die Teilnehmer einander, die Leitung, die Arbeitsweise sowie das Thema kennen lernen. Die ersten drei Treffen sind für alle potenziellen Spieler probatorischer Natur, um eine Entscheidung über eine endgültige Teilnahme treffen zu können.[5] Das vorgegebene Thema – Letzte Worte – soll durch die Spieler besetzt werden, indem eine freie Figurenfindungsphase stattfindet. Hier ist mir vor allen Dingen wichtig, in einem vorgegebenen Rahmen möglichst viele Freiheiten zu lassen, um die Bereitschaft der Einzelnen kennen zu lernen, sich auf individuelle Art und Weise auf das Thema einzulassen. Die erste Phase ist methodisch von zwei Schwerpunkten geprägt: Zum einen soll die Gruppe miteinander vertraut werden, d. h. Möglichkeiten finden, sowohl persönlich (ÜB 2) als auch im Spiel (ÜB 44/ÜB 45/ÜB 46/ÜB 59) miteinander in Kontakt zu kommen. Zum anderen werden theatrale Gesetzmäßigkeiten sowie grundlegendes Theaterhandwerk in Verbindung zum konkreten Thema vermittelt (ÜB 1/ÜB 59).

5 Im Verlauf dieser ersten drei Treffen reduziert sich die Teilnehmerzahl von fünfzehn auf elf Männer.

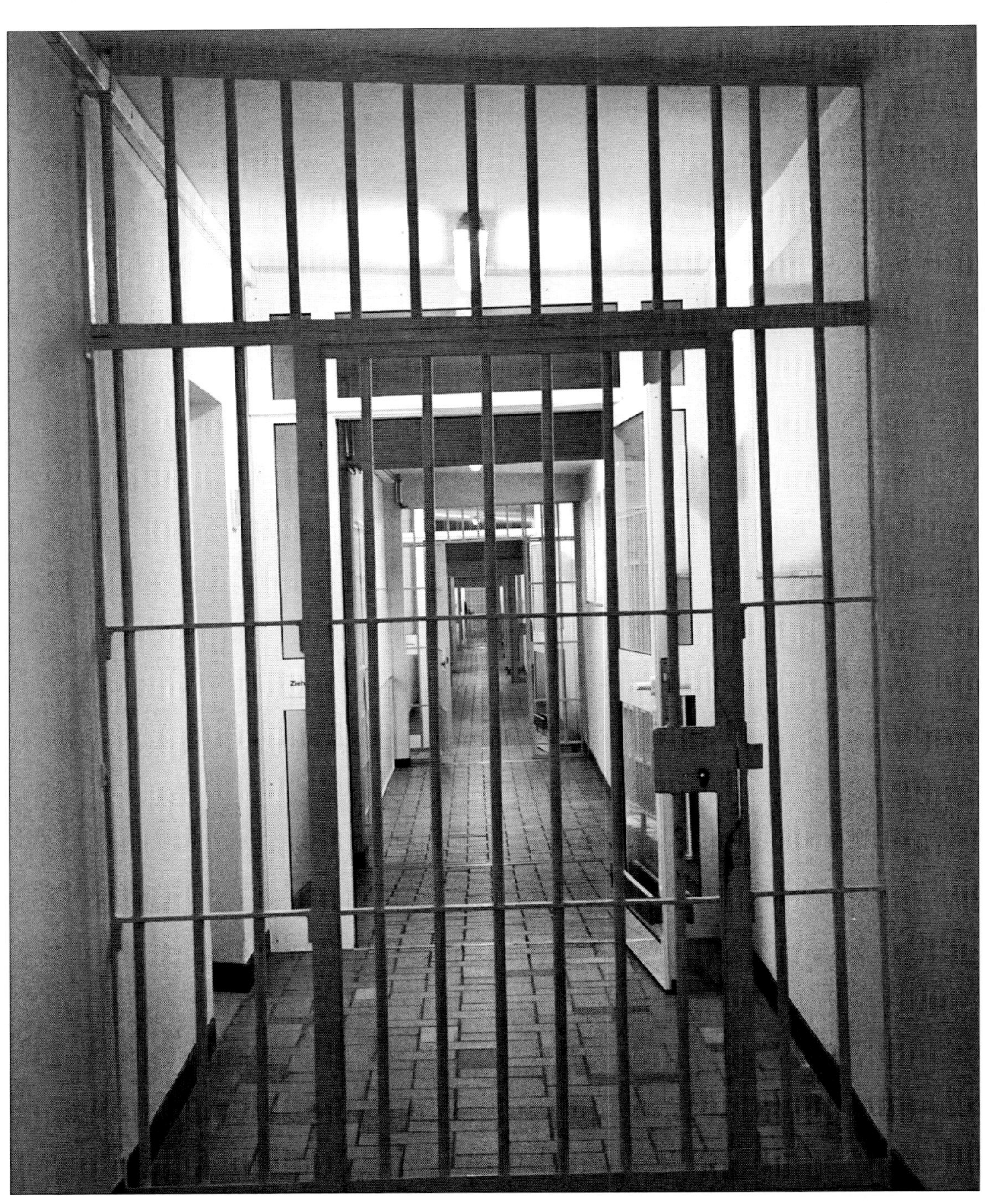

Die Mischung aus unterschiedlichen Gruppensettings – Großgruppe (ÜB 23), Kleingruppe (ÜB 2/ÜB 59) sowie Einzelpräsentation im Schutz der Gruppe (ÜB 46) – ermöglicht je nach Bedürfnis des Einzelnen gleichermaßen Schutz wie Exponierung. Das didaktische Vorgehen berücksichtigt dabei die Entwicklung von der Gruppe zum Einzelnen, damit sich niemand zu früh im Gruppenprozess ausstellen muss.

Die Aufgabenstellungen in der ersten Phase sind vornehmlich engmaschig strukturiert und auf einige wenige, langsam aufeinander aufbauende Bausteine reduziert: von einem Standbild zu drei Standbildern zur bewegten Szene. Von einem Satz zu einem Satz in einer Körperhaltung zum Rolleninterview. Gleichzeitig werden Zwischenergebnisse immer wieder präsentiert, so dass von Anfang an auf die zukünftige Bühnensituation vorbereitet wird. Die jeweils Zuschauenden werden nach „Lieblingsmomenten“[6] befragt und wandeln sich so allmählich in ein konstruktiv kritisches Fachpublikum. Die Männer sind eingeladen, ihren inneren Impulsen zu folgen – sowohl bei der körperlichen – als auch bei der inhaltlichen Rollenentwicklung. Die Ermutigung, sich auch klischeehaft oder aber ungewöhnlich, übertrieben und schräg bewegen und ausdrücken zu dürfen, ist hier sehr hilfreich.

6 Diese Formulierung verdanke ich Maike Plath aus ihrem Buch: Biografisches Theater in der Schule: Mit Jugendlichen inszenieren: Darstellendes Spiel in der Sekundarstufe, Weinheim 2009.

	Interventionen	Phase/Ziel
1. Treffen	**Anwärmung** Impulskreis (ÜB 22) Raumlauf (ÜB 1) Bruder Jakob (ÜB 23) Wahrheiten (ÜB 2) **Thematischer Einstieg** Zitate[7] (ÜB 43) Figurenfindung (ÜB 44)	Phase 1 (Emunah): Beziehungen herstellen, Interaktion fördern, Spontaneität und Anerkennung ermöglichen Phase 1 (Tuckman): Forming Ziele: Exploration von Spielmaterial zum Thema, Konzentration, Klarheit im Setzen von Impulsen, spielerische Etablierung von theatralen Gesetzmäßigkeiten, Raumwahrnehmung, Aufeinander achten
2. Treffen	**Anwärmung** Eigenmassage (ÜB 61) Blicke schicken (ÜB 11) Figurenkreis (ÜB 45) Figurenraumlauf (ÜB 46) **Thematisches Arbeiten** Dia-Serie (ÜB 59) Dia-Serie in Bewegung (ÜB 59)	Phase 1 (Emunah): s. o. Phase 1 (Tuckman): Forming Ziele: Impulskontrolle, Szenenentwicklung, spielerischer Körperkontakt, Verflüssigung von Mustern, Freeze-Etablierung, Spiel- und Improvisiationsfreude ermöglichen
3. Treffen	**Anwärmung** Eigenmassage (ÜB 61) Bruder Jakob (ÜB 23) Figurenkreis (ÜB 45) Figurenraumlauf (ÜB 46) **Thematisches Arbeiten** Dia-Serie in Bewegung (ÜB 59) ausbauen **Abschluss** Entscheidung über weitere Teilnahme, Hausaufgabe: Texte, die zu den Figuren passen suchen, schreiben, mitbringen	Phase 2 (Emunah): Selbstausdruck und Spielrollenerweiterung Phase 1 (Tuckman): Forming Ziele: Verfestigung und Erweiterung von gefundenem Material, Gruppenkohäsion

Beobachtungen

Während der Anwärmung ist viel Lachen im Raum, beim Raumlauf (ÜB 1) albern die Teilnehmer viel, sprechen miteinander. Bei der Übung Wahrheiten (ÜB 2) schreibt einer der Männer: *Siddik B., zwei Kinder, fünfundvierzig, Fernsehtechniker, lebt gesund.* Ein anderer schreibt: *Ahmet C., geboren in der Türkei, Nichtraucher, verheiratet, Linkshänder.* Ganz harmlos, ganz unverbindlich, ganz oberflächlich. Die Männer sollen diese Informationen zu zweit in einer kleinen Szene präsentieren. Ohne Worte. Es gibt viel Gelächter und noch mehr Scham. Kaum jemand schafft es, die Präsentation zu zeigen, ohne auszusteigen und zu kommentieren. Sowohl diejenigen, die zuschauen, als auch diejenigen, die präsentieren. In der zweiten Runde sollen nicht die eigenen Informationen, sondern die des Partners als eigene verwendet und gezeigt werden. Die Präsentationen unterscheiden sich deutlich von den ersten. Die Männer sind klarer und präsenter im Körperausdruck, halten die Spannung länger aus. Sie übertreiben, vergrößern, spitzen zu.[8]

Der thematische Einstieg über das Entscheiden für ein Zitat gelingt, nachdem die Männer einander geholfen haben, die Zitate für einige in ihre jeweilige Muttersprache zu übersetzen. Die Figurenfindung (ÜB 44) fällt den Männern leicht und sie sind mit Spielfreude und viel Fantasie dabei.

Das Singen des Liedes (ÜB 23) macht der Gruppe viel Freude und Herr A. macht den Vorschlag, das Lied in der jeweiligen Muttersprache zu singen. Bruder Jakob wird gleichzeitig in sechs verschiedenen Sprachen gesungen. Herr C., der sehr wenig deutsch versteht, scheint aufzutauen und singt mit Freude und Inbrunst mit.

Herr A. wählt für sich den Satz: *Ich hoffe, ich habe euch nicht gelangweilt* und findet für sich sehr schnell die Rolle von Michael Jackson – er imitiert freudig und sehr gekonnt den „Moonwalk" und begleitet den Satz mit einem Griff in den Schritt und dem klassischen Michael-Jackson-Hüft-Move.

In der Abschlussreflexion melden zwei Männer zurück, dass sie nicht mehr wieder kommen wollen, weil ihnen die Sprachbarriere zu hoch erscheint.

---

7 Folgende letzte Worte werden von den bis zum Ende des Projektes teilnehmenden Männern gewählt und somit zum Ausgangspunkt der Rollenentwicklung: *Der Fall ist klar – es geht um Licht oder Dunkelheit, und jeder muss sich entscheiden, wo er steht.* Gilbert Keith Chesterton (1936); *Was zum Teufel denkst du, wird mir das nutzen?* Denis Diderot (1784); *Ich hoffe, dass ich den Kugeln männlich entgegentreten werde. Ich erkläre mich für unschuldig. Ich hab nichts Falsches getan. Mein Gewissen spricht mich frei. Das ist mein Trost.* John Doyle (1857); *Glauben Sie ja nicht, dass sie von mir jetzt sogenannte letzte Worte zu hören bekommen!* Georg Christoph Lichtenberg (1799); *Wer wird sich jetzt um Schönberg kümmern?* Gustav Mahler (1911); *Ich hoffe, ich habe euch nicht gelangweilt.* Elvis Presley (1977); *Also, das haben wir gar nicht so schlecht gemacht.* Arthur Schopenhauer (1860); *Bleibt cool, Brüder…* Malcom X (1965); *Das ist mein Leben, meine Hoffnung und mein Gott.* Adrienne Lecouvreur (1730).

8 Anklam, S.: Lektionen 5: Theaterpädagogik, in: Nix, C., Sachser, D., Streisand, M. (Hg.), Berlin 2012, S. 233.

Darunter ist auch Herr C.. Ich gebe zurück, dass Rollen und Szenen auch in der jeweiligen Muttersprache gespielt werden könnten und weise auf das Lied und auf die Übersetzungshilfen, die die Männer einander gegeben haben, hin. Herr C. kommt auch zu den nächsten Proben wieder, obwohl er immer wieder sichtlich an seine Verständnisgrenzen zu gelangen scheint.
Herr S. lacht und strahlt während der gesamten Treffen. Er scheint auch sprachliche Barrieren weg zu strahlen. Wenn ich ihn frage, ob er dieses oder jenes verstanden habe, lächelt er mich an, bejaht und setzt eine Übung komplett anders um, als von mir angeleitet.
Die Größe der Gruppe, die vielen unterschiedlichen Nationalitäten sowie eine hohe Anzahl von Männern mit deutlich eingeschränkten Deutschkenntnissen verunsichern mich. Im Verlauf der ersten Sitzung wird mir relativ schnell klar, dass das viele Sprechen der Männer untereinander bei der Anleitung von Übungen auch damit zusammenhängt. Die geteilte Erfahrung beim Singen des Liedes in verschiedenen Sprachen ermutigt nicht nur einzelne Teilnehmer, sondern auch mich, dass diese Hürde zu nehmen ist. An vielen Stellen nehme ich eine eher pädagogische Haltung ein – ich bitte um Ruhe, spreche vermehrt einzelne Männer an, sich an die Spielregeln zu halten und grenze mich deutlich ab, wenn die Männer persönliche Informationen über mich haben wollen: beispielsweise fordert mich einer der Spieler auf, bei der Übung Wahrheiten (ÜB 2) doch auch mitzumachen, was ich mit der Begründung ablehne, dass nicht ich, sondern sie auf der Bühne stehen werden. Bei der speziellen Zielgruppe ist mir wichtig, klare Grenzen und Regeln zu etablieren, weil alle Männer wegen Grenzüberschreitungen in der JVA einsitzen und ich auch für mich einen sicheren Rahmen konstruieren will. Ich weiß nicht, wegen welcher Delikte die Männer einsitzen und frage bewusst nicht danach. Ich möchte möglichst unbefangen in den Kontakt gehen können und zügele meine Neugierde bis zum Nachtreffen.[9] Dennoch bin ich mir sehr wohl des Kontextes (auch in meiner Rolle als Frau in einem Männergefängnis) bewusst, in dem ich hier arbeite und grenze mich klar und deutlich ab – z. B. achte ich sehr genau darauf, dass wir einander siezen und lasse Körperkontakt nur in klar definierten Spielsituationen zu.

Schlussfolgerungen

Für die weitere Arbeit sind zum einen Beobachtungen hinsichtlich der Rollenübernahme hilfreich: wie sehr lassen sich die Männer körperlich und sprachlich auf die jeweiligen Übungen ein? Fällt es ihnen leicht oder schwer, in eine Rolle zu

9 Später erfahre ich, dass die Männer wegen unterschiedlichster Delikte in der JVA einsitzen: von Betrug über Körperverletzung, zu bewaffnetem Raubüberfall, sexueller Nötigung und Totschlag ist eine große Bandbreite an Straftaten vertreten.

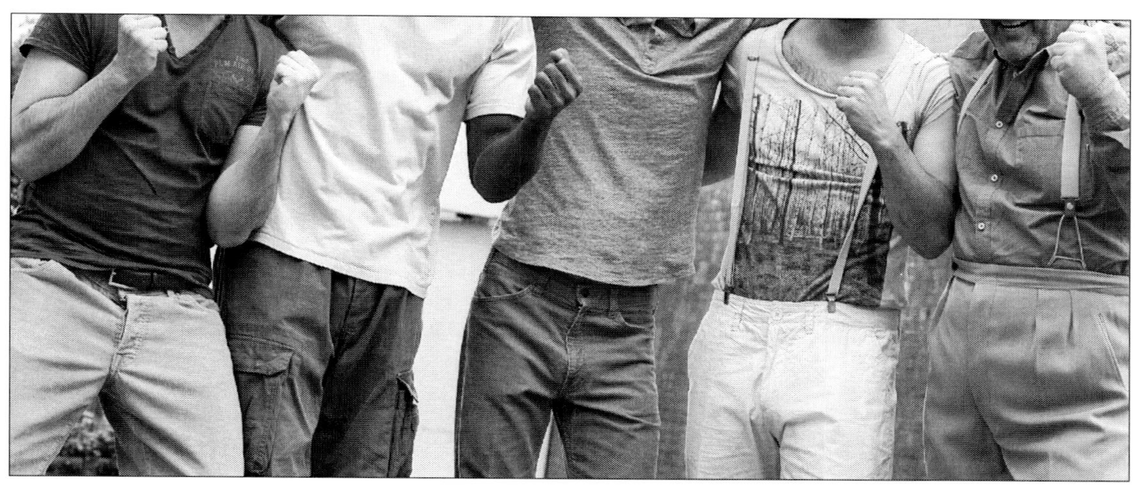

schlüpfen – braucht jemand viel oder wenig Hilfestellung usw.? Diese Informationen bestimmen weitere Interventionsansätze. Zum anderen gibt beispielsweise die Übung „Letze Worte" (ÜB 43) Aufschluss über den Grad der Einlassung auf das Thema Tod und Sterben. Wer lässt sich auf das Spiel in der ästhetischen Distanz ein, wie wird diese gehalten, wer steigt an welcher Stelle aus?

Grundsätzlich ist meine Planung mit der Annahme der Impulse und Interventionen durch die Teilnehmer kongruent, so dass ich mich bestätigt fühle, inhaltlich mit dem schon gefundenen Material aus den Standbildern und Figurenentwicklungen weiter zu gehen. In der nächsten Arbeitsphase werde ich zusätzlich mit Textmaterial arbeiten, das sowohl von den Männern, als auch von mir angeboten werden soll. Außerdem möchte ich die Freude die beim Singen entstanden ist, nutzen und weitere Lieder einbringen.

Der Fall ist klar – es geht um Licht oder Dunkelheit, und jeder muss sich entscheiden, wo er steht.
GILBERT KEITH CHESTERTON

Phase 2: Material-Exploration und Vertiefung

In der zweiten Phase steht inhaltlich im Vordergund, weiteres Material und vor allen Dingen einen verbindenden Kontext für die entwickelten Figuren zu finden. Auf der theatertherapeutischen Ebene sollen die Spieler ermutigt werden, weiter an ihrem Selbstausdruck und der Spielrollenerweiterung zu arbeiten.

Um die in der ersten Phase entwickelten Figuren weiter zu vertiefen und auch Veränderungen zu ermöglichen, beginnt diese Phase mit einer erneuten Figurenfindung (ÜB 44), innerhalb derer die Möglichkeit eröffnet wird, gefundene Haltungen und biografische Informationen der Figur zu verändern oder zu vertiefen. Die Anreicherung der in der ersten Phase gefundenen bewegten Standbilder, die eine stumme Beerdigungsszene zu Musik zeigen, ist ein zusätzlicher Vertiefungsschritt: Die Männer sollen den Plot der Szene spielen und für die eigene Figur eine sinnvolle Aufgabe innerhalb des Ablaufs finden. Nun tragen nicht einfach nur sechs Männer einen Sarg, in dem irgendeine Leiche liegt, sondern Michael Jackson liegt im Sarg, Papst Pope segnet ihn und die Gangster Al Capone, Meckie und Simon tragen diesen, während Charlie Chaplin fegt. Hierbei soll sich jeder der Männer fragen, was seine Figur motiviert, genau zu dieser Zeit an diesem Ort zu sein, was zu einer ersten Kontext- und Beziehungsfindung führt. Der Ort des noch zu entwickelnden Stückes wird ein Friedhof sein.

Im Anschluss daran und zur weiteren Exploration sind mir Improvisationsübungen (ÜB 13/ÜB 15) sowie eine Verbindung mit Texten wichtig. Von den Spielern selbst kommen auch einige wenige Vorschläge – z. B. Filmzitate aus „The Untouchables" – sowie einige Kinderlieder und der Vorschlag, mit „Thriller" von Michael Jackson sowohl sprachlich als auch tänzerisch zu arbeiten. Aus diesen, sowie aus den insgesamt zwanzig Textausschnitten, die ich mitgebracht habe, wird jeder im Verlauf von mehreren Wochen ein bis zwei Texte oder Textausschnitte auswählen, um diese zunächst zu lesen und dann damit zu improvisieren. Unterschiedliche Kinderlieder (ÜB 30) werden gemeinsam gesungen und auch Kinderlieder aus anderen Ländern werden probiert. Dabei stellt sich heraus, dass die größte Überschneidung in den deutschen Kinderliedern liegt, die z. T. auch in der jeweiligen Muttersprache bekannt sind und gesungen werden.

	Interventionen	Phase/Ziel
4.–6. Treffen	**Anwärmung** Eigenmassage (ÜB 61) Raumlauf (ÜB 1) Bruder Jakob (ÜB 23) **Thematisches Arbeiten** vertiefende Figurenfindung über Körperarbeit und Rolleninterview (ÜB 44) Texte[10] sichten und lesen. Improvisieren mit Sätzen und Textauszügen Textauswahl treffen	Phase 2 (Emunah): Selbstausdruck und Spielrollenerweiterung Phase 3 (Tuckman): Norming Ziele: Verfestigung und Erweiterung von gefundenem Material, Gruppenkohäsion
7.–9. Treffen	**Anwärmung** Impulskreis (ÜB 22) Kinderlieder emotional (ÜB 30) Wandlungspunkte (ÜB 13) **Thematisches Arbeiten** Improvisieren mit Texten, Kontexte finden; Anpassung der bewegten Standbilder an die sich differenzierenden Rollen	Phase 3 (Emunah): spielerische Erforschung von (eigenem Erfahrungs-)Materialien und Haltungen Phase 3 (Tuckman): Norming Ziele: Verflüssigung von Mustern und emotionalen Verkrustungen, Flexibilisierung auf körperlicher und seelischer Ebene, Kontakt, Erweiterung des eigenen Ausdrucks
10.–12. Treffen	**Anwärmung** Kinderlieder emotional (ÜB 30) **Thematisches Arbeiten** Status (ÜB 42) „Thriller“ üben[11]	Phase 3 (Emunah): spielerische Erforschung von (eigenen Erfahrungs-)Materialien und Haltungen Phase 3 (Tuckman): Norming Ziele: Sensibilisierung für dramaturgische und ästhetische Prinzipien, Durchlässigkeit für alternative Körper- und Rollenhaltungen

Beobachtungen

Hervorstechend ist die große Freude der Gruppe bei Bewegungen, beim Singen und der offensichtliche Spaß am Körperkontakt: sowohl auf der Bühne als auch im Zuschauerraum lassen die Männer keine Gelegenheit aus, sich zu berühren, einander auf die Schulter zu klopfen, zu rangeln und sich in den Pausen aneinander anzulehnen. Meine Vermutung ist, dass das auch mit der kulturellen Zusammensetzung zu tun hat: nur zwei deutsche Männer sind in der Gruppe und diese sind bei allen oben genannten Punkten eher zurückhaltend, lassen sich aber im Laufe der Zeit „anstecken". Das Auswählen der Texte erfolgt nach unterschiedlichen Kriterien: Einige wählen möglichst kurze Texte, andere sind auch für einige Männer jenseits der gefundenen Rollen interessant. Die Gruppenkohäsion ist nach dem relativ schnellen „Gesundschrumpfen" der Gruppe auf elf Spieler hoch – die Männer unterstützen einander nach wie vor im Übersetzen und ermutigen einander, wenn jemand auf der Bühne nicht mehr weiter weiß. Es wird nach wie vor viel gelacht – meist jedoch sehr wohlwollend. Ich nehme kaum Ausgrenzungstendenzen wahr. Die noch offene Form (es gibt kein festes Stück, keinen Plot) löst zwar Verunsicherungen aus: *Und wie soll das hinterher zusammen passen?* Oder: *Das hat doch gar nix mit Friedhof zu tun.* Diese lassen sich aber häufig mit dem Verweis darauf, dass das bei einer solchen Arbeitsform normal sei, eingrenzen.

Herr A. spielt auch in den Pausen gerne mit und in seiner Rolle und beginnt irgendwann, ein paar Tanzschritte aus „Thriller" zu imitieren. Die anderen Männer steigen spielerisch mit ein, bis Herr A. sagt: *Das muss mit rein!* Ich greife den Vorschlag auf und bitte Herrn A., den anderen einige Schritte beizubringen, was er auch rudimentär tut. Hierbei wird er zwischenzeitlich ungeduldig, weil die Männer nicht so wollen wie er – jemand fragt nach Zählzeiten, ein anderer zweifelt, dass genau diese Bewegung an dieser Stelle komme, ein Dritter hat überhaupt keine Lust mitzutanzen usw. Hier übernehme ich und kündige an, nach den Schritten, der Musik und den Zählzeiten zu recherchieren. Im Verlauf der

10 Die Gruppe entscheidet sich nach vielen Versuchen, Änderungen und Experimenten letztlich für die Arbeit mit folgenden Texten, die meist in kurzen Auszügen in das Gesamtskript eingeflossen sind: Songtext „Thriller" von Michael Jackson; „Zilinski ist tot" von Franz Mon; „Kleinbürger" von Maxim Gorki; „Der Selbstmörder" von Nikolai Erdmann; „Die Irre von Chaillot" von Jean Giraudoux; „Klassenfeind" von Nigel Williams; Zitate aus dem Film „The Untouchables"; „Das Kinderbuch vom Tod" von Pernilla Stalfelt; „Faust" von Johann Wolfgang Goethe; „Was mach ich hier eigentlich?" von Ulrich Hub; Kinderlieder: „Oh, du lieber Augustin", „Häschen in der Grube", „Ein Männlein steht im Walde"; kurdische Übersetzung von: http://de.wikipedia.org/wiki/Hasen.

11 Eine Möglichkeit, den tanz Schritt für Schritt zu lernen, bietet das Skript auf: http://thrilltheworld.com/storage/Thriller%20Lyrics%20&%20Script.pdf Alternativ und/oder ergänzend lassen sich auch unterschiedliche Lernvideos bei Youtube finden.

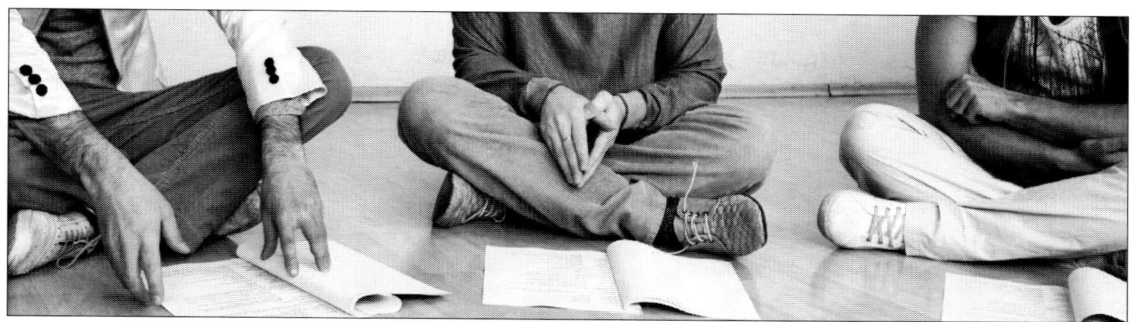

zweiten Phase üben wir des Öfteren an einer Form, die allen Beteiligten machbar erscheint und erfinden schließlich eine kurze „thriller-ähnliche" Tanzsequenz, bei der Herr A. kontinuierlich sein Expertenwissen einfließen lassen kann.
Herr C. hat sich für das Zitat *Wer wird sich jetzt um Schönberg kümmern?* ausgesucht und in der anschließenden Rollenentwicklung eine Professoren-Figur für sich gefunden: zerstreut, klug, genial und ein wenig wahnsinnig. Als ihn in der Vertiefungsphase im Rolleninterview jemand fragt, wer denn Schönberg sei, überlegt er kurz und sagt: *Ein Hase – geht das?* Damit war Professor Hase geboren. Die Rolle wird sehr durch die Vorschläge der anderen Männer angefüttert, weil Herr C. sprachlich an seine Grenzen kommt. Als jemand vorschlägt, er könne doch einen wissenschaftlichen Text über Hasen sprechen, recherchieren wir auf kurdischen und türkischen Wikipedia-Seiten, bis wir dort fündig werden. Herr C. ist damit zufrieden und immer dann, wenn diese seine Textstelle geprobt wird, kann er sich regelrecht frei spielen und streut in den Text einzelne deutsche Worte wie „Hase" und „Familie" ein.
Herr S. lacht weiterhin sehr viel und auch innerhalb der verschiedenen Interventionen, die mit wechselnden Emotionen und Haltungen zu tun haben (ÜB 13/ÜB 30), zeigt er wenig Vielfalt und Facetten. Die ersten Improvisationen mit Text sind unbefriedigend, weil er auch von den anderen Männern die Rückmeldung bekommt, dass er nicht lachen dürfe, wenn er beispielsweise über den Tod spreche. Zwar bekommt er die Einladung, seine Rolle und auch seine Texte fröhlich anzulegen, allerdings bleiben diese hierdurch relativ eindimensional. Herr S. bemüht sich sehr und ist dementsprechend frustriert, spielt zwischendurch mit dem Gedanken, aufzuhören.

Ich habe große Freude an der Arbeit mit der Gruppe. Die Lebendigkeit und Spielfreude steckt mich an und ich habe den Eindruck, dass alle ihren

Platz gefunden haben. Die anfänglichen Abgrenzungen und Regelsetzungen fruchten und es herrscht ein vertrauensvolles und kreatives Arbeitsklima. Ich vertraue sehr auf die Dynamik der Gruppe und darauf, dass sich für alle offenen Fragen Antworten finden lassen. Spannend ist für mich, dass viele der gefundenen Figuren Gangster sind und ich stelle mir die Frage, was passiert, wenn Strafgefangene Gangster spielen, im Spiel also die Grenzen überschreiten, die ihnen im Alltag zum Verhängnis wurden? Besteht die Gefahr, dass die Männer zu sehr in ihrer Alltagsrealität verhaftet bleiben und unter Umständen die eigenen biografischen Anteile verklären? Auch im weiteren Verlauf des Projektes finde ich darauf keine abschließende Antwort – meine Hypothese dazu lautet, dass die Gefahr durchaus besteht, wenn dieser Prozess nicht transparent gemacht wird.

Schlussfolgerungen
Inhaltlich kommen wir gut voran. Figuren sind gefunden, Texte gewählt, Szenen durch Improvisationen angelegt. Der roten Faden deutet sich über den gemeinsamen Ort, den Friedhof, sowie durch die gemeinsame Endstation, den Tod aller Figuren an. Der Prozess ist sowohl für die gesamte Gruppe als auch für Einzelne fruchtbar: Alle lassen sich ein, probieren sich mutig aus und gehen wertschätzend miteinander um. Auf dieser Basis kann die dritte Phase, die sicherlich mit Rückschlägen verbunden sein wird, eingeleitet werden. Jetzt geht es darum, die Männer in die Verantwortung für das Lernen von Texten, das Halten an Absprachen und gemeinsame Finden einer Geschichte zu bringen.

Also, das haben wir gar nicht so schlecht gemacht.
ARTHUR SCHOPENHAUER

Phase 3: Szenen verbinden und wiederholbar machen

Der Schwerpunkt liegt in der dritten Phase darauf, eine wiederholbare Spielgrundlage in Form einer Geschichte zu finden und diese zu proben. Auf der Prozessebene muss die Gruppe auch über Krisen innerhalb dieser Entwicklung begleitet sowie die wechselnde Akzentsetzung innerhalb meiner Rollen vermittelt werden: Mit Näherrücken der Premiere nehme ich mehr und mehr die Rolle der Regisseurin und weniger die Rolle der Pädagogin und Therapeutin ein. Das wird unter anderem dadurch deutlich, dass die Befindlichkeitsrunden zeitlich weniger Raum einnehmen und ich weniger Entscheidungen in den Händen der Spieler lasse. Beispielsweise entscheide ich gegen den Protest eines Spielers, seinen Text zu kürzen, weil er diesen nicht gut genug lernt. Obwohl der Spieler darüber in diesem Moment nicht glücklich ist, bedankt er sich nach

dem Ende des Projektes bei mir dafür – er meldet zurück, dass er Angst gehabt habe, nur noch Statist zu sein, was jedoch nicht zutraf, weil er auch jenseits des Textes auf der Bühne präsent war (z. B. über den Tanz).
Der inhaltliche Aufbau innerhalb der Arbeitsphase orientiert sich vorwiegend an den schon gefundenen Materialien und Szenen. Diese werden fest- und wiederholbar gemacht. So bestehen die größten Schwierigkeiten darin, die chorischen Textpassagen präzise und synchron sprechbar zu machen (ÜB 32) und den Tanz immer wieder zu üben. Gleichzeitig zur individuellen Arbeit, sowohl beim Sprechen als auch beim Tanzen, steht die Präzisierung der Abläufe mit der gesamten Gruppe im Vordergrund. Dabei werden fortlaufend die gewählten Texte neu auf einzelne Sätze verdichtet und viele Experimente im Erzählen von Geschichten (ÜB 48) gemacht, um Unverbundenes in Zusammenhänge zu bringen. So wird von Woche zu Woche der inhaltliche rote Faden deutlicher sichtbar, der die Monologe und Dialoge miteinander verbindet.

	Interventionen	Phase/Ziel
13.–15. Treffen	**Anwärmung** Raumlauf (ÜB 1) Stimmtraining (ÜB 29) Chorisches Sprechen (ÜB 32) „Thriller“ üben **Thematisches Arbeiten** Geschichtendramaturgie (ÜB 48) Verbindungen improvisieren	Phase 2 (Emunah): Selbstausdruck und Spielrollenerweiterung Phase 2 (Tuckman): Storming Ziele: Platz lassen für Konflikte
16.–18. Treffen	**Anwärmung** Raumlauf (ÜB 1) Stimmtraining (ÜB 29) Chorisches Sprechen (ÜB 32) „Thriller“ üben **Thematisches Arbeiten** Ablauf mit Übergängen proben	Phase 3 (Emunah): spielerische Erforschung von (eigenen Erfahrungs-) Materialien und Haltungen Phase 3 (Tuckman): Norming Ziele: Ängste und Unsicherheiten nehmen

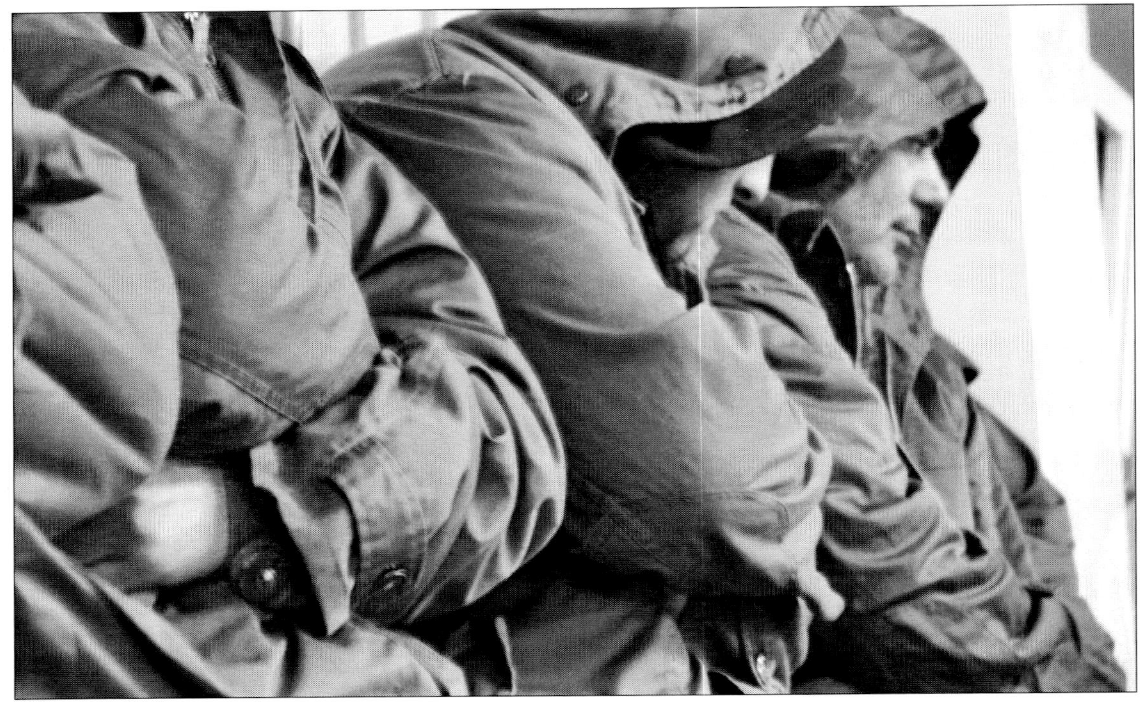

Beobachtungen

Die Männer sind deutlich unter Stress. Die Zeit bis zur Premiere wird knapp, einige Männer lernen ihre Texte nicht, andere fehlen aus unterschiedlichen Gründen (Krankheit, Ausführung, Arzttermine) und die Zweifel daran, ob das Stück nicht vielleicht doch peinlich sein könnte, wird immer wieder laut. Zwei Wochen vor der Premiere wird ein Mann, der eine tragende Rolle spielt, wegen einer schweren Erkrankung ins Krankenhaus verlegt und es ist klar, dass er nicht bis zur Premiere zurückkehren wird.[12] Die Gruppe ist in einer

12 Das erfahre ich erst eine Woche, nachdem er ins Krankenhaus verlegt wurde, weil zwischen den Proben so gut wie keine Kommunikation stattfindet und mir erst – wenn überhaupt – am jeweiligen Tag von meinem Kontaktbeamten berichtet wird, wer warum nicht kommt oder ganz ausgestiegen ist. Wer Theater in einem Gefängnis macht, muss die Arbeit mit und in der Institution als Größe einkalkulieren. Neben der besonderen Arbeit mit der Zielgruppe der Strafgefangenen gilt es, die JVA als Einrichtung mit ihren Regeln und Gesetzen, Kommunikationswegen und Hierarchien zu respektieren. Immer wieder erklären, erinnern, erlauben lassen und ermahnt werden. Telefonate und Emails mit den TN sind nicht möglich und die Wege über die Kontaktbeamten häufig sehr mühsam – Theaterarbeit gehört in der Regel weder zum Tages- noch zum Kerngeschäft.

Krise und einige Männer plädieren dafür, die Vorstellungen abzusagen. Nach vielen Diskussionen und mit viel Überzeugungskraft und Ermutigung, gemeinsam durch diese Krise zu gehen sowie mit dem Hinweis auf vier ausverkaufte Vorstellungen, Pressetermine und Einbindung von vielen anderen Personen (Techniker, Bedienstete der JVA, Maskenbildnerin, usw.), spricht Herr A. mit einem Hüftschwung und in Michael-Jackson-Manier den entscheidenden Satz: *Yes, we can!* Allerdings steigt doch noch ein weiterer Spieler aus, als die Gruppe sich entscheidet, den erkrankten Spieler zu ersetzen, weil dieser nicht glaubt, dass das Projekt jetzt noch gut zu schaffen ist. Überraschenderweise wechselt die Stimmung zwischen den nun noch neun verbliebenen Männern. Es ist kein Jammern und Klagen mehr zu hören – viele übernehmen zentrale Textstellen der anderen, bringen sich konstruktiv und sehr fantasievoll ein, wenn es gilt, logische Brüche, die sich aus der neuen Konstellation und der Textkürzung ergeben, zu verbinden. Es scheint, als hätte die Krise eine neue Qualität der Arbeit und des Engagements ermöglicht.

Herr A. fällt immer wieder durch seine große Dominanz auf, die er innerhalb der Gruppe zeigt. Viele Männer richten sich nach ihm und bevor ein Spieler krank wird, trägt er deutlich zu den Unsicherheiten der Männer bei und beeinflusst die Gruppendynamik sehr in Richtung Zweifel. Er stellt häufig infrage, ob die Geschichte vom Publikum überhaupt verstanden werden könne und ob sie sich nicht der Lächerlichkeit preisgeben würden. Als er andeutet, vielleicht aussteigen zu wollen – weil er so viel zu tun habe (er arbeitet innerhalb der JVA in verantwortlicher Position in der Wäschekammer) – reagieren die anderen Spieler mit Verunsicherung: *Wenn Herr A. aufhört, dann hören wir auch auf.*
Im Einzelgespräch mit Herrn A. spiegle ich ihm seine wichtige Rolle innerhalb der Gruppe und appelliere an sein Verantwortungsgefühl. Außerdem gehe ich mit ihm noch einmal detailliert alle Aspekte durch, die ihm schwierig erscheinen und erläutere meine konzeptionellen Überlegungen. Schließlich willigt er ein, mit seinem Vorgesetzten zu sprechen, ob dieser eine weitere Teilnahme befürworten könne. In der Woche danach ist Herr A. zur allgemeinen Erleichterung wieder da und ab diesem Zeitpunkt eine wichtige Stütze in der kritischen Phase, als zwei Teilnehmer aussteigen. Das *Yes, we can!* ist nun häufiger auch von anderen Teilnehmern zu hören.
Herr C. hält sich innerhalb dieser Phase zurück, bringt sich nicht in die Diskussionen ein, spielt seine Szenen aber immer mit großer Freude und bekommt aus der Gruppe stets positive Resonanz und Bestärkung. Ich glaube, dass er viele inhaltliche Stränge und auch die Diskussionen innerhalb der Gruppe nicht versteht, sich aber sicher und aufgehoben fühlt.

Herr S. gehört zu denjenigen Spielern, die dazu tendieren, das Projekt abzusagen. Vermutlich käme ihm das gelegen, weil seine eigene Frustration ob der für ihn zähen Text- und Probenarbeit damit ein Ende hätte. Auch er lässt sich überzeugen, die Krise als Chance zu sehen und die Verantwortung für das begonnene Projekt trotz Schwierigkeiten weiter zu tragen. Er arbeitet danach sehr hart an seinen Texten und nach und nach schafft er es, facetten- und nuancenreicher zu spielen. Ein entscheidender Hinweis kommt von einem Mitspieler: *Jetzt tu so, als ob du mit deiner Rolle hier in der Gruppe den Stress hast – dann vergeht dir das Lachen.* Das Bild hilft ihm und immer wieder erwähnt er diese Situation als helfende Brücke für das Spiel seiner Rolle.

Dass eine Gruppe gegen Ende einer Produktion unter erhöhtem Stressniveau steht, ist klar und auch ich bin nicht frei davon, was die Prozessbegleitung nicht gerade vereinfacht. Sowohl organisatorisch als auch inhaltlich und vor allen Dingen gruppendynamisch verdichtet sich der Prozess im letzten Viertel einer Inszenierung: Ängste darüber, ob das gefundene Material dramaturgisch funktioniert, ob das Tempo und die Anschlüsse stimmen, ob Textlücken geschlossen werden können, wie das Bühnenbild, das Lichtkonzept, die Kostüme zusammen wirken und ob die konzeptionellen Überlegungen auch in der Praxis aufgehen, stehen neben den Unsicherheiten in Bezug auf die Gruppe: Ist die Gruppe stabil genug, um durch kleinere und größere Krisen zu gehen? Stützen sich die Spieler gegenseitig, oder produziert der Stress eher Abwertung, Konkurrenz und Aggression? Und wie kann dieser Prozess konstruktiv gesteuert und die jeweiligen Energien für die Dynamik fruchtbar gemacht werden? In dieser Phase bin ich vor allen Dingen in meinen Fähigkeiten zur Prioritätensetzung, Strukturierung und Motivationsfähigkeit sowie im Krisenmanagement gefragt. Als einer der Spieler erkrankt und die Stimmung in der Gruppe von Unsicherheit und Demotivation geprägt ist, habe ich große Mühe, mich davon nicht anstecken zu lassen. Hilfreich in dieser Situation sind mir der Austausch und die Krisengespräche mit meinen Praktikantinnen sowie die Besinnung auf meine Erfahrungen mit vergleichbar schwierigen Projektsituationen. Außerdem kann ich sowohl meinen als auch den Blick der Gruppe auf die zurückliegenden erfolgreichen Erfahrungen lenken. Ich bitte die Gruppe an dieser Stelle um einen Vertrauensvorschuss an mich als Theaterfrau und Regisseurin, was die inhaltlichen Zweifel anbelangt – ich würde dafür sorgen, dass keiner der Spieler auf die Bühne gelassen würde, wenn er ausgestellt oder peinlich aussehen würde. Ich erkläre, dass Unsicherheiten normal seien, weil der Blick von Außen durch die vielen Wiederholungen und Routinen nicht mehr gegeben sei und die Wirkung der entwickelten Szenen – z. B. die Komik – sich nicht jedes Mal neu entfalten könne.

Schlussfolgerungen

Die Krise scheint gemeistert und alle sind motiviert dabei, die Umbesetzungen zu probieren und eine neue Routine in den Abläufen zu trainieren. An die in den ersten zwei Phasen entwickelte Gruppenkohäsion wird angeknüpft und neuen Unwägbarkeiten und Unklarheiten wird weitgehend mit Ermutigung und Optimismus begegnet.
In den letzen Proben vor der Premiere ist es notwendig, die neu gefundene Energie und den Zusammenhalt in der Gruppe aufrecht zu erhalten, Ängste zu nehmen und zu einer Kontaktaufnahme nach Außen zu führen, d. h. die Präsentation der Ergebnisse vor einem Publikum zu begleiten.

Ich hoffe, dass ich den Kugeln männlich entgegentreten werde. Ich erkläre mich für unschuldig. Ich hab nichts Falsches getan. Mein Gewissen spricht mich frei. Das ist mein Trost.
John Doyle

Phase 4: Aufführung

Inhaltlich gilt es, den letzten Feinschliff und Korrekturen vorzunehmen, sowie einen möglichst reibungslosen Ablauf und die Koordination auch in Bezug auf Licht- und Toneinsätze zu trainieren. In der Schlussphase vor der Premiere werden Durchläufe geprobt und vor allen Dingen Übergänge und schwierige Textpassagen wiederholt. Vor den Vorstellungen werden Rituale (ÜB 63/ÜB 28) etabliert, um die Energien in der Gruppe zu bündeln und gleichermaßen Entspannung wie Kraft zu generieren.

	Interventionen	Phase/Ziel
19.–20. Treffen	**Anwärmung** Stimmtraining (ÜB 29) Chorisches Sprechen (ÜB 32) „Thriller" üben Entspannungsritual (ÜB 63) **Thematisches Arbeiten** Durchläufe Korrekturen Öffentliche Generalprobe	Phase 5 (Emunah): Integration und Anpassung Phase 4 (Tuckman): Performing Ziele: Aufführungsvorbereitung, Ängste nehmen
21.–23. Treffen	**Anwärmung** Stimmtraining (ÜB 29) Chorisches Sprechen (ÜB 32) „Thriller" üben Entspannungsritual (ÜB 63) Toi, toi, toi-Ritual (ÜB 28) **Premiere** und 3 weitere Vorstellungen	Phase 5 (Emunah) Integration und Anpassung Phase 5 (Tuckman): Informing Ziele: Anerkennung erleben

Beobachtungen
Die Gruppe ist vor allen Dingen vor der öffentlichen Generalprobe, zu der auch Pressevertreterinnen und einige Vollzugsbeamtinnen geladen sind, sowie vor der internen Vorstellung vor Mitgefangenen, sehr aufgeregt und angespannt. Jetzt wird sich zeigen, welche Resonanz die Männer erzeugen können und ob die in monatelanger Probenarbeit gefundenen Mosaiksteine zueinander passen. Nach der Generalprobe, die durch den ein oder anderen Texthänger und durch hohe Nervosität gekennzeichnet ist, fallen die Männer einander in die Arme und sind sichtlich erleichtert. Im anschließenden Pressegespräch geben sie sich auskunftsfreudig und professionell und allen ist der Stolz und die Freude über die eigene Leistung anzusehen. Als im Anschluss an die interne Premiere die Mitgefangenen in tosenden Applaus ausbrechen und einige zu den Spielern gehen, um ihnen zu gratulieren und ihre Anerkennung auszusprechen, tanzen die Spieler spontan noch einmal den Thriller-Tanz.

Herr A. ist ein enorm stabilisierender Faktor für die Gruppe. Er ermutigt ständig andere Spieler, die Texthänger haben oder unsicher sind und motiviert mit seinen humorvollen Michael-Jackson-Einlagen die gesamte Gruppe. Er schafft auch

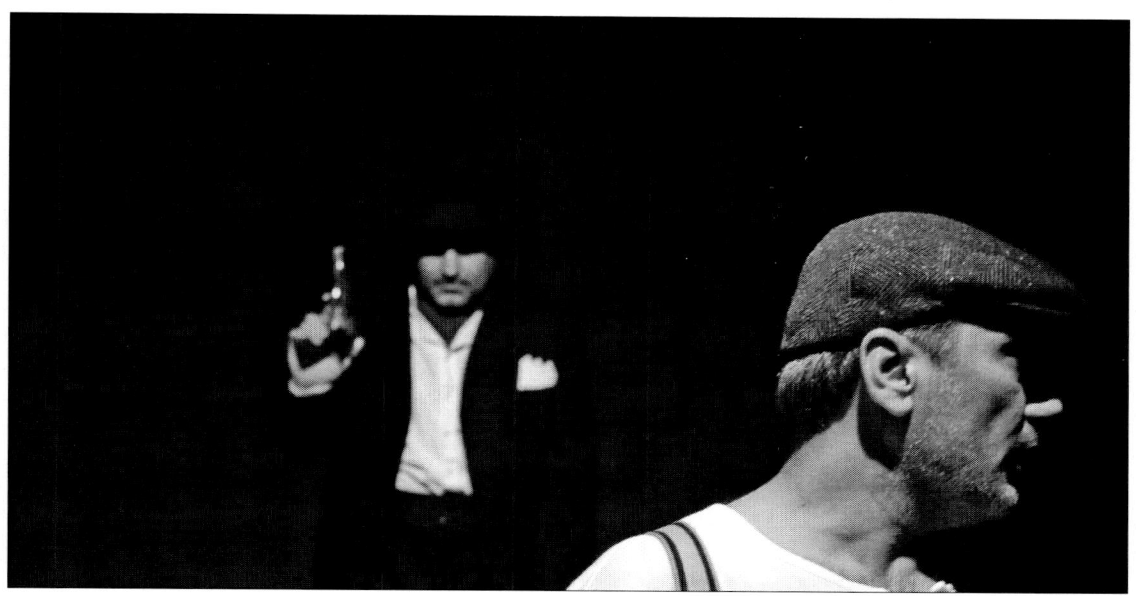

auf der Bühne eine Ernsthaftigkeit, die über diverse Lach- und Schamepisoden hinweghilft. Er ist sich seiner Position allerdings sehr bewusst und scherzt häufig: *Tja, wenn Sie mich nicht hätten, Frau Anklam, dann hätten Sie ein echtes Problem.*
Herr C. wächst während der Vorstellungen über sich hinaus und spielt vor allen Dingen seinen kurdischen Hasen-Text sehr humorvoll aus. Er setzt von Vorstellung zu Vorstellung die Pointen immer gekonnter ein und genießt sichtlich das Schulterklopfen einiger Mitgefangener.
Herr S. hält die Spannung auf der Bühne nicht konstant, schafft es aber, sich fortlaufend neu in seine Konzentration zu bringen. Er ist sehr stolz auf sich und bedankt sich wiederholt bei uns dafür, dass wir so hartnäckig geblieben sind und so viele Einzelproben mit ihm gemacht haben.

Ich bin zufrieden und mindestens so stolz wie die Spieler. Dass wir es vor allen Dingen geschafft haben, die Krise nach dem späten Ausstieg von zwei Spielern konstruktiv zu bewältigen und die Gruppe, sowie jeder Einzelne, daran dermaßen gewachsen ist, macht mich besonders glücklich.

Von den Zuschauenden erfahren wir alle durchweg positive Resonanz. Schon während der von den Spielern so gefürchteten internen Premiere ist spürbar, wie das Spiel das Publikum fesselt. Sind in den ersten Minuten noch Nebengespräche und Kommentare aus dem Zuschauerraum zu hören, so folgt das Publikum dem Geschehen auf der Bühne kurz danach sehr gebannt. Hier einige Rückmeldungen:

Eindrucksvoll, wie präsent die Schauspieler waren.
Vor allen Dingen der Tanz war sehr professionell.
Ich habe viel gelacht und war gleichzeitig an vielen Stellen sehr berührt davon, mit welcher Ernsthaftigkeit die Männer sich dem Thema Tod und Sterben genähert haben.
Was für eine Leistung! Wie kann man sich nur so viel Text merken, vor allen Dingen, wenn er noch nicht einmal in der Muttersprache gesprochen wird!

Ich hoffe, ich habe euch nicht gelangweilt!
Elvis

Phase 5: Nachklänge

Ungefähr vier Wochen nach der letzen Vorstellung kommt die Gruppe noch einmal zusammen, um das Projekt zu reflektieren, gemeinsam eine Filmaufnahme der Premiere anzuschauen sowie sich über die gemachten Erfahrungen auszutauschen. Obwohl der JVA-Alltag für die Männer schon wieder eingekehrt ist, freuen sich alle über das Wiedersehen und teilen ihren Stolz und ihre Freude über das gelungene Projekt. Herr A. fragt, ob er auch nach seiner Entlassung bei mir Theater spielen dürfe oder ob er dazu wieder ins Gefängnis müsse. Ich lade ihn ein, sich gerne zu melden. Herr C. wirkt bedrückt und teilt auf Nachfrage mit, dass er kurz vor der Abschiebung stehe und daher nicht mehr an einem neuen Projekt teilnehmen könne. Wegen anstehender Haftentlassungen oder Verlegungen käme für die meisten aus der Gruppe die Teilnahme an einem neuen Projekt nicht infrage. Dennoch plädieren alle dafür, dass das Projekt fortgesetzt werde solle, weil neben der Ablenkung vom JVA-Alltag bei allen ein Zuwachs an Selbstbewusstsein festzustellen sei.

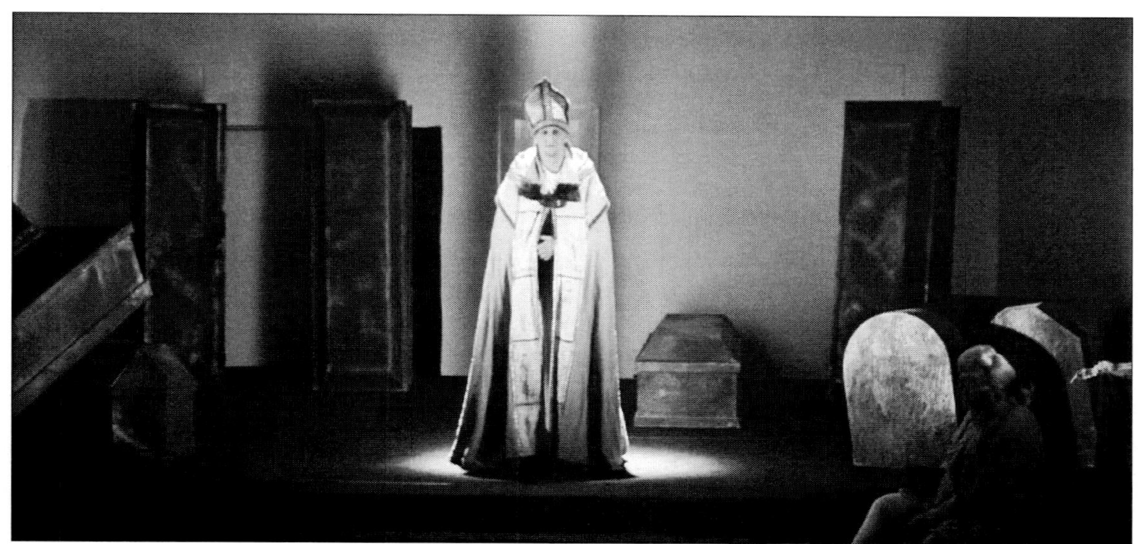

Rückmeldungen gab es zudem schriftlich auf einen Feedbackbogen:

Welche neuen Erfahrungen/Entdeckungen haben Sie gemacht?

Wie verblüfft die Menschen waren, die mich gesehen haben und dass ich das tatsächlich geschafft habe.
Dass wir den Besuchern zeigen konnten, dass hinter der Straftat auch nur Menschen sind mit unterschiedlichen Wünschen und Problemen.
Einmal auf der Bühne gestanden zu haben und positive Aufmerksamkeit zu kriegen.
Dass das ganze Leben sich auf einer großen Bühne abspielt.

Was war für Sie das Schwierigste?

Die Motivation aufrecht zu erhalten, als Leute abgesprungen sind.
Auswendig zu lernen.
Die Angst, mich zu blamieren.
Die Rollen nicht zu spielen, sondern zu erleben.

Was war für Sie das Schönste?

Nachdem die letzte Vorstellung zu Ende war, dass wir uns alle zusammen gesetzt haben und uns aussprachen. Man hat für kurze Zeit vergessen, dass man im Gefängnis war.
Mich in eine andere Rolle zu versetzen und trotzdem etwas für mich zu tun und zu lernen – z. B. über den Tod.

Resümee
Die vornehmliche Orientierung am gruppendynamischen Modell nach Tuckman war insbesondere für die Phase „Storming" sehr hilfreich: Zum einen, weil sich konkretes Intervenieren ableiten ließ (Konflikte wahrnehmen und thematisieren), aber auch, weil ich die Konflikte als notwendigen Bestandteil eines Gruppenprozesses sehen konnte mit dem Vertrauen darauf, dass nach Sturm wieder Sonnenschein möglich ist. Das Phasenmodell nach Emunah war insofern eine Strukturhilfe, als dass ich darauf geachtet habe, bestimmte Prozesse nicht bewusst zu vertiefen, weil das Projekt unter theaterpädagogischen Vorzeichen stattfand. Darüber hinaus bleibt festzuhalten, dass das Projekt den klassischen Phasen einer Theaterproduktion folgte.[13]

Die innere Entwicklung der einzelnen Teilnehmer war sehr unterschiedlich und doch sind alle gewachsen. Herr C. hat die Erfahrung gemacht, trotz großer Verständigungsprobleme ein wichtiger Teil der Gruppe geworden zu sein. Er war sowohl für den inhaltlichen Verlauf der Inszenierung als auch für die Dynamik innerhalb der Gruppe sehr wichtig. Mit seiner im Laufe der Zeit immer unbefangener werdenden Art, mit Unklarheiten und Fragen umzugehen, sorgte er häufig für eine heitere Stimmung. Herr S. hat über die Spielraumerweiterung innerhalb seiner Rolle auch in der Alltagsrealität seine Ausdrucksfähigkeit erweitert: Das „Dauerlächeln" hat sich nach und nach zu einem facettenreicheren Mienenspiel entwickelt und seine Mitspieler haben ihm zurückgemeldet, dass sie ihn viel ernster nehmen können. Herr S. reagiert auf diese Rückmeldung zunächst verunsichert. Als Herr A. ihm seine Wahrnehmung erläutert, sagt er: *Aha, jetzt werde ich dann wohl erwachsen.*

Im Abgleich mit den zu Beginn des Projektes formulierten Zielen und der Reflexion des Prozesses bleibt festzuhalten, dass das unterstellte heilsame

13 vgl. auch 5 Schritte eines theaterpädagogischen Inszenierungsprozesses nach Meyer, S. 26.

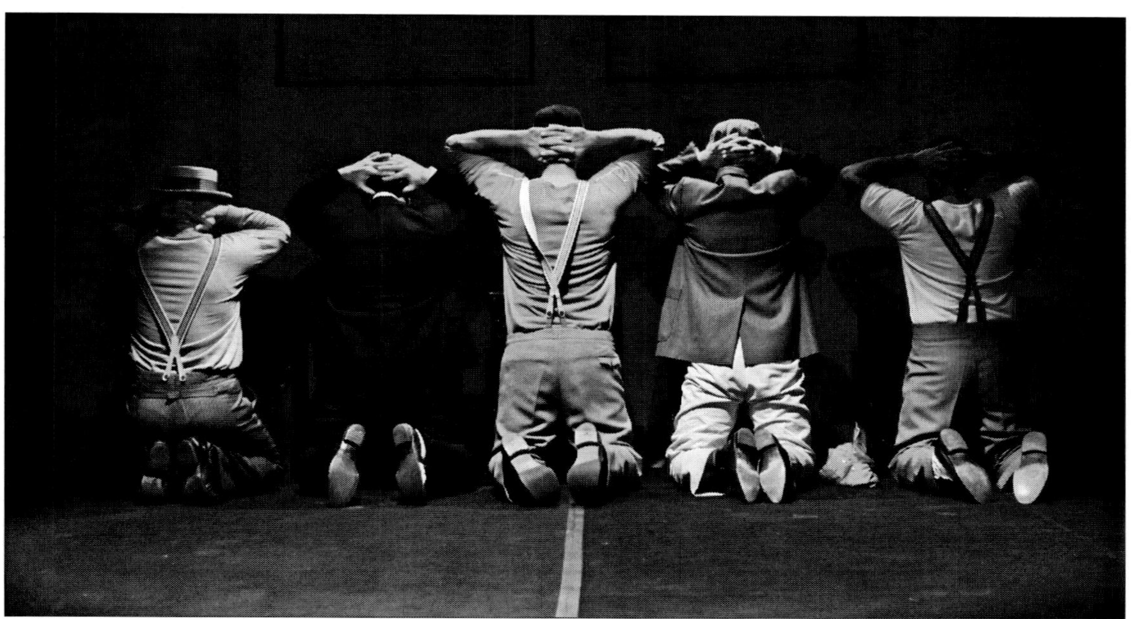

Potenzial, das in der künstlerischen Auseinandersetzung mit einem Thema über das Medium Theater entfaltet wird, in der Tat möglich ist. Jeder einzelne Teilnehmer ist in seiner Selbstwirksamkeit gestärkt worden und hat positive Aufmerksamkeit im Rahmen der Aufführungen und in den Rückmeldungen darauf erfahren. Das ist sicherlich in Bezug auf den Kontext JVA von besonderer Bedeutung, denn die Männer wurden nicht nur als Laien, die Theater spielen gesehen, sondern auch und gerade als Gefangene einer Justizvollzugsanstalt.[14] Darüber hinaus war m. E. der gemeinsame Prozess und vor allen Dingen die gemeinsam durchlebte Krise der heilsamste Aspekt der Arbeit: die Erfahrung, Konflikte lösen und Krisen konstruktiv bewältigen zu können, hat sowohl die Gruppe als auch jeden Einzelnen gestärkt. Diese Erfahrung kann ebenfalls in Hinblick auf die eigene Biografie ein wertvoller Mosaikstein sein. Inwieweit die Auseinandersetzung mit dem Thema Leben und Tod die Spieler geprägt oder verändert hat, vermag ich nicht zu beurteilen. Zwar waren Gespräche über angrenzenden Themen, z. B. über den Umgang mit Sterben in verschiedenen Kulturen und darüber, ob „man" sich über den Tod lustig machen

14 vgl. auch Anklam, S.: Die Gedanken sind frei – Theater mit Strafgefangenen, in: Lektionen 5: Theaterpädagogik, in: Nix, C., Sachser, D., Streisand, M. (Hg.), Berlin 2012, S. 229 ff.

„darf", insbesondere in den ersten Proben häufig Thema. Ob bei Einzelnen jedoch eine Beschäftigung z. B. auch mit dem eigenen Tod und dem Leben, das vor dem Tod liegen soll stattgefunden hat, kann ich nur vermuten. Explizit haben die Männer darauf nie Bezug genommen. In den Rückmeldungen der Spieler stellte sich heraus, dass für die meisten hauptsächlich eine Ablenkung vom Anstaltsalltag zielführend war. Damit stellen sich für mich neue Fragen: Habe ich die Auseinandersetzung mit dem Thema Leben und Sterben überschätzt? War der Inhalt letztlich nicht nebensächlich und der Prozess zentral? Und wenn dem so sein sollte, was bedeutet das für theatertherapeutisches Arbeiten?
In meiner Rolle als Spielleitung habe ich für mich wichtige Entwicklungsschritte gemacht, die ich an einem Beispiel erläutern möchte. In einer der ersten Proben habe ich mit den Männern einen Impulskreis gemacht. Ich gebe einen Impuls durch den Kreis und bitte die Gruppe, diesen Impuls so genau wie möglich weiter zu geben. Innerhalb von wenigen Sekunden ist dieser Impuls unter Lachen und Augenzwinkern der Männer untereinander nicht mehr derjenige, den ich herumgeschickt habe – ein offensichtliches Austesten von Grenzen. In einem theaterpädagogischen Kontext hätte ich an dieser Stelle darauf geachtet, dass meine Vorgaben umgesetzt würden und hätte vermutlich auf die Einhaltung der durch mich vorgegebenen Regel beharrt. Ich habe mich in diesem Augenblick bewusst für eine andere Form der Reaktion und damit für eine therapeutische Intervention entschieden: Ich unterbreche die Übung, spiegle die Reaktion der Männer und frage sie, ob sie vergleichbare Situationen kennen: jemand macht eine Vorgabe, sie ignorieren diese und machen sie zu ihrer eigenen – mit eigenen Regeln und Gesetzen. Es entsteht ein kurzes Schweigen, dass dann von Herrn A. unterbrochen wird: *Jetzt haben Sie uns ertappt, das machen wir eigentlich die ganze Zeit, oder? Und deshalb sind auch einige von uns hier.* Die anderen lachen. Ich frage, ob sie Lust haben, es einmal anders zu probieren – als Experiment. Die Übung funktioniert reibungslos und Herr A. sagt: *Hat gar nicht weh getan, Frau Anklam.*

Was die weiteren von mir angenommenen Ziele z. B. für die Justizvollzugsanstalt sowie für das Schauspielhaus betrifft, so glaube ich, dass diese Ziele erreicht wurden: Öffentlichkeitsarbeit im Sinne auch von gesellschaftspolitischer Positionierung zum Umgang mit Strafgefangenen und künstlerisch anspruchsvolles Theater mit Laien.

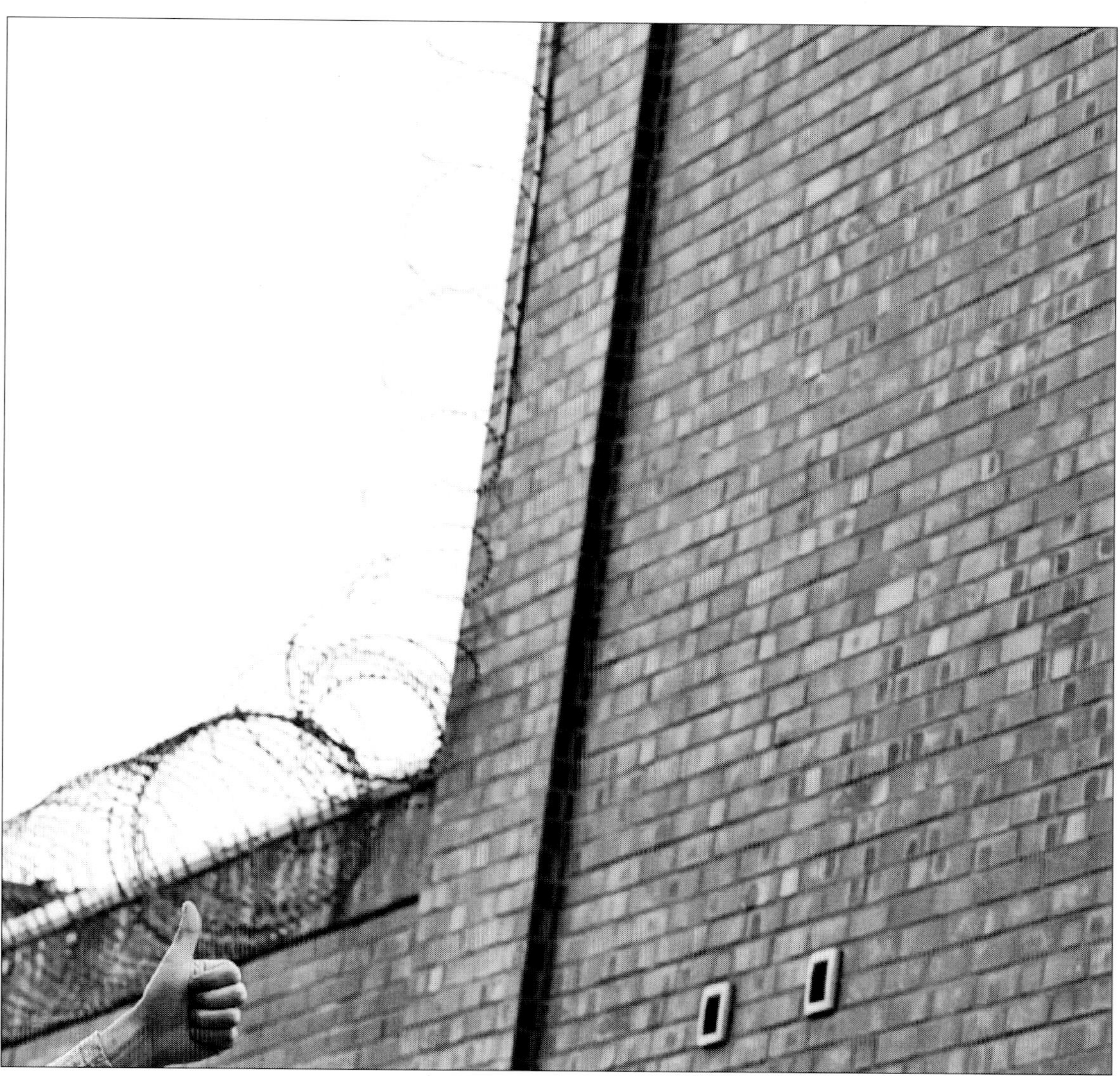

Epilog

Sein letztes Wort vor dem Verabschieden der Zuschauenden spricht einer der Spieler augenzwinkernd und mit charmantem Lächeln: *Kommen Sie gut nach Hause, wir bleiben noch ein bisschen.*

Praxisverläufe

Projekte zu vorgegebener Literatur

7. „Hartz Fear TV – Die Jensen Show"

Ein Projekt mit langzeitarbeitslosen Menschen von Verena Meyer

Ein Lernexperiment wagen

Das Projekt „Hartz Fear TV – Die Jensen Show" entsteht vier Jahre nach den Traumtänzern. In der Zwischenzeit habe ich mehrere theatertherapeutische Projekte realisiert und meine Erfahrungen mit dieser Form der Gruppenarbeit erweitert und vertieft.
Nur aus diesem Grund traue ich mich jetzt – wenn auch mit großem Respekt – an Größeres heran. Laut Veranstalter soll das Projekt ein „Lernexperiment" mit und für Langzeitarbeitslose sein. Die Dimensionen sind dabei weit gesteckt: Menschen aus vielen verschiedenen Städten und Maßnahmen sollen zusammengeführt werden, am Ende soll ein hochwertiges, öffentlichkeitswirksames Produkt entstehen, das an unterschiedlichen Orten vor 100–200 Zuschauerinnen gespielt werden soll. Das bedeutet, hier entstehen für mich ganz neue Herausforderungen logistischer, organisatorischer, konzeptioneller Art. Das hat für mich u. a. den Reiz an diesem Vorhaben ausgemacht. Funktioniert Theatertherapie auch in großen Dimensionen, mit eventuell vielen TN und vor so großem Publikum? Und wenn ja, was verändert sich dann im Prozess und an meinen Aufgaben als Spielleiterin? Da der Schwerpunkt des Veranstalters klar auf der Erarbeitung eines Theaterstückes liegt, welches eine breite Öffentlichkeit für das Thema „Teilhabe" schaffen kann (Produktorientierung), scheint der Auftrag und die Zielsetzung nicht vordergründig therapeutisch ausgerichtet zu sein. Trotzdem habe und musste ich im Rahmen des Prozesses und aufgrund der zielgruppenspezifischen Begebenheiten klar theatertherapeutisch ansetzen.[1] Aus diesem Grund ist für mich dieses Projekt – ähnlich wie bei „Sein letztes Wort" – trotz des theater- und sozialpädagogischen Kontextes eine theatertherapeutische Arbeit.

Rahmen

Das Projekt „Hartz Fear TV – Die Jensen Show" findet im Rahmen der Teilhabeinitiative des Deutschen Caritasverbandes statt und wird gefördert durch

1 s. Rahmen

die Caritas-Gemeinschaftsstiftung für das Bistum Aachen und die Initiative „dieGesellschafter“ der Aktion Mensch.
Teilhabe ist als ein Prozess definiert, in dem jede Person das Recht hat, an den politischen, wirtschaftlichen, kulturellen und sozialen Prozessen einer Gesellschaft teilzunehmen, sie mitzugestalten und mitzubestimmen. Die Idee des Projektes ist es, Langzeitarbeitslosen Stimme zu geben und damit auf ihre eingeschränkte Teilhabe hinzuweisen.
Veranstalter des Projektes, das zunächst den Arbeitstitel „bühnenreif“ trägt, ist die Arbeitsgemeinschaft Integration durch Arbeit (DiAG IDA). Die Dienste und Einrichtungen der DiAG IDA wie die IN VIA Düren, der SKM Krefeld, der Volksverein Mönchengladbach u. a. beteiligen sich am Theaterprojekt einerseits mit begleitenden sozialen und organisatorischen Kapazitäten, andererseits an den im Rahmen des Theaterprojektes notwendigen handwerklichen Arbeiten wie dem Bau des Bühnenbildes. Mit der theaterpädagogischen und -therapeutischen Leitung des Projektes werden Marion Kaeseler und ich beauftragt.
Die Spielleiterinnen (SL) sowie die Vertreterinnen der verschiedenen Dienste gründen vorweg eine Begleitgruppe, die das Projekt im Weiteren betreut und sich in regelmäßigen Sitzungen mit Fragen der Kommunikation, Organisation und Inhalte auseinandersetzt.

Für Fahrten und kontinuierliche Begleitung wird vom SKM Krefeld und von der Caritaswerkstatt Heinsberg jeweils eine Betreuungsperson eingesetzt.[2]
Die Mitwirkenden – sechs Frauen und sieben Männer im Alter von 24–57 Jahren – kommen aus Aachen, Düren, Heinsberg und Krefeld. Sie alle sind aus unterschiedlichen Gründen seit langer Zeit ohne Arbeit. Zum einen haben sie aufgrund einer Erkrankung ihre Arbeit verloren (Angsterkrankungen, Trauma, bipolare Störung) und/oder sind zum anderen durch die psychische Belastung der Arbeitslosigkeit erkrankt (Depression, Sucht). Alle TN wissen um die Rahmenbedingungen des Projektes und nehmen freiwillig teil.

Um mit dem Theaterprojekt alle arbeitsmarktpolitischen Dienste und Einrichtungen erreichen zu können, werden die Probenorte Aachen und Krefeld ausgewählt. Marion Kaeseler leitet die Gruppe in Aachen, ich die Gruppe in Krefeld, über die hier im Weiteren berichtet wird. Beide Gruppen werden später zusammengeführt. Probenort für meine Gruppe ist zunächst das Katho-

2 Heinz Liedgens: Theaterprojekt „bühnenreif“, Von der Idee zur Premiere, Projektpräsentation für den Stiftungsrat, Aachen 2011.

lische Forum in Krefeld, später arbeitet das gesamte Ensemble im Volksverein Mönchengladbach. Aufführungsorte sind Aachen, Düren, Heinsberg, Krefeld, Mönchengladbach, Viersen und Mannheim.
Nach den vorbereitenden Arbeiten der Begleitgruppe beginnt das Projekt mit der Ausschreibung und Bewerbung im Sommer 2010. Alle Dienste und Einrichtungen der DiAG IDA sind eingeladen, unter ihren Maßnahmeteilnehmerinnen nach langzeitarbeitslosen Menschen zu suchen, auf die folgendes zutrifft:[3]

bühnenreif

Sie sind schon lange arbeitslos?
Sie haben es satt, dass andere über Ihre Situation urteilen, obwohl diese das wirkliche Leben einer/eines Arbeitslosen nicht beurteilen können?
Deshalb wollen Sie etwas tun, aktiv werden, Ihre Stimme soll gehört werden?
Sie wollen den Menschen da draußen Ihre Geschichte erzählen, ihnen die Meinung sagen?
Sie sind offen, neugierig und bereit, sich neuen Erfahrungen zu stellen?
Sie haben den Mut, im Rampenlicht zu stehen, um Theater zu spielen, zu tanzen und/oder zu singen?

Für die über zwanzig angemeldeten Interessierten finden im September 2010 zwei Schnuppertage statt. Bei diesen Intensivprobentagen können die TN erfahren, ob sie sich als „bühnenreif" erachten und am weiteren Projekt teilnehmen wollen.
Mit dreizehn TN starten dann Anfang November 2010 die wöchentlich dreistündigen Proben in Krefeld und Aachen.[4] In der Krefelder Gruppe proben sechs TN, vier Frauen und zwei Männer. Der Probezeitraum umfasst insgesamt ein halbes Jahr. Die Premiere ist im Mai 2011 in Aachen.

3 Zitiert aus dem Flyer zum Projekt, Begleitgruppe 2010.
4 Die TN bleiben aus unterschiedlichen Gründen nicht im Projekt: einigen ist der Weg zu den Proben zu weit, andere sind gesundheitlich nicht stabil genug oder kommen mit dem Medium nicht klar.

Ziele

Im Sinne des oben beschriebenen Gedankens der Teilhabe stehen die TN und ihre Lebenssituationen als Langzeitarbeitslose im Vordergrund der Entwicklung des Theaterstückes. Sie sollen in ihrem Theaterstück vom Leben in Armut und Ausgrenzung, vom Existieren ohne Arbeit und von der beständigen Suche nach Arbeit berichten und dabei Biografisches und Literarisches zur Aufführung bringen.

Wichtig ist uns, dass die TN ihre alltägliche Situation für sich als Langzeitarbeitslose reflektieren und ausdrücken lernen, um diese dann öffentlich zu machen und in der Auseinandersetzung mit dem Publikum Vorurteile über Arbeitslose aufzulösen und neue Sichtweisen auf das Thema und die betroffenen Menschen zu eröffnen. Für jede Einzelne geht es darum, sich nicht mehr mit diesen Vorurteilen zu identifizieren, sondern eigene Stärken und Ressourcen (wieder) zu entdecken und zu nutzen, das Selbstwertgefühl zu steigern. Zum einen, um eine bessere Lebensqualität zu erhalten, zum anderen, um diese Potenziale möglichst auch für zukünftige Bewerbungen und berufliche Tätigkeiten zu nutzen. Ebenso soll das Miteinander die TN aus ihrer Isolation holen und die Gestaltung sozialer Kontakte und Beziehung (neu) erfahrbar machen.[5]

Die Caritas fasst die Ziele von „bühnenreif" folgendermaßen zusammen:

Lernziele: Das Produkt steht im Vordergrund und wird begleitet von einem gruppendynamischen und personenbezogenen Prozess, der folgendes umfasst: sich Einordnen in die Abläufe eines Teams, wichtiger Teil eines Ganzen sein, Mitverantwortlichkeit für das gemeinsame Produkt tragen.

Lernchancen: Das Team/Ensemble ist Schwerpunkt, „Star ist die Mannschaft". Vielfältige Menschen mit unterschiedlichen Lebensgeschichten und –verläufen sind die Einzelteile des Projektes. Diese Einzelbiografien zusammen zu führen und in der Literatur zu spiegeln, lässt vielfältigen Umgang und differenzierte Bewältigungsstrategien erkennen und ermöglicht, die eigene Situation zu reflektieren.

Erfahrungs- und Lernfelder: Das Thema wird dargestellt durch die Mittel: Theater als künstlerischer und sozialer Prozess. Sich aktiv einbringen, sich präsentieren, sich ausprobieren, eigene Grenzen erfahren und bestimmen, die eigene Situation und Position beschreiben und vermitteln, sich der Kritik stellen und in einen permanenten Verbesserungsprozess kommen – alles das

5 Ich möchte hier darauf hinweisen, dass sich fast alle unsere TN durch ihre Arbeitslosigkeit tatsächlich isoliert fühlten. Diese Aussage bezieht sich daher auf unser Projekt und möchte nicht andeuten, dass alle Arbeitslosen automatisch isoliert sind.

bietet den TN multiple Chancen zur Veränderung und Verbesserung der (Bewerbungs-)Potenziale.

Reales Lernexperiment: Das gemeinsame Theaterprojekt ist ein Experiment, das Menschen miteinander gestalten, ein „Theater der Arbeitslosen". Sich Einlassen auf die vielfältigen Prozesse des Projektes ist – gerade für Langzeitarbeitslose – ein realitätsnahes Lernexperiment. Das gemeinsam angestrebte Produkt wird in den Aufführungen real.

Ein Roman als Grundlage

Der Piper-Verlag hat die Genehmigung erteilt, das Theaterstück „Hartz Fear TV – Die Jensen-Show" in Anlehnung an den Roman von Jakob Hein „Herr Jensen steigt aus" zu entwickeln und aufzuführen.[6]

In dem Roman „Herr Jensen steigt aus" zeigt der Autor Jakob Hein – Arzt und Psychiater an der Berliner Charité – den schmalen Grad zwischen persönlichem Verhalten und gesellschaftlichen Verhältnissen auf.

Die Hauptfigur Jensen verliert nach langer Zeit ihre Arbeitsstelle und fällt so aus der gesicherten Alltagsstruktur und dem sozialen Netz. Sie isoliert sich zunehmend und verliert das Gefühl für Raum und Zeit. Durch eine Analyse des TV-Programms will Herr Jensen ergründen, welche Normen er erfüllen müsste, um gesellschaftlich anerkannt zu sein. Nachdem er aber feststellt, dass er diesen Normen nicht (mehr) entspricht, beschließt er, ganz aus dem gesellschaftlichen System auszusteigen. Er wirft seinen Fernseher aus dem Fenster, montiert seinen Briefkasten ab, liest keine Zeitung mehr und nimmt schließlich gar nicht mehr am sozialen Leben teil.

Der gewählte Stücktitel hat den umgangssprachlich gebräuchlichen Begriff „Hartz IV" durch das englische Wort für „Furcht" „Hartz Fear" ersetzt. Die phonetische Gleichheit drückt genau das aus, was für die betroffenen Langzeitarbeitslosen mit dem sozialen Sicherungssystem nach SGB II verbunden ist: „Furcht".[7] Im Theaterstück, das im Titel den Zusatz trägt: „Die Jensen-Show" identifiziert sich das Ensemble mit der Literaturfigur Jensen. So können persönliche Erfahrungen auf der Bühne im Schutz einer Figur spielbar gemacht werden.

6 Jakob Hein: Herr Jensen steigt aus, Roman, München 2006 (die im weiteren Verlauf angegebenen Zitate und Textverweise beziehen sich auf diese Ausgabe).

7 http://www.sozialgesetzbuch-sgb.de/sgbii/1.html; Das Sozialgesetzbuch (SGB), Zweites Buch (II) regelt die Grundsicherung für Arbeitssuchende.

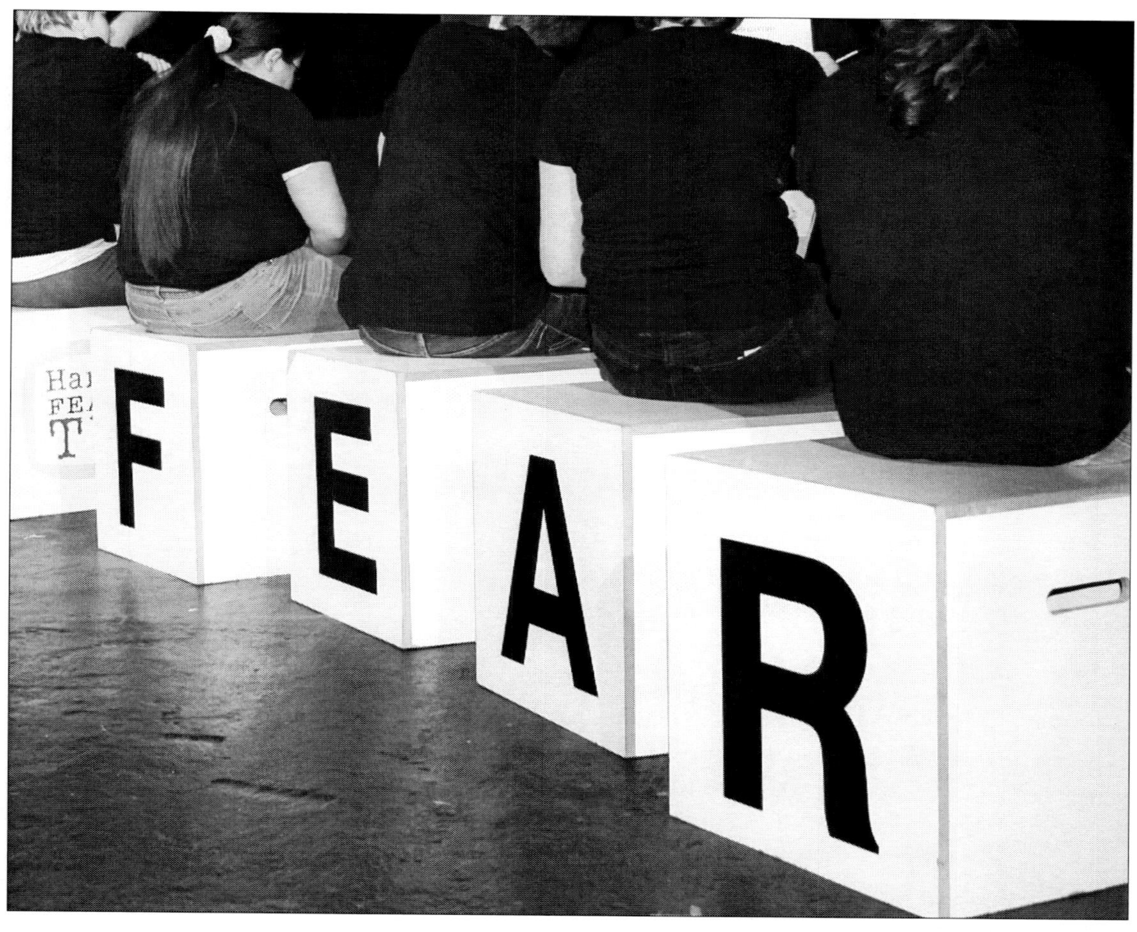

Prozess

Der Prozess wird im Folgenden nach den Phasen des gruppendynamischen Modells nach Tuckman strukturiert und beschrieben. Durch die Komplexität und zeitliche Länge des Prozesses werden hier nicht – wie bei den „Traumtänzern" – alle Entwicklungen und Beobachtungen, insbesondere auf der Beziehungsebene, so detailliert ausformuliert, sondern eher schlaglichtartig die wichtigsten Punkte und Phasen der Sache (Inhaltsebene) und der Menschen (Beziehungsebene: Gruppe, einzelne TN bzw. SL) nach Relevanz für den Prozess beleuchtet.

Übersicht über die Phasen des Projektes

Phasen (nach Tuckman)	Zeit	Inhaltsebene SACHE	Beziehungsebene MENSCHEN
Forming	Ab März 2010	Vorbereitungen auf das Projekt/Fragen der Begleitgruppe klären: - Organisation des Ablaufs - Inhaltliche Schwerpunkte - Zielsetzung	- Kennen lernen - Kompetenzen klären und abgrenzen
	Sept. 2010	- Schnuppertage	- Kennen lernen - Ausprobieren
	Okt./Nov. 2010	- Beginn der Proben - Basisarbeit	- Fragen, intensiver Austausch zum Thema - Offenheit
Storming	Ab Dez. 2010	- Die Grenzen der SL - Was an mir ist besonders? - Wie wird eine Gruppe zum Ensemble?	- Konflikte (ICHS) - Positionskämpfe (WIR) - Intervention
Norming	Frühjahr 2011	- Festlegen der Szenen und Rollen - Stückablauf klären - Gruppenzusammenführung - Testaufführung	- Gruppenzusammenhalt - Rollen in der Gruppe - Rituale - Vertrauen, Motivation
Performing	April/Mai 2011	- Vertiefung, Wiederholung - Endproben	- Wir-Gefühl sehr stark
Informing	Sommer/Herbst 2011	- Aufführungen	- Kontakt nach außen - Stolz, Aufregung, Wachsen
Adjourning	2011/2012	- Abschied - Nachttreffen - Katholikentag Mannheim - Integrationspreis 2012	- Ablösung

Vorbereitung und Orientierung
Die Forming Phase

Form: Fragen der Begleitgruppe

Das erste Treffen der Begleitgruppe klärt folgende Fragen zum Verlauf des Projekts:
Was ist das erklärte Ziel des Projektes?
Was sollen Ziele für die TN sein?
Wo ist der Schwerpunkt für die Spielleitung: Prozess oder Produkt?
Handelt es sich um ein vorwiegend künstlerisches, theaterpädagogisches oder -therapeutisches Projekt?
Wie werden die TN ausgewählt?
Wer hat welche Funktion?
Wer begleitet die TN vor Ort?
Wer koordiniert die Organisation?
Wann und wo finden die Proben statt?
Wie lang dauert das Projekt?
Wie gestalten wir den Einstieg?
Wie gestalten wir die Zusammenführung?
Wie gestalten wir die Aufführungen?
Wie gestalten wir den Abschluss?

Inhalt: Dramaturgie in Anlehnung an den Roman

Da wir unser Theaterstück an den Roman „Herr Jensen steigt aus" anlehnen wollen, bilden wir aus der äußeren Bauform, also den für uns wesentlichen Erzählschritten der Handlung und der inneren Struktur des Romans, wie der psychologischen Entwicklung der Hauptfigur und dem Spannungsbogen, unseren dramaturgischen Rahmen für das zu entwickelnde Theaterstück. Diese Dramaturgie soll uns als roter Faden dienen und den TN von Beginn an einen konkreten Rahmen geben, in dem sie sich inhaltlich und formal bewegen können. Die einzelnen Überschriften wie Verlust, Vision u. a. ermöglichen es, neben den in der Literatur beschriebenen Erfahrungen des Protagonisten Jensen, auch eigene Fragen, Ideen, Texte, Szenen zu diesen Themen zu entwickeln. Die Dramaturgie stellt sich in der Übersicht wie folgt dar:

„Hartz Fear TV – Jetzt umschalten“ – Dramaturgie

Verlust des Arbeitsplatzes

1. Verlust

... tut es uns leid Ihnen mitteilen zu müssen, dass wir Ihnen leider im Rahmen unseres neuen Programms zur Verhinderung betriebsbedingter Kündigungen kündigen müssen. ... Für Ihre berufliche Zukunft wünschen wir Ihnen weiterhin alles Gute. Mit freundlichen Grüßen. (Hein, S. 25)

Sie hatten ihm die Arbeit genommen und seine Pläne, aber sie mussten ihm immer noch genau dasselbe Fernsehprogramm geben. ... Er empfing genau das gleiche Fernsehprogramm wie ein Millionär ... (Hein, S. 31)

Reale Welt Innensicht	Jensen geht durch eine Entwicklung	TV-Bilder Außensicht
Subjektive Perspektive, Biografisches, Ernstes **2. Vorstellungen,** Erinnerungen an Träume, Erwartungen u.s.w. **3. Veränderungen** des Alltags: Stillstand, Resignation, Reaktionen der Außenwelt. **4. Versuche** aus diesen Veränderungen herauszukommen: Maßnahmen, Gespräche, Planungen.	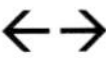 Zwischen den Welten kann hin- und hergeschaltet werden. Reibung aus Innen/Außen, Klischee/Erfahrung, Leise/Laut, Einzel/Gruppe.	Klischee, Brüche, Kommentare, Komisches, Zynisches **5. (Tele-)Visionen;** Flucht in die Fernsehwelt, bis zum Moment, an dem der Fernseher aus dem Fenster geworfen wird.

Aufbruch/Gewinn

6. Verabschiedung ins Nichts?

Er setzte sich zufrieden in seinen Sessel und dachte darüber nach, was er mit seinem neuen Leben anfangen wollte, denn er hatte sich für ein neues Leben entschieden. (Hein, S. 81)

Sehr geehrte Damen und Herren. Haben sie besten Dank für ihr freundliches Stellenangebot. Zu meinem allergrößten Bedauern muss ich ihnen mitteilen, dass die Stelle meinen Vorstellungen nicht in vollem Umfang entspricht. Für ihre geschäftliche Zukunft wünsche ich ihnen weiterhin viel Erfolg sowie eine gute Hand bei der Suche nach geeigneten Bewerbern. Mit freundlichem Gruß etc. (Zelter, S. 141)[8]

8 Zelter, Joachim: Schule der Arbeitslosen, Tübingen 2006.

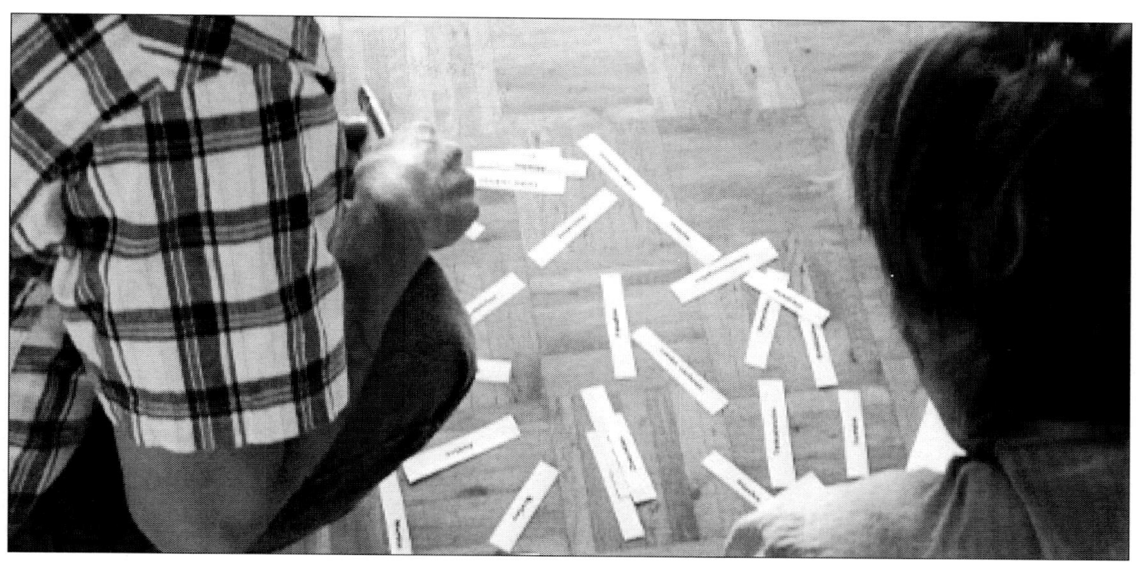

Jetzt umschalten
Zwei Schnuppertage

Die dem Projekt vorangestellten zwei Intensivprobentage bieten den Interessierten die Möglichkeit, unser Projekt, die Theaterarbeit und die mögliche Gruppe kennen zu lernen und dann zu entscheiden, ob sie langfristig an dem Theaterprozess teilnehmen möchten. Ebenso wird bereits erstes Material zum Thema „arbeitslos sein" gesammelt sowie Fragen und Ziele für den weiteren Prozess formuliert.

Die in diesen Tagen angewandten Übungen und Methoden sollen den TN einen repräsentativen Einblick in unsere Arbeitsweise und die Themen der von uns entwickelten Dramaturgie geben: Absage und Verlust als Einstieg ins Thema, die Außensicht von Gesellschaft und Medien auf Arbeitslose mit der Möglichkeit im Spiel auch mit Komik, Klischee und Überhöhung zu arbeiten sowie einen Einblick in die Alternative, eigene Texte und Gedanken auf die Bühne zu bringen.

Um den TN einen optimalen, kleinschrittigen Einstieg zu ermöglichen, steigern wir die Aufgaben vom Allgemeinen zum Persönlichen, von der Anonymität und dem Schutz in der Großgruppe zur Exponierung in der Einzelpräsentation, von vorgegebenen Texten und Situationen zum Schreiben und Entwickeln eigener Gedanken und Monologe.

Übersicht über den Probenplan für die Schnuppertage

	Erster Tag	Zweiter Tag
9–13 Uhr	**Großgruppe, Chor mit Textvorgabe Kennenlernen von Teilnehmerinnen und Theatergrundlagen** - Kreisspiele (ÜB 6–8) - Raumlauf (ÜB 17) - Improvisation Brief (ÜB 54/56) - Chor (ÜB 32)	**Einzelpräsentationen mit eigenen Texten Fragen, Emotionen, Los-Monologe** - Emotionsübungen (ÜB 19) - Eigene Monologe zu Los-Worten (ÜB 38/47)
14–17 Uhr	**Kleingruppen mit Situationsvorgaben Fernseh-Szenen** - Jingle entwickeln (ÜB 57) - Fernsehsprachstile (ÜB 18) - Was braucht eine Szene? (kurze Theorie) - Eigene Fernsehszenen (ÜB 58)	**Zusammenführung Konzepterläuterung und Organisatorisches** - Dramaturgie des Stückes (Theorie) - Verbinden des Materials in einem kurzen Ablauf (Gruppe/Chor, Szenen, Monologe) - Roman vorstellen, Bücher zum Lesen ausgeben - Weitere Probenplanung bis Ende des Jahres besprechen/ Spielerinnenvertrag

Am ersten Vormittag wird zunächst mit einem von der SL vorgegebenen Text und einer für alle Arbeitslosen bekannten Situation in der großen Gruppe gearbeitet. Die Situation, ein formales Kündigungsschreiben zu erhalten, wird improvisiert und reflektiert: *... tut es uns leid, Ihnen mitteilen zu müssen, dass wir Ihnen leider im Rahmen unseres neuen Programms zur Verhinderung betriebsbedingter Kündigungen kündigen müssen. ... Für Ihre berufliche Zukunft wünschen wir Ihnen weiterhin alles Gute. Mit freundlichen Grüßen.* (Hein, S. 25; ÜB 54).

Am Nachmittag werden in Kleingruppen mit vorgegebenen Situationskarten (ÜB 58) Fernsehszenen entwickelt, in denen es vor allen Dingen um die Lust am Spiel und darum geht, sich an komischen Klischees rund ums Thema austoben zu können. Emotional sollen diese Spielangebote zudem ein Gegengewicht zum Vormittagsprogramm bieten.
Am nächsten Tag arbeiten wir mit der Methode des kreativen Schreibens (ÜB 38), um eigene, persönliche Gedanken der TN festzuhalten. Als Schreibanlass für die Texte darf sich jede TN ein Los-Wort aussuchen, so z. B. arbeitslos, orientierungslos, zahnlos, zeitlos. Mit den entstanden Texten wird an Einzelpräsentationen in Kombination mit einer entsprechenden, für die TN stimmigen Gefühlshaltung gearbeitet (ÜB 14–16/47).

ZIELLOS

Ich ging ziellos durch die Stadt, Straße Dorf
durch... ich ging ziellos herum, jetzt weiß
ich nicht weiter ich ging... weiter, ich
ging ohne Ziele ohne Ziel... ich hab kein
Ziel ich ging ziellos in die Stadt rein,
ich bin ohne Ziel.... ich ging ohne Ziel
los und herum... mein Gott ich bin
ohne Ziel, ich spaziere ziellos ich hab
keine Ziele, was soll ich noch sagen?
Puh ich beschäftige mich viel mit
anderen Sachen, bin dort beteiligt
fahre mit meiner Maschine rum... mein
Kopf ist leer, ich hab viele Sachen, mach
viel, ist manchmal viel für mich.
boar, das ist gar nicht so einfach, ich
komm nicht mehr weiter. Ich bin heut
früh aufgestanden...

Am zweiten Nachmittag wird durch das Zusammenfügen der Arbeitsergebnisse beider Tage zu einem kurzen Ablauf praktisch verdeutlicht, wie literarische Texte und selbst entwickelte Szenen zu einem eigenen Stück zusammengeführt werden können. Ebenso werden alle weiteren Rahmenbedingungen besprochen: Organisation der Proben, mögliche Inhalte des Probenprozesses, Spielerinnenvertrag (s. S. 30). Als Hausaufgabe sollen alle TN den Roman lesen und entscheiden, welche Textstelle sie besonders angesprochen haben.

Sorglos
Beobachtungen zum Einstieg

Zunächst beobachte ich, dass allein die regelmäßige Teilnahme an den Treffen für einige TN eine große Herausforderung darstellt: Weite Wege scheinen schwer zu bewältigen zu sein: Zwei angemeldete TN aus dem 30 km entfernten Mönchengladbach erscheinen nicht. Das Einhalten von Zeiten, einer Tagesstruktur ist ungewohnt und die starke psychische Belastung durch die Arbeitslosigkeit hindert einen anderen TN daran, zu bleiben. Er bekommt direkt beim Eintreten in den Raum eine Panikattacke und entscheidet sich, wieder zu gehen. Er fühlt sich den Anforderungen nicht gewachsen.
Ansonsten hat der kleinschrittige Aufbau der Proben zu Beginn funktioniert. Die TN kommen gut ins Spiel, sind sehr aufgeschlossen, sehr spielfreudig. Das gemeinsame Schicksal, die ähnlichen Erfahrungen verbinden die Personen. Es gibt viel Vertrauen zueinander und eine große Offenheit, Persönliches preiszugeben. Ich kann viel von der Gruppe lernen. Bei den Monologen z. B. war ich über die Auswahl der Los-Worte überrascht. Zahnlos? Ok, ich habe das Wort mit in die Auswahl genommen, hätte aber nie damit gerechnet, dass es sich jemand auswählt: *Jetzt kann ich mir noch nicht mal neue Zähne leisten ... und alle können es sehen. Man fühlt sich sowieso nicht als vernünftiger Mensch und das macht alles nur noch schlimmer ...* Ich bin sehr sorglos an das Thema heran gegangen. Die Experten für das Thema sind ganz klar die Spielerinnen. Es gibt inhaltlich viel zu entdecken für mich.
Da nicht alle TN gut lesen können, organisiere ich zusätzlich zu den Büchern die Hörspielfassung von „Herr Jensen steigt aus“.
Als Schlussfolgerung aus meinen Beobachtungen entschließe ich mich, zum Start der regelmäßigen Proben einen klaren Rahmen, eine eindeutige Form bereitzustellen, inhaltlich aber noch stärker darauf zu vertrauen, was die TN mitbringen und den Mut zu haben, durch die intensiven Erfahrungen und die große Offenheit der TN direkt ins Thema hineinzuspringen.

Einer muss ja hier schließlich arbeiten

Beginn der Proben

In den ersten fünf Treffen der regelmäßigen Proben geht es insbesondere um das Fragen stellen: Welche Themen des Romans sind für die TN wesentlich? Welche Fragen können die Gruppe, inspiriert durch den Roman und/oder eigene Erfahrungen, für Szenen und Texte leiten? Was will jede auf der Bühne über sich und ihre Situation als Arbeitslose mitteilen?

Über szenische Experimente mit diesen Fragen und Themen sammeln wir Material für das Stück und lernen uns und das Theater mit seinen Mitteln und Möglichkeiten kennen.

Alle Proben beginnen mit einer kurzen Befindlichkeitsrunde oder einem Gespräch und enden mit einer Reflexion der Probe und Aussichten auf die weitere Entwicklung.

Zu Beginn der Proben sind es sechs TN, vier Damen und zwei Herren, die sich entschieden haben, den Spielerinnenvertrag zu unterschreiben und fest an den Proben teilzunehmen. Für mich als SL ist es von Vorteil, dass sich diese Spielerinnen bereits aus früheren Produktionen kennen und sowohl Erfahrungen mit dem Theaterspiel als auch Vertrauen zueinander gewonnen haben. Daher fällt für uns ein wesentlicher Teil der Basisarbeit weg. Wir können sehr direkt ins Thema „Arbeitslosigkeit" mit all seinen Facetten einsteigen. Alle haben den Roman gelesen oder angehört und wir tauschen sehr intensiv unsere Erfahrungen dazu aus, sammeln die Ausschnitte und Szenen, die uns gefallen und inspiriert haben. Ebenso werden Fragen zum Thema und zur Dramaturgie des Stückes formuliert, die das Ensemble in der Forming-Phase leiten werden:

Probenplanung November/Dezember 2010 – Basisarbeit

Thema/ÜB	Fragen?	Romanausschnitte (die uns gefallen haben und zu unseren Themen und Fragen passen)
Verlust	Welche Gründe werden genannt, wenn Sie eine Absage bekommen? Fühlen Sie sich manchmal wertlos, einsam, entmutigt? Wenn ja, warum?	Jensens Kündigung (Hein, S. 24 f.)
(Tele-) Visionen	Kennen Sie einen Hartz-IV-Witz? Was ist Ihre Lieblings-TV-Sendung und was mögen Sie daran? Welche Vorurteile existieren über Sie in den Medien und der Gesellschaft?	Jensen wirft den Fernseher aus dem Fenster (Hein, S. 78 f.)
Veränderung (Alltag)	Hat sich mit der Arbeitslosigkeit etwas an Ihrem Freundeskreis verändert? Wie sieht Ihr alltäglicher Tagesablauf seitdem aus? Was antworten Sie, wenn Sie jemand fragt *und was machst du so?*	Die Veränderung des Zeitgefühls an einem Tag (Hein, S. 30 ff.) Jensen ist auf einer Party eingeladen (Hein, S. 40 f.)
Versuche	Was war die absurdeste Erfahrung, die Sie mit dem Arbeitsamt bzw. bei einem Vorstellungsgespräch gemacht haben? Mussten Sie schon mal einen 1-Euro-Job machen? Wenn ja, welchen und wie war das für Sie? Mussten Sie schon einmal an einer Maßnahme teilnehmen? Wenn ja, welche und wie war das für Sie?	Jensen auf dem Amt, Dialoge mit Frau Ordner (Hein, S. 43 ff.) Jensen in der Maßnahme, Figur des Herrn Feger (Hein, S. 55 ff.)
Vorstellungen (Träume)	Was wollten Sie einmal werden, als Sie klein waren? Welche Erwartungen stell(t)en Ihre Eltern an Sie? Welchen Satz hören Sie am häufigsten von Lehrern, Betreuern, etc.? Wie sollten Sie nach Meinung der Gesellschaft sein? Was ist normal?	„Man sollte"-Sätze (Hein S. 83)
(Stärken)	Was mögen Sie an sich? Was können Sie besonders gut?	
Verabschiedung	Was möchten Sie einem Politiker gerne sagen, wenn er Sie als dekadent bezeichnet, weil Sie soziale Unterstützung erhalten? Welche Wünsche haben Sie für Ihre Zukunft?	Ausstieg Jensens (Hein, S. 91 f.) Jensen wird für verrückt gehalten (Hein, S. 130 ff.)

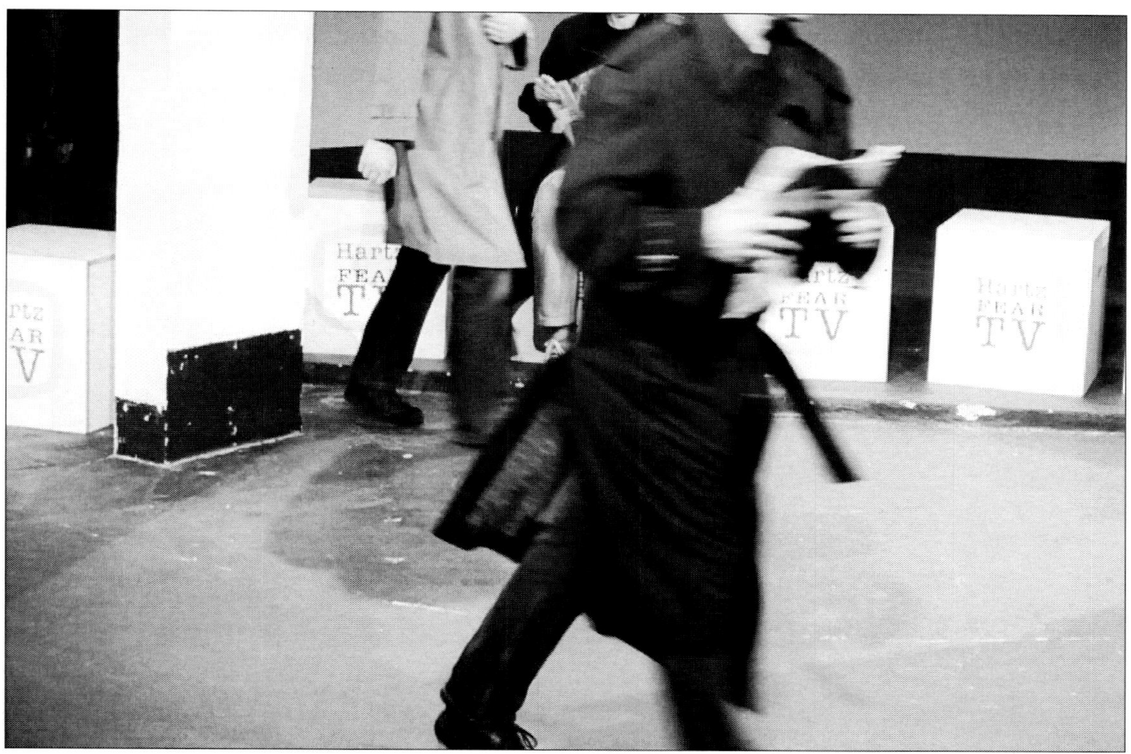

In den ersten zwei Treffen wiederholen und vertiefen wir zunächst die Texte und Szenen der Schnuppertage. Da alle TN eine Jensen-Figur – in Anlehnung an den Protagonisten unserer literarischen Vorlage – verkörpern sollen, erarbeiten wir entsprechende Rollenbiografien (ÜB 41) und experimentieren damit, die eigenen Texte (Los-Monologe) im Schutze dieser Figur zu sprechen. Was verändert sich dadurch? Was geht leichter? Was fällt schwerer? *Ich empfinde die Theaterproben als eine gewisse Befreiung, denn ich kann in eine Rolle schlüpfen und trotzdem bleibe ich ich selbst,* stellt dazu eine Spielerin fest.

Die nächsten drei Treffen dienen der weiteren Materialsammlung. Die Veränderungen des Tagesablaufs nach einer Kündigung werden erspielt, Szenen auf dem Arbeitsamt und zum Thema Maßnahme erarbeitet.

In einem intensiven Gespräch steht zunächst im Vordergrund, wie sehr sich das Leben durch den Verlust des Jobs verändert hat. Wie jeder Tag plötzlich

ohne Struktur ist. Endlos lang und doch fremdverwaltet. In den Urlaub oder auf eine Beerdigung im Ausland geht es nicht ohne Genehmigung. Jeder Schritt muss „abgestempelt" werden. Entwürdigende Aussagen von Mitarbeiterinnen der Agentur für Arbeit werden zitiert, die ich mir für eine Szene nicht hätte ausdenken können: *Machen Sie mal Platz, einer muss hier ja schließlich arbeiten* oder *Wenn Sie einen reichen Mann heiraten würden, hätten Sie keine Probleme mehr.* Und als wenn das noch nicht genug wäre, wird von demütigenden Reaktionen sogar aus dem engsten Familienkreis berichtet: *Wenn deine Schwester das schafft, schaffst du das auch, reiß dich zusammen.*
Der fehlende Rückhalt schmerzt die TN. Sie erzählen, sie fühlen sich wie weggeschmissen und sogar bestraft dadurch, Kinder zur Welt gebracht zu haben, weil sie dadurch für den Arbeitsmarkt unbrauchbar geworden sind. Solche Gespräche verändern meinen Blick und meine innere Haltung zu Hartz-IV-Empfängerinnen. Dem Ensemble tun die Gespräche sichtlich gut. Und noch heilsamer ist es, diese Erfahrungen im Spiel zu verarbeiten und so zu überhöhen, dass man am Ende herzhaft darüber lachen kann.

Beim Thema Tagesabläufe lassen wir uns von einer unserer favorisierten Textstellen aus dem Roman „Herr Jensen steigt aus" inspirieren, improvisieren Tätigkeiten eines berufstätigen und arbeitslosen Jensen in gegensätzlichen Tempi (ÜB 20) und diskutieren über die Stimmungen, die das innen und außen auslöst: *Tage mit vielen Aufgaben und Terminen, Tage, die längst hinter ihm lagen, waren ihm seinerzeit unendlich kurz vorgekommen, immer hatte er das Gefühl gehabt, atemlos der Zeit hinterher zu laufen. An anderen, solchen, wie Herr Jensen sie nun täglich erlebte, trat die Zeit auf der Stelle und schien sich nicht mehr zu bewegen* (Hein, S. 33).

Ergebnis der Tagesablauf-Bewegungsimprovisation durch das Ensemble:

Tageszeit	Arbeitslose (ganz langsame Bewegungen zu „The Letter" von Pale3)	Berufstätige (schnell und hektisch zu „Es geht voran" von Fehlfarben)
6.00 Frühstücksfernsehen	schläft	der Wecker klingelt, steht auf, putzt Zähne, wäscht sich, zieht sich an
9.00 Wetter	schläft	fährt zur Arbeit und frühstückt dabei (Kaffee, Zigarette)
11.00 Verkaufsshow	wacht langsam auf macht sich Kaffee	telefoniert, tippt, telefoniert
13.00 Talkshow	sieht fern spielt Playstation	Mittag essen neues Deo drauf machen
15.00 Gerichtsshow	Mittagsschlaf	telefoniert, tippt, telefoniert
16.00 „Frauentausch"	sieht fern	telefoniert, tippt, telefoniert
18.00 Kochshow	macht sich eine Tiefkühlpizza erstes Bier	Feierabend; stempelt fährt im Auto nach Hause (Stau, Stress)
20.00 Spielfilm	Fernsehen zweites Bier	Fernsehen/Freunde treffen erstes Bier
22.00 „Heute Nacht"	Fernsehen öffnet Weinflasche	Fernsehen/Füße hoch zweites Bier
24.00 Wiederholung Gerichtsshows	sieht fern bis 4 Uhr	schläft
4.00 Uhr	schläft unruhig	schläft tief und fest

Die Dialoge zu den Themen Amt und Maßnahme entnehmen wir ebenfalls dem Roman[9] und ergänzen sie mit den geäußerten konkreten Erfahrungen der TN. In Kleingruppen wird mit der Methode der szenischen Interpretation (ÜB 49) gearbeitet. Durch die Theatererfahrung der TN ist das hier möglich. Die Szenen werden gemeinsam gelesen, durchgearbeitet, d. h. Wendepunkte und Haltungen der Figuren notiert und dann in Kleingruppen erprobt. Zum Abschluss erfolgt jeweils eine Präsentation mit Feedback.

9 Hein, S. 43 f. und S. 55 f.

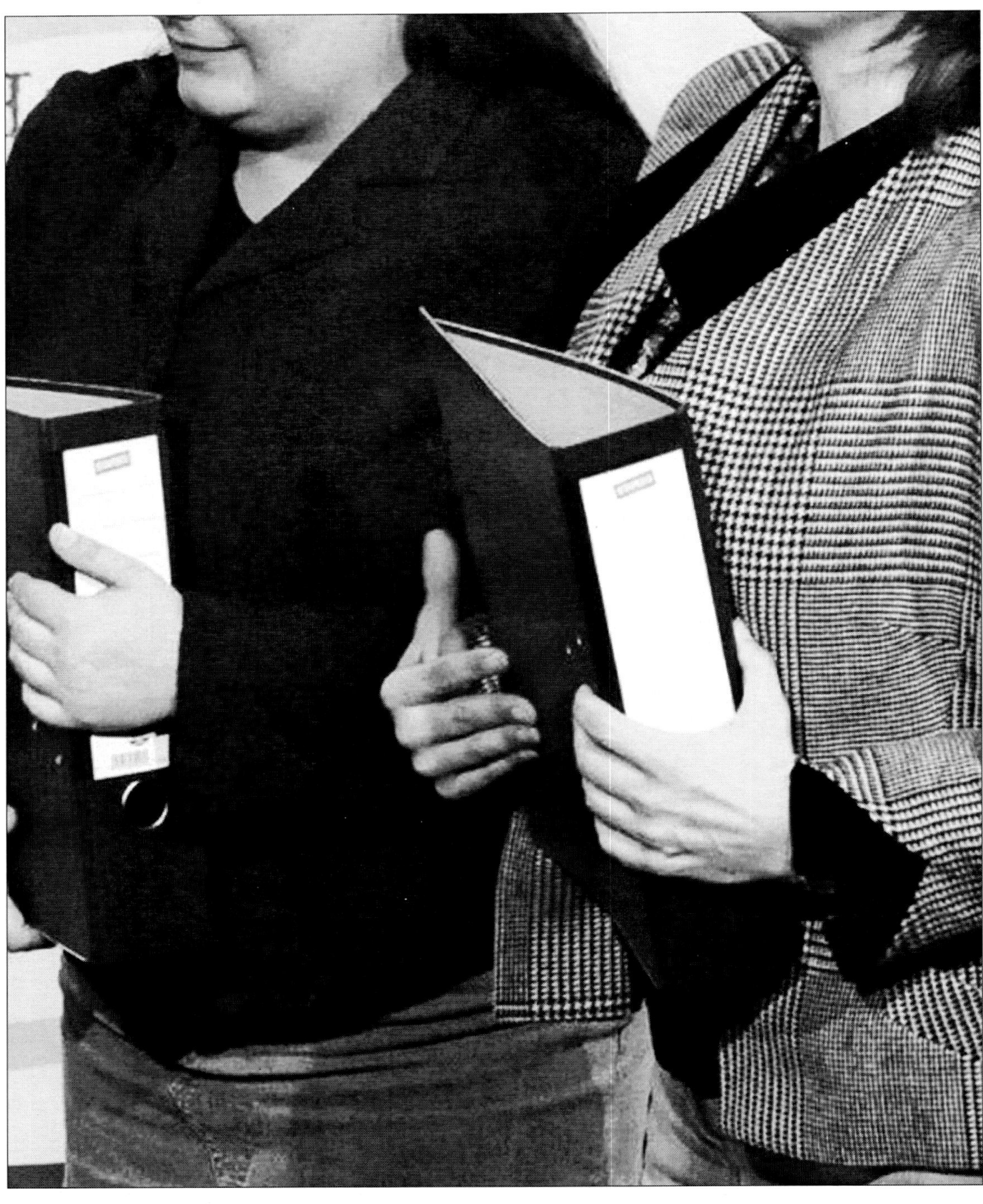

Beispiel einer bearbeiteten Szene

Dialogtext O = Frau Ordner, Angestellte der Agentur für Arbeit J = Herr Jensen, Arbeitsloser (Hein, S. 50 ff.)	Halte-, Wendepunkte, Anmerkungen zu den Figuren
O: Dann wollen wir mal sehen ..., Frau ... Herr ... J: Jensen. O: Jensen. Einfach Jensen, wie man spricht? J: Ja. O: Hier steht, Sie haben zuletzt gearbeitet ...? J: Ja. O: Auf Teilzeitbasis? J: Nein, die letzten Jahre in Vollzeit. O: Und, haben Sie sich in in den letzten Monaten um Arbeit bemüht?	Begrüßung, Einstieg, O ist eher abwesend, für sie ist es gleichgültige Routine J ist nervös, für ihn hängt etwas davon ab
J: Nein. O: Sie sollten eigentlich wissen, dass Sie bei der Arbeitssuche Eigeninitiative zeigen müssen. Sie müssen sich doch mal beworben haben. J: Das ist doch vollkommen aussichtslos. Ich kann nur ... O: Und was ist mit den ganz neuen Unternehmen, die es jetzt gibt? J: Da braucht man einen Führerschein. Den habe ich nicht und ...	Wendepunkt O horcht auf, nimmt J jetzt zum ersten Mal wahr, droht und appelliert an Verantwortung, auch durch Körperhaltung und Blickaufnahme signalisieren! J ist resigniert, hat er tausendmal gehört
O: Das heißt, Sie müssen in eine Qualifikationsmaßnahme. J: Nein, das ist schon in Ordnung so. O: Durch eine Erweiterung Ihrer beruflichen Kompetenzen verbessern Sie Ihre Chancen, eine neue Arbeit zu bekommen ...	Haltepunkt, kurzes Überlegen Dann O wieder in Routine zurück, Ergebnis: typischer Fall für Maßnahme J im Widerstand: Nein, bloß nicht schon wieder eine Maßnahme.
J: Ich möchte aber das bleiben, was ich bin. O: Hören Sie zu. Sie können keine Bemühungen nachweisen und sind schon zu lange arbeitslos. Wenn Sie jetzt ablehnen, kürzen wir Ihre Bezüge. Verstehen Sie, was ich meine? Sie müssen in eine Qualifikationsmaßnahme. J: Ach so, ich muss. O: Sie haben Glück. Ich habe noch einen freien Platz in einer Maßnahme.. Wir übernehmen die Kosten. Schon nächsten Montag geht es los. J: Fit for Gastro?!	Wendepunkt O bedrängt J zusehends, zwingt ihn. Körperlichkeit? Zeigefinger? J gibt nach, lenkt ein.

Beobachtungen zum Einstieg

Ich beobachte in dieser Phase eine extreme Spiellust und Mitteilungsfreude beim Ensemble. Die Arbeitsweise, literarische Vorgaben mit eigenen Erfahrungen zu ergänzen, funktioniert sehr gut. Die TN bekommen Sicherheit durch die Struktur der Texte und trauen sich zusehends, Eigenes einzubringen. Die Lust an der Übertreibung und an komischen Szenen bis hin zum Zynismus ist auffällig und wirkt befreiend. Die Identifikation mit der Jensen-Figur ist stark und wird immer größer. In den Vor- und Nachgesprächen gibt es eine beeindruckende, oft auch bedrückende Ehrlichkeit. Das Vertrauen zueinander ist da. Es werden aber im Wesentlichen die schlechten Erfahrungen mit der Arbeitslosigkeit ausgetauscht.
Als Reaktion auf den zunehmenden Mut und das gewachsene Vertrauen der TN zueinander und zu sich selbst sowie den bisherigen Fokus auf den Mangel, möchte ich in den kommenden Proben vermehrt an den Stärken und Ressourcen arbeiten.

Konfrontation und Intervention
Die Storming Phase

Nach den Auseinandersetzungen mit den vorwiegend bitteren Seiten der Arbeitslosigkeit, nach all dem Mangel, nach all den Klischees, wollen wir nun endlich auch mal zu dem kommen, was die TN im Positiven ausmacht. Die nächsten drei Treffen bis zum Jahresende sind für Kindheitsträume und die persönlichen Stärken reserviert. Die TN dürfen spielerisch und gedanklich aussteigen aus dem Los der Arbeitslosigkeit, aus den tristen Tagesabläufen, aus den Demütigungen auf dem Amt und in den Maßnahmen.
Ziel dieser Arbeitstreffen ist die Auseinandersetzung mit den persönlichen Träumen, Wünschen, Stärken, um zu erfahren, dass jede etwas wert ist, ob mit oder ohne Arbeit.
In einer kurzen Traumreise (ÜB 60) gehen wir zurück in die Kindheit und insbesondere zu den Berufswünschen dieser Zeit: Was wollte ich mal werden, als ich klein war? Diese Fantasien werden dann auf einem Catwalk präsentiert und von den anderen TN moderiert bzw. durch wohlwollende Reaktionen wie Jubel und Applaus honoriert (ÜB 10). So entstehen berührende Bilder z. B. eines Models, das wie wild fotografiert wird, eines Fußballstars, der für weitere Tore angefeuert wird oder einer berühmten Schauspielerin, der die Herzen und Rosen zufliegen.

Zum Schluss setzen wir auf die fertigen Bilder ein passendes Musikstück, welches sich die TN zum Teil selbst wählen, z. B. „Das Model" von Kraftwerk.
Bei den persönlichen Stärken geht es mir zunächst „nur" darum, den Forderungen „wie man sein sollte", um angeblich „normal" zu sein (Hein, S. 83) einen einzelnen, individuellen Satz entgegenzustellen. Einen Satz, der ausdrückt, „was mich ausmacht/was ich besonders gut kann" (ÜB 51 a). Doch das bereitet allen TN große Probleme.

Beobachtungen und Interventionen

In dieser Arbeitsphase entstehen heftige Krisen, Konflikte einzelner TN mit sich selbst und der SL sowie Positionskämpfe und Unmut in der Gruppe. Ich möchte daher meine Beobachtungen zu dieser Phase etwas detaillierter darstellen und mir Zeit nehmen, die getätigten Interventionen näher zu umreißen.

Bitte sei für mich da!
Die Grenzen der Spielleiterin erkennbar machen

Bereits in den letzten Proben hat sich die Unzufriedenheit einer Spielerin ganz besonders hervorgetan. Es ist eine Frau (ich nenne sie hier Z) mit sehr viel Theatererfahrung und ebenso viel Ehrgeiz. Sie nimmt körperlich und energetisch sehr viel Raum ein und engagiert sich über die Maßen für die Gruppe. Z trägt viel dazu bei, dass innerhalb der Proben spielerische Impulse gesetzt und alle motiviert und animiert werden. Diese Funktion des „Zugpferdes" hilft oft an müden oder grauen Tagen, manchmal überfährt sie aber auch die anderen TN, die sich nur schwer abgrenzen können. Aber Z fordert dasselbe Engagement von ihren Mitspielerinnen und das können und wollen nicht alle abliefern. Dadurch entstehen Reibungen zwischen verschiedenen Personen, die allerdings nicht offen ausgetragen oder in den Proben angesprochen werden, sondern sich subtil äußern, durch Ungeduld miteinander beim Arbeiten, durch hochgezogene Augenbrauen, wenn etwas nicht klappt, durch Reden übereinander nach den Proben. Ebenso zeigen sich Widerstände. Ein TN verlässt z. B. regelmäßig den Probenraum, wenn es ihm zuviel wird. Z nervt das und sie bezieht es zudem auf ihre Person, definiert es als Ablehnung gegen sich selbst. Natürlich spreche ich das mehrfach in Abschlussgesprächen nach der Probe an, doch kein TN äußert sich hier zu den Problemen. Alle schweigen. Ich muss also für eine Aussprache eine konkrete Form anbieten, die das Sprechen erleichtert.
Was nun noch auf einem Nebenschauplatz passiert, ist, dass Z den Schulterschluss mit mir sucht. Nach jeder Probe bekomme ich mehrere SMS oder Mails mit Lob, Anregungen, Beschwerden, Befindlichkeiten von Z. Doch ich möchte mich nicht instrumentalisieren lassen, bzw. kann Z – gegen ihre Er-

wartungen – nicht außerhalb der Proben mit ihren persönlichen Sorgen und Bedürfnissen betreuen.
Daher beschließe ich mich zu folgenden Interventionen: einem Konfliktgespräch mit Z, in dem der Teil des Themas, der nur uns zwei betrifft, unter vier Augen offen angesprochen wird und in dem ich meine Grenzen setze und noch einmal (Spiel-)Regeln des Miteinanders während der Proben verdeutliche. Zum anderen plane ich eine spielerische Gruppenintervention, die Erwartungen und Wünsche aneinander offen macht und diese konstruktiv formuliert.
Das Gespräch mit Z verläuft sachlich und konstruktiv. Mir geht es vor allen Dingen darum, meine Grenzen zu setzen und Verantwortlichkeiten zu klären. Z nimmt an, dass sie im Rahmen des Theaterprozesses, also während der Zeit der Proben, stets ihre Befindlichkeiten äußern kann und es hier einen Rahmen zur Klärung jeglicher Störung gibt. Außerhalb der Proben jedoch kann ich sie aus unterschiedlichen Gründen nicht weiter begleiten, ihr keine Therapeutin, Freundin oder Mutter sein. Aufgefangen werden kann das, was durch den Prozess in ihr ausgelöst wird, durch die angegliederten Betreuungspersonen sowie durch ihre Therapeutin. Das versteht und akzeptiert sie. Mit ihrer Betreuerin vereinbart sie nach unserem Gespräch, meine Kontaktdaten aus ihrem Telefon und Mailaccount zu löschen und Probleme und Bedürfnisse aller Art – wenn nötig – während der zur Verfügung stehenden Probenzeit mit mir und der Gruppe persönlich zu klären.[10]

Mehr als die Summe ihrer Teile
Wünsche und Erwartungen an die Gruppe aussprechen

Innerhalb der Probe führe ich ein Forum der Wünsche (ÜB 27) mit dem Ensemble durch. Da es auf Weihnachten zugeht, greife ich die Idee des Wunschzettelschreibens auf. Jede TN bekommt ein Blatt mit der Überschrift „Meine Wünsche und Erwartungen an die Gruppe und das Projekt“. So kann jede zunächst ganz in Ruhe und für sich allein die eigenen Erwartungen überdenken und notieren und sie dann – im geschützten Rahmen und mit genau festgelegten Spielregeln – offen aussprechen. Zum Abschluss entwickeln die TN einen Jingle, der ihre gemeinsame Kraft und Stärke als Gruppe zum Ausdruck bringen kann.

10 Ich möchte hier noch mal explizit auf die offenen Fragestellungen nach dem Traumtänzer-Prozess verweisen, in denen es genau um diese nötigen Grenzen und die Aufteilung von Verantwortlichkeit für Einzelne und die Gruppe geht. Als Theatertherapeutin kann ich alle Störungen aufgreifen und bearbeiten, die im Rahmen des konkreten Theaterprozesses entstehen. Dieses geschieht in dem dafür vorgesehenen Rahmen. Alles andere muss außerhalb dieses Prozesses mit anderen Personen oder Institutionen aufgearbeitet werden. Die Verantwortung besteht dann darin, diese Abgrenzungen für die TN transparent zu machen und klar zu kommunizieren, sowie für entsprechende alternative Anlaufstationen Sorge zu tragen.

Wunschzettel

Wünsche und Erwartungen an die Gruppe und für das Projekt

* freundliches Miteinander (auch Probleme ansprechen)
* Disziplin & Engagement
* mehr Einblick in das Gesamtprojek (wie wird das Theaterstück am Ende aussehen / Aufgebaut sein?)

Ich beobachte, dass es allen Personen äußerst gut tut, eine Stimme zu bekommen, gehört zu werden und ein Forum zu haben, in dem Probleme, Sorgen und Wünsche auf Augenhöhe angesprochen werden können. Alle halten sich an die Regeln und so läuft der Wunschkreis mit großem Respekt ab. Im anschließenden Jingle können sich alle Anspannungen entladen und die ernste Stimmung aufgebrochen werden. Die Gruppe kann sich mit dem Jingle identifizieren. Er wirkt wie ein Schlachtruf, der die TN aufeinander einschwört und Zusammenhalt, Stärke und Kraft der Gruppe ausdrückt.

Was ist an mir schon besonders? Die Identifikation mit dem Mangel und die Suche nach den Stärken

Weiter geht es mit einer Probe zu den persönlichen Stärken jedes Einzelnen. Nur einen Satz sollte dazu jede innerhalb einer Woche aufschreiben (ÜB 51 b). Doch alle TN kommen mit leeren Händen. Ich bin gleichermaßen schockiert, wütend und unendlich traurig. In den Proben habe ich bisher so viel Kraft, so viel Können, so viel Kreativität gesehen und jetzt das? Nun heißt es innerlich schnell umdisponieren. Jede schreibt für einen Anderen einen Satz auf: Was mag ich an ihm oder ihr? Was kann sie oder er gut? Die Beschämung über die

Komplimente ist genauso groß wie der Stolz. Doch die Sätze dann laut auszusprechen, sie in die Ich-Form umzuwandeln und laut zu sagen *Ich kann das gut!* oder *Ich bin darin stark!* fällt unendlich schwer. Albernheit schafft da Distanz. So leise zu sprechen, dass es möglichst niemand hört. Oder aber, den Satz einfach runter zu rattern, die Worte ohne emotionale Anbindung zu sprechen. Ich beobachte, wie leicht die TN mit dem Mangel, mit den Schwächen, mit den Vorurteilen umgehen können und wie schwer es ihnen jetzt fällt, an die eigenen Stärken zu glauben und sie laut auszusprechen. Die Gesellschaft schafft es offenbar, durch die ewige Wiederholung der immer gleichen Stigmatisierungen, dass sich die Arbeitslosen am Ende damit völlig identifizieren und auch an sich selbst nichts Gutes mehr erkennen.

Aber ich lasse nicht locker, denn schließlich ist unser Projektziel u. a., die Ressourcen der TN und ihr Selbstwertgefühl zu stärken. In der nächsten Woche arbeiten wir mit Körperumrissen, die von den Einzelnen selbst innen und den anderen außen mit Attributen zur jeweiligen Person gefüllt werden. Dazu liegen Plakate mit Körperbildern im Raum und alle haben Zeit, mit ihrem Stift umherzuwandern und schweigend das ein oder andere Wort über den Anderen und sich Selbst loszuwerden. Jedes Ensemblemitglied hat am Ende nun eine Selbst- und eine Fremdeinschätzung zur eigenen Person schwarz auf weiß vor sich und kann diese als Inspiration für einen Ich-Spot (ÜB 5) zur eigenen Stärke nutzen.

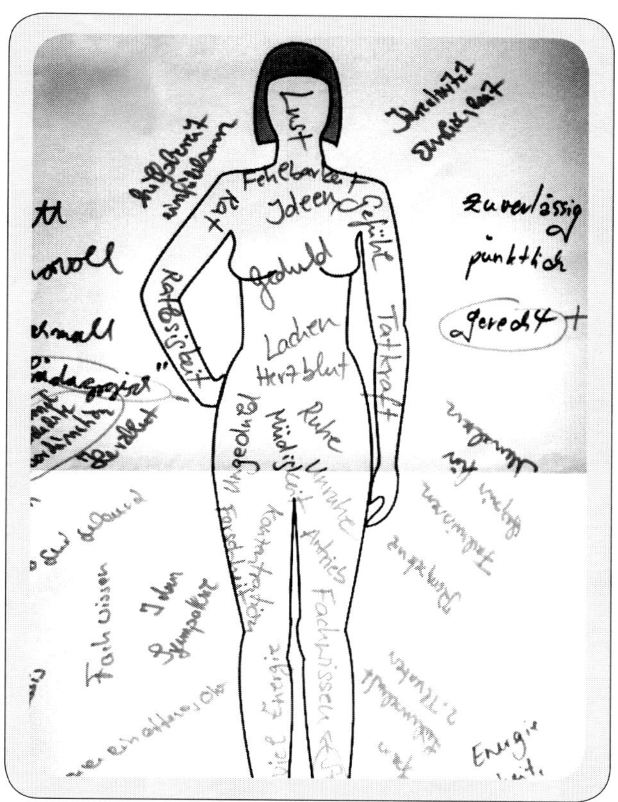

Durch die Einschätzungen der Anderen ermutigt, fällt es den TN leichter, auch etwas Positives über sich selbst zu sagen. Viele äußern sich erstaunt über die vielen positiven Attribute, die ihnen zugeschrieben werden oder entdecken Dinge, die sie für so selbstverständlich genommen haben, dass sie sie niemals selbst aufgeschrieben hätten. Ebenso wird in der Reflexion deutlich, dass Eigenschaften, die man selbst an sich für negativ gehalten hat, von anderen als positiv eingeschätzt werden und so alles von der Perspektive und auch der Situation abhängt. Keine Eigenschaft ist per se gut oder schlecht.

Als Hausaufgabe bekommen die Spielerinnen nun auf, das Körperbild zuhause an einer Stelle aufzuhängen, an der sie es immer wieder betrachten können und aus den gesammelten Eindrücken der letzten Proben einen Ich-Monolog über das zu schreiben, was sie besonders macht.

Dieses Mal funktioniert es und alle kommen nach den Weihnachtsferien mit beeindruckenden Texten zurück:

Ich setze mich für Dinge ein, die mir wichtig sind, auch wenn ich mal falle; dann stehe ich wieder auf und ziehe es durch. – Ich bin immer für andere da, habe für jeden ein offenes Ohr. Habe Humor, bin authentisch und ehrlich und das verlange ich von anderen auch.

Ich finde gut an mir, dass ich immer wieder aufstehe!

Ich mag mich so, wie ich bin!

Ich habe viel Herz. Bin zurückhaltend, aber auch mutig!

Ich weiss, was ich will. Ich möchte einfach so genommen werden, wie ich bin, denn ich bin ein Unikat.

ICH bin besonders, weil ICH MIR die Freiheit nehme MEIN EIGENes Leben zu leben,
ICH BIN zu'FRIEDEN zu MEINem GLÜCK. Mein großes Temperament und mein MUT -manchmal FRECHHEIT genannt-, EHREn und motivieren mich.
VIVE die EHR'lichkeit; non je ne regrette rien!

Kooperation und Vertiefung
Die Norming Phase

Nach den Weihnachtsferien nutzen wir die Proben zur Vertiefung des bereits entwickelten Materials und zur Ausarbeitung der zugewiesenen Rollen. Meine Kollegin Marion Kaeseler und ich haben im Laufe der Ferienzeit einen Ablaufplan der bisher entstandenen Szenen gemacht und die, die nicht vom gesamten Ensemble bestritten werden, gleichmäßig auf unsere zwei Gruppen aufgeteilt. So können wir nun – zunächst noch getrennt voneinander – genaue Besetzungen vornehmen und die Spielerinnen gezielt auf ihren Auftritt vorbereiten.

Geplanter Ablauf:

1. Jensen erhält seine Kündigung	Chor des gesamten Ensembles
2. Jensens Reaktion darauf	Jede Spielerin spricht ihren Los-Monolog
3. Wie sich daraufhin der Tagesablauf verändert	Bewegungsimprovisation des gesamten Ensembles
4. Was Jensen antwortet, wenn er gefragt wird, was er so macht	Party-Szene mit allen Beteiligten
5. Jensen wird zum Arbeitsamt und zur Maßnahme geschickt	Einstieg durch Choreografie mit allen Beteiligten 3 Szenen (auf die Gruppen aufgeteilt)
6. Jensen zieht sich von sozialen Kontakten zurück und analysiert das Fernsehprogramm „Hartz Fear-TV"	Einstieg durch Jingle mit allen Beteiligten 4 Fernsehszenen aufgeteilt auf die zwei Gruppen (Kochshow, Talk-Show, Verkaufsshow, Tagesschau)
7. Jensen entdeckt dadurch, wie man sein sollte	Chor des gesamten Ensembles
8. Jensen erinnert sich, was er mal werden wollte	Träume-Catwalk mit Allen
9. Jensen steigt aus und verweigert sich den Regeln des Gesellschafts-systems	3 Szenen (auf die Gruppen aufgeteilt)
10. Jensen entdeckt seine Stärken	Jede Spielerin spricht ihren Stärke-Monolog
11. Jensen kündigt der Gesellschaft	Chor des gesamten Ensembles

Die insgesamt sechs Romanszenen (Punkt 5 und 9 in der Tabelle) sowie vier Fernsehimprovisationen (Punkt 6) werden auf die zwei Gruppen und die dreizehn Ensemblemitglieder gleichmäßig aufgeteilt, so dass jede TN ihre festen Texte und Rollen zugewiesen bekommt. Die restlichen Szenen – Choreografien, Chöre und Improvisationen – werden vom gesamten Ensemble bestritten, die selbst geschriebenen Monologe jeweils einzeln präsentiert. So kommen alle quantitativ gleichwertig im Ablauf vor. Die Szenen werden von uns nach Stärken und Affinitäten der Darstellerinnen und nach literarischer Qualität ausgesucht. Es findet also bereits eine eindeutige Verschiebung vom Prozess zum Produkt statt. Allerdings bleibt die hier normalerweise zu erwartende Krise aus. Die

TN zeigen im Gegenteil Erleichterung und Freude darüber, dass sie nun ganz genau wissen, wohin sie der Weg weiter führt und was ihre konkrete Aufgabe dabei ist. Alle fangen an, sich sehr gewissenhaft für die Proben vorzubereiten. Sie fixieren ihre Texte, lernen sie auswendig, gestalten ihre Szenen und Rollen durch das Mitbringen von Kostümen und Requisiten aus.
Angespornt werden sie auch durch ein gesundes Konkurrenzdenken. Die Zusammenführung der Gruppen steht bevor und keine will hier eine schlechte Figur abgeben!

Zusammenführung der Gruppen

Im Februar 2011 findet dann zum ersten Mal eine gemeinsame Probe der Aachener und der Krefelder Gruppe statt.[11]
Mir ist ein wenig mulmig zumute. Aus zwei mach eins. Hoffentlich geht das gut! Natürlich kennen alle den Ablauf und wir haben bisher zu den gleichen Themen improvisiert und geschrieben. Alle sind von der Sache her auf einem Stand. Aber was ist, wenn die Menschen sich nicht verstehen?
Zu Beginn der Probe stehen wir im Kreis und präsentieren unsere Namen mit einer Geste und alle wiederholen jeweils. Und dann passiert etwas Magisches: es ist eine Kraft und Entschlossenheit im Raum, die einen umhauen kann. Gebündelte Energie und blindes Vertrauen. Man ist sich fremd und kennt sich doch so gut. Die ähnliche Lebenssituation, die damit verbundenen Gefühle, Ängste, Sorgen schaffen Respekt voreinander. Es fühlt sich an, als ob wir niemals zwei Gruppen gewesen wären. Dieses Gefühl bestätigen später alle Ensemblemitglieder. Nach einem nur kurzen Moment der Anspannung und des Abschätzens löst sich mit dem Beginn des Spielens abrupt jeder Zweifel in Luft auf und es herrscht ein umfassendes WIR-Gefühl. Es ist einer dieser magischen Momente, die einfach entstehen, ohne das man sie bewusst steuert und welche die Weisheit und Kraft spiegeln, die ein System, ein Kollektiv als selbstständiger Organismus mit sich bringen kann.

Nach der Anwärmung machen wir eine gemeinsame Leseprobe. Die TN erhalten nun den Ablauf des gemeinsamen Stückes als fertiges Textbuch. Wir lesen in verteilten Rollen. Zwischen den gelesenen Szenen spiele ich die überleitenden Erzähltexte und begleitenden Musiknummern per CD ein. Auf diese

11 Als Probenraum haben wir für alle ein neues, also neutrales Terrain gewählt: den Volksverein in Mönchengladbach. Die Stadt liegt zudem ungefähr in der Mitte von Aachen und Krefeld, so dass alle einen ähnlich langen Weg zur Probe bestreiten müssen. Die Transporte werden von den Diensten der DiAG IDA übernommen.

Weise bekommen alle ein erstes Gefühl für das Gesamte, hören die Stimmen, die zu den Monologen gehören, erfahren die Kraft des chorischen Sprechens, bekommen ein Gefühl für die Länge, das Timing des Ablaufs.
Nach einer Mittagspause springen wir spielerisch in den Beginn des Stückes. Der Bann ist gebrochen.

Testaufführung

Der 10. März 2011 ist ein besonderer Tag. Wir machen uns zum ersten Mal „öffentlich". Wir präsentieren einen Ausschnitt aus unserem Stück während der Frühjahrstagung der Caritas. Was werden die Zuschauer empfinden, denken, sagen? Werden sie verstehen, was wir mit ihnen teilen wollen?
Die Aufregung ist bei allen spürbar. Dann beginnt die Präsentation. Briefumschläge segeln auf die Bühne. Der Chor zerreißt die Stille: *tut es uns leid, Ihnen mitteilen zu müssen, dass wir Ihnen leider … kündigen müssen.* Das Publikum schaut gebannt. Dann kommt der selbst geschriebene Los-Monolog. Das Eigene wird weggegeben, das Innere nach Außen gekehrt. Was für ein Mut gehört dazu. *Da müssen Sie aber vor jeder Vorstellung Taschentücher verteilen,* sagt eine Zuschauerin später zu mir. Sie hat es sehr berührt. Was für eine Möglichkeit, Menschen zu erreichen! Aus dem Dunkel ins Licht zu treten. Auf die Situation von Menschen aufmerksam zu machen, die nicht einfach nur „Hartzer" sind, sondern Individuen, mit vielen Nöten und ganz, ganz viel Potenzial und Stärke. Auch im anschließenden Austausch zwischen Ensemble und Publikum wird das deutlich. Die TN erfahren, dass ihre Themen ernst genommen werden und das sie mit den Zuschauerinnen auf Augenhöhe kommunizieren können. Sie bekommen hier genau die Stimme, die wir ihnen zugedacht haben!
Die Spielerinnen haben durch die Präsentation eine positive Rückmeldung auf ihre Arbeit bekommen und erfahren, dass das, was sie entwickelt haben, verstanden wird, ankommt, berührt, bewegt. Das macht sie stolz und motiviert sie stark, an sich und ihr Stück zu glauben und Kraft zu schöpfen für die Endproben.

Wachstum
Die Performing-Phase

Letzte Veränderungen oder Was darf ich öffentlich machen?

Mit dem gewachsenen Vertrauen in die Gruppe und sich selbst wird auch zunehmend mutiger an den eigenen Texten gearbeitet. Insbesondere bei den

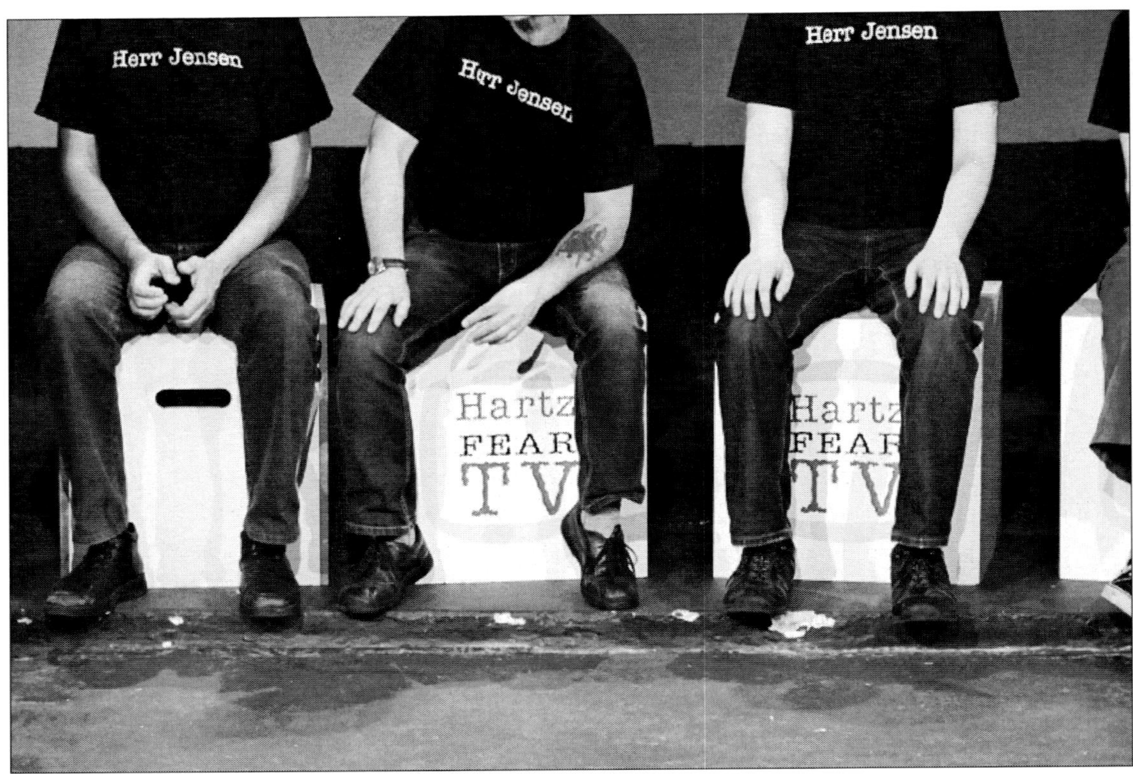

Monologen verändern und erweitern sich die Texte bis zum Schluss. Zum Teil werden aktuelle Befindlichkeiten hinzugefügt, gelegentlich wird die Auseinandersetzung mit Vergangenem noch intensiver und klarer.
Stellvertretend für diesen Prozess möchte ich über den Monolog einer TN erzählen (ich nenne sie Y). Zu Beginn des Probenprozesses hat sie die Rollenbiografie von Diana Jensen entwickelt, eine Mischung aus fiktiven und biografischen Erlebnissen (zitiert unter ÜB 41). Im Verlauf der Arbeit an den Traumbildern, bei der sie sich als Model präsentiert, kam die Idee auf, den Figuren auf dem Catwalk eine Stimme zu verleihen und dafür Teile aus den Texten der Rollenbiografie zu nutzen. Y schrieb ihren Text dafür noch einmal um und ergänzte dabei intime biografische Details:

Als Kind wollte ich Model werden. Ich hatte eine schöne Kindheit, alles war perfekt. Doch dann ist meine Mutter gestorben und mein Vater hat mich allein

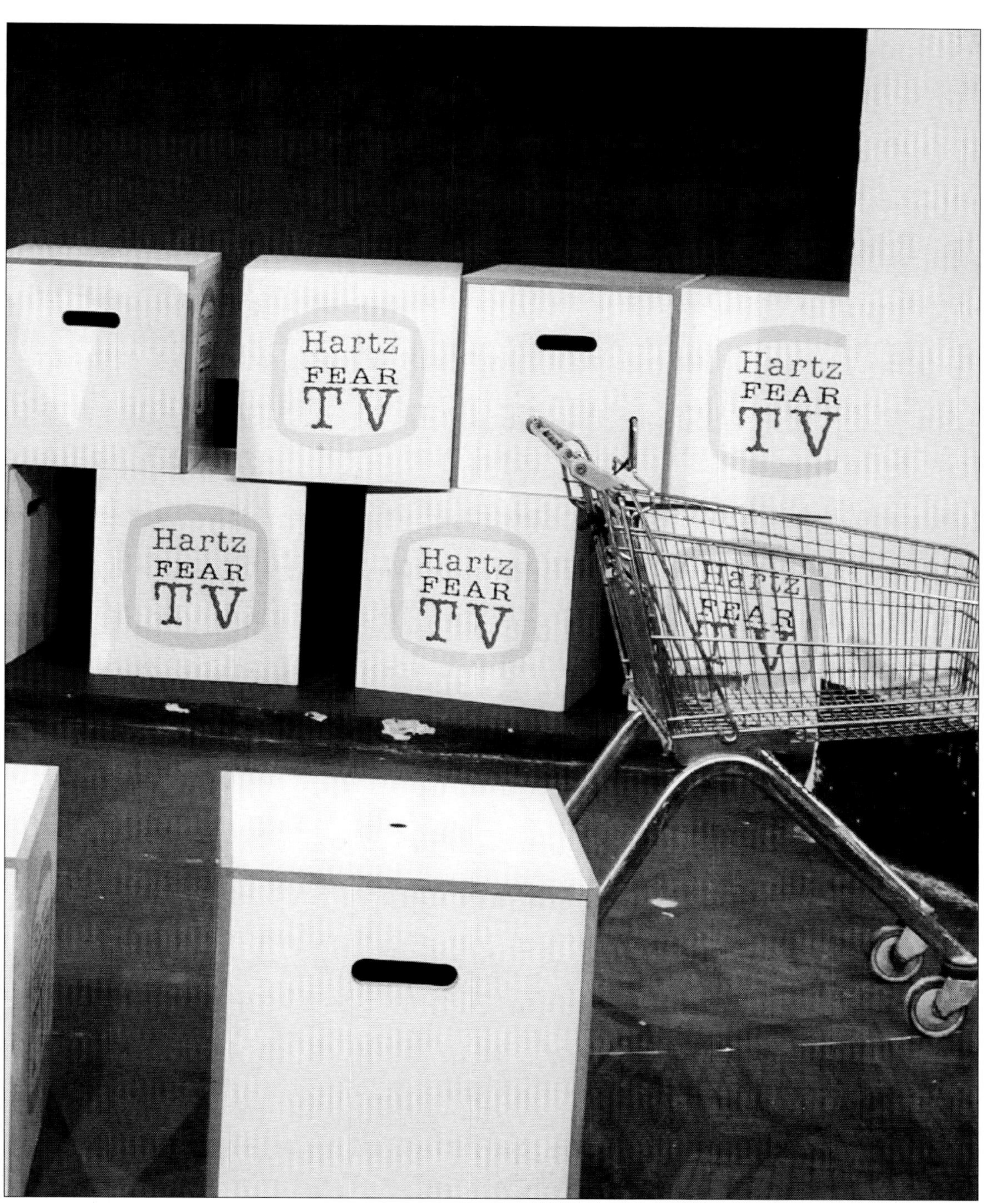
Hartz
FEAR
TV
Hartz
FEAR
TV
Hartz
FEAR
TV
Hartz
FEAR
TV

gelassen. Da, wo ich dann hin gekommen bin, bin ich missbraucht worden. Ich habe um Hilfe gebeten, aber es wurde gesagt „Der macht so was nicht. Er arbeitet bei der Kirche." Lange war ich in Therapie, weil ich an Depressionen litt. Und mit meiner Vergangenheit und meinem Lebenslauf... keine Chance auf dem Arbeitsmarkt.

Sie ist wild entschlossen, diesen Text auf der Bühne zu sprechen und bei mir als SL kommen Fragen auf: Wie viel darf man öffentlich machen? Tut der Spielerin das gut? Kann ich das zulassen?
Ich spreche mit ihr ab, dass sie auf jeden Fall auch mit ihrer Therapeutin – die sie besser kennt als ich und sie seit langer Zeit auch zu diesem Thema begleitet – abklärt, ob eine solche Veröffentlichung zu diesem Zeitpunkt für sie gut und machbar ist. Ich sichere mich ab.
Persönlich habe ich das Gefühl, dass Y sehr stabil ist und sie ihre Entscheidung für diesen Text sehr bewusst und reflektiert getroffen hat. Zudem schützt sie die Rollenfigur. Die Zuschauerin weiß nicht, was biografisch und was fiktiv ist. Es findet kein Seelenstriptease von Y, sondern ein Monolog von Frau Jensen statt, eingebettet in eine formal und ästhetisch gut gebaute Theaterszene. Als auch die Zustimmung der Therapeutin kommt, entscheiden wir, es mit dem Text zu versuchen.
In den folgenden Endproben spricht Y den Monolog zum ersten Mal vor der Gruppe. Vorher ist sie unglaublich aufgeregt. Beim Sprechen zittert ihre Stimme, sie stockt ein, zweimal, aber sie zieht es durch. Man spürt, dass bei den Menschen, die im Zuschauerraum verweilen, der Atem angehalten wird. Mir läuft eine Gänsehaut über den Rücken.
In der Abschlussrunde bekommt Y starken Rückhalt von der Gruppe und Bewunderung für ihre Kraft und ihren Mut. Sie ist sehr stolz auf sich und nun noch wilder entschlossen, den Text auch während der Aufführungen zu sprechen. Sie will sich nicht mehr verstecken. Für sie ist es eine Befreiung aus Scham und Tabuisierung! Als sie den Text späterhin sogar bei einer Aufführung auf dem Katholikentag sprechen darf, empfindet sie doppelte Genugtuung und große Freude. Sie strahlt darüber, dass sie ihre Message an der richtigen Stelle platzieren konnte. Sie ist in ihrer Persönlichkeit gewachsen!

Endproben

Anfang Mai 2011 gehen wir in die Endproben, d. h. nicht nur die Persönlichkeiten, auch die Inszenierung, die Form wächst.
Da die Premiere im Theater K in Aachen stattfindet, gibt es hier bereits einen Vorgeschmack auf das, was uns für unsere kommende Aufführungsstaffel

bevorsteht: weite Wege müssen zurückgelegt, immer neue, fremde Räume bespielt werden. Für die Wege werden Transporte mit einem Reisebus organisiert. Wir machen auf jeder Bühne eine extra Stellprobe und einen Soundcheck, um anzukommen und uns an die Atmosphäre und Akustik des jeweiligen Raumes zu gewöhnen.
Um Mut und Kraft für die Abläufe zu bekommen, entwickeln sich Kreisrituale vor und nach dem Spielen des Stückes, ein „toi, toi, toi" vorweg, ein „und tschüss" danach (ÜB 28/64).
Ebenso wird es zu einem Ritual, dass die Spielerinnen ihre Requisiten, Kostüme, Bühnenbildteile selbstständig und so auch sich selbst auf die bevorstehende Aufgabe einrichten.

Kontakt zum Publikum
Die Informing-Phase

Aufführungen

An folgenden Orten spielen wir unsere sieben Aufführungen: Theater K, Aachen (250 Zuschauer), Theater Düren (100 Zuschauer), Stadthalle Heinsberg (200 Zuschauer), Kulturfabrik Krefeld (350 Zuschauer), Musikschule Mönchengladbach (20 Zuschauer), Kulturhalle Schiefbahn (80 Zuschauer), Bühne auf dem Marktplatz, Katholikentag Mannheim (ca. 100 Zuschauer).
Meine Bedenken, dass insbesondere intimere Momente auf der Bühne durch die Größe der Räume und des Publikums nicht funktionieren könnten, haben sich als nichtig herausgestellt. Durch die entsprechende Vorbereitung der Gruppe auf die Situation gibt es hier auch bei den TN keinerlei Hemmungen oder Ängste.
Wichtig für die SL ist es zu diesem Zeitpunkt, loszulassen und dem Ensemble das Werk anzuvertrauen!

Reaktionen von Zuschauern und Presse

An allen Orten gibt es für das Ensemble „standing ovations" und – bis auf eine Vorstellung – ausverkauftes Haus. Die Spielerinnen sind überwältigt davon, dass sie und ihr Thema so großes Interesse hervorrufen. Stolz und Selbstbewusstsein wachsen von Aufführung zu Aufführung.
Nach den Aufführungen organisieren wir die Möglichkeit zum Austausch zwischen Publikum und Ensemble wie folgt: durch die Testaufführung haben wir erfahren, dass nicht alle TN immer die Tagesform dazu mitbringen, sich

nach dem Spielen auch noch den Fragen des Publikums zu stellen. Ebenso ist es keine optimale Form, das Ensemble auf der Bühne und das Publikum im Zuschauerraum sitzen zu lassen und so zwei Gruppen miteinander zu konfrontieren, denn auf diese Weise trauen sich nur die zu reden, die viel Mut haben bzw. fühlen sich Einzelne eher gezwungen, dem Gespräch beizuwohnen. Deshalb laden wir das Publikum nach der Aufführung ein, die Möglichkeit zu nutzen, einzelne Spielerinnen auf sogenannten Gesprächsinseln im Foyer anzusprechen. So gibt es jeweils mehrere kleine, intimere Gespräche zwischen den Personen, die an diesem Tag auch Lust haben, sich auszutauschen. Das Prinzip ist für beide Seiten praktikabel. Die Gesprächsmöglichkeiten werden reichlich genutzt.
Die Zuschauerinnen äußern sich begeistert und berührt von dem Stück. Viele bestätigen, dass sich bei ihnen die einseitige Sichtweise auf Arbeitslose, Vorbehalte und Vorurteile aufgeweicht hätten, ihr Verständnis für die Situation von Hartz IV Empfängerinnen gewachsen sei. Viele loben die Umsetzung des Stückes, die große Offenheit, die Ehrlichkeit und den Mut der Spielerinnen. Die Komik kommt gut an, auch wenn das Lachen oft im Hals stecken bleibt. Insgesamt kann man konstatieren, dass das Stück tatsächlich zu einem lebhaften Dialog zum Thema „Arbeitslosigkeit" zwischen Spielerinnen und Zuschauerinnen beiträgt und Einblick und Verständnis in und für das Thema fördert.
Die Presse meint es ebenfalls gut mit uns. Ich zitiere einige wohlwollende Kritiken:

Das Theater-Ensemble von dreizehn langzeitarbeitslosen Menschen hat deutlich gemacht, dass hinter dem Schicksal Arbeitslosigkeit immer ein Gesicht mit vielen Geschichten steckt ... Das Stück legt den Finger in eine soziale Wunde unserer Gesellschaft ... ist ein Beitrag zur Debatte, wie die intensiven Gespräche am Rande der Premiere zeigten ... eindrucksvoll auf die Bühne gebracht (Caritas Aachen, Pressestelle, Internet, Mai 2011).

Die Darsteller geben einen sehr privaten und ehrlichen Einblick in ihr Leben ... ihre Offenheit ist bemerkenswert, ... das Publikum berührt und begeistert zugleich (AZ, 9. Mai 2011).

Im Verlauf des rund 75-minütigen Stücks berührten die Darsteller das Publikum aber auch mit ihrer Herzlichkeit. In jedem Satz steckte viel Leben und viel Schicksal, aber auch Witz und Charme. Darum war „Herr Jensen", ausgestrahlt im fiktiven Fernsehsender „Hartz Fear TV", kein Betroffenheitsstück. Hinter jeder Tragödie lauert hier wie im tatsächlichen Leben die Komödie. Immer wieder gab es eindrucksvolle Ensembleszenen. Nicht zuletzt deshalb war „Herr Jensen" vor allem eines: ein Kunst-Stück (Hahn, 21. Mai 2011).

In den einzelnen Stationen in Jensens Leben von der Kündigung bis zum Neuanfang erzählen die Beteiligten ihre Geschichte. Dabei geraten sie nie in Betroffenheitskitsch, sondern behalten im Schlimmsten einen humorvollen Standpunkt. Man meint fast, Profischauspieler ständen auf der Bühne, und muss doch mit Schrecken feststellen, dass all das wahrhaft von den Darstellern erlebt wurde und wird. Selten gab es im Haus der Stadt einen bezauberndreren, anregenderen, verwirrenderen Abend zu erleben (Dürener Zeitung, 21. Mai 2011).

Abschied und Auflösung
Die Adjourning-Phase

Nachtreffen

In mehreren Nachtreffen feiern wir unseren Erfolg und tauschen uns aus. Die TN äußern dabei ihre Erfahrungen mit dem Prozess:

Ich bin nicht mehr so schüchtern wie vorher.

Dieses Projekt war sehr intensiv und hat mich sehr oft an meine persönlichen Grenzen gebracht. Das Thema und einzelne Szenen begleiten mich tagtäglich und zeigen mir, wie realistisch das Ganze leider ist. Ich würde jederzeit wieder mitmachen.

Dieses Projekt war für mich ein Schritt aus der Isolation. Das Feedback des Ensembles füttert mein Selbstwertgefühl. Ich empfinde Freude beim Spielen.

Ich habe viel gelernt und betrachte einige Dinge ganz neu, z. B. den eigenen Körper.

Das Theaterprojekt hat mir sehr viel gebracht. Sich etwas trauen, obwohl andere dabei zuschauen, z. B.

Ich habe gelernt, dass ich kein schlechterer Mensch bin, nur weil ich arbeitslos bin.

Ich habe Spaß am Theaterspielen. Das hilft, Selbstbewusstsein zu kriegen.

Beim Theater darf ich alle Gefühle zulassen und äußern, ich fühle mich frei, ohne Angst und Gefahr. Das Wiederbeleben von Erlebtem ist manchmal sehr bitter, tiefgreifend und schmerzhaft; die Aufnahme in die „Jensen Familie" tröstend und wohltuend.

Resümee

'Sie spielten, als ginge es um ihr Leben, weil sie ihr Leben spielten'. So schrieb ein Journalist nach der Aufführung über das Erleben von „Hartz Fear TV – Die Jensen-Show" und traf damit genau unseren Ansatz. Die von Langzeitarbeitslosigkeit betroffenen Menschen in den Mittelpunkt zu stellen, war in der Entwicklung und Umsetzung des Projektes unser Ziel.
In diesem Ziel stimmten die Begleit- und Vorbereitungsgruppe sowie die beiden Theaterpädagoginnen absolut überein. Die Erfahrungen, die Gefühle, die Hoffnung, Gedanken und Zukunftsträume der Betroffenen sollten Mittelpunkt des Theaterstückes werden. So konnte Literarisches und Biografisches miteinander verbunden und auf die Bühne gebracht werden.
Es ist geschafft worden, dass die Mitglieder des Ensembles „Hartz Fear TV – Die Jensen-Show" als IHR Stück, als IHRE Botschaft betrachteten und somit auch gerne und ohne Scheu bei vorbereitenden Pressegesprächen und bei den anschließenden Publikumsgesprächen engagiert waren. Der „Erfolg" hinter den Kulissen war und bleibt, dass – unter den Bedingungen der Teilhabe – ein Prozess stattfand, der die unentdeckten, unerkannten und eventuell verschütteten Ressourcen der langzeitarbeitslosen Ensemblemitglieder entdeckt und gefördert hat.
In Menschen zu investieren und ihnen zu vertrauen, sie mit ihren Fähigkeiten teilhaben zu lassen, auch am kulturellen Leben unserer Gesellschaft, ist der „Gewinn" des Projektes.
'... was würden wir ohne unsere Träume, ohne unsere Hoffnungen machen', schreibt Joachim Zelter in seinem Roman „Schule der Arbeitslosen". Wie Langzeitarbeitslosigkeit die Träume und Hoffnungen der Betroffenen zerstört, auch davon galt es zu berichten. Aber „Hartz Fear TV – Die Jensen-Show" hat auch davon erzählt, was es bedeutet – trotz Langzeitarbeitslosigkeit – immer wieder aufzustehen.[12]
Als Resümee möchte ich gerne all diese wunderbaren Stimmen der Zuschauerinnen, Pressvertreterinnen, Spielerinnen und des Veranstalters stehen und für sich sprechen lassen. Ich denke, sie spiegeln sehr gut wider, dass wir unsere Ziele mit dem Projekt erreicht haben. Zusätzlich bestätigt es noch einmal, dass sich der äußere Verlauf (Arbeitsschritte, -weise) bewährt hat und heilsame innere Entwicklungen fördern kann.

12 Zitiert aus: Bewerbung zum BAG IDA Sozialpreis, Aachen 2012.

Zum Schluss sei angemerkt, dass unser Projekt 2012 mit dem Preis für vorbildliche Innovation und Integration der Bundesarbeitsgemeinschaft Integration ausgezeichnet wurde. Das Projekt habe *langfristig dazu beigetragen,* dass die langzeitarbeitslosen Menschen *als Personen wahrgenommen und anerkannt werden,* heißt es in der Begründung. Das macht uns stolz.
Ebenso stolz sind wir über die Beobachtungen, die wir bei der Preisverleihung machen dürfen. Das neue Selbstbewusstsein der TN scheint nachhaltig gewachsen zu sein. Auch fast zwei Jahre nach dem Projekt treten die Spielerinnen mit großer Präsenz auf, stellen sich in der Vorstellungsrunde ohne Hemmungen vor, nehmen sich Raum für die eigene Person. Mehrere TN spielen weiter Theater, zwei Spielerinnen machen Hospitanzen im Bereich Dramaturgie und Regie, die sie sich selbst an dem Theater organisiert haben, an dem unsere Premiere stattfand. Eine Spielerin ist Statistin an der Oper und singt nun auf der großen Bühne im Chor mit.
Immerhin haben 50 % der TN auch wieder berufliche Perspektiven: drei sind in Arbeit, eine TN macht ihren Schulabschluss nach und zwei Spielerinnen sind in ausbildungsvorbereitenden Maßnahmen untergekommen. Was für wunderbare Nachrichten!

Aussicht

Trotz des großen Erfolges kann vom Veranstalter aus finanziellen Gründen leider kein Folgeprojekt realisiert werden. Ebenso betonen die einzelnen Träger, dass der zusätzliche Zeitaufwand für Proben und Vorstellungen von ihrem Personalstamm her nicht weiter zu leisten ist, ohne den laufenden Betrieb zu gefährden. Offensichtlich gehört auch das zu unserem „Lernexperiment“ dazu! Trotzdem werden wir alle unsere gewonnen Erfahrungen weitertragen und sind dankbar dafür, dass „Hartz Fear TV – Die Jensen Show“ uns bereichert hat.

8. „Traum eines lächerlichen Menschen"

Ein theatertherapeutisches Projekt für Patientinnen und Mitarbeiterinnen einer psychiatrischen Einrichtung sowie für einen Schauspieler nach Fjodor Dostojewski von SANDRA ANKLAM

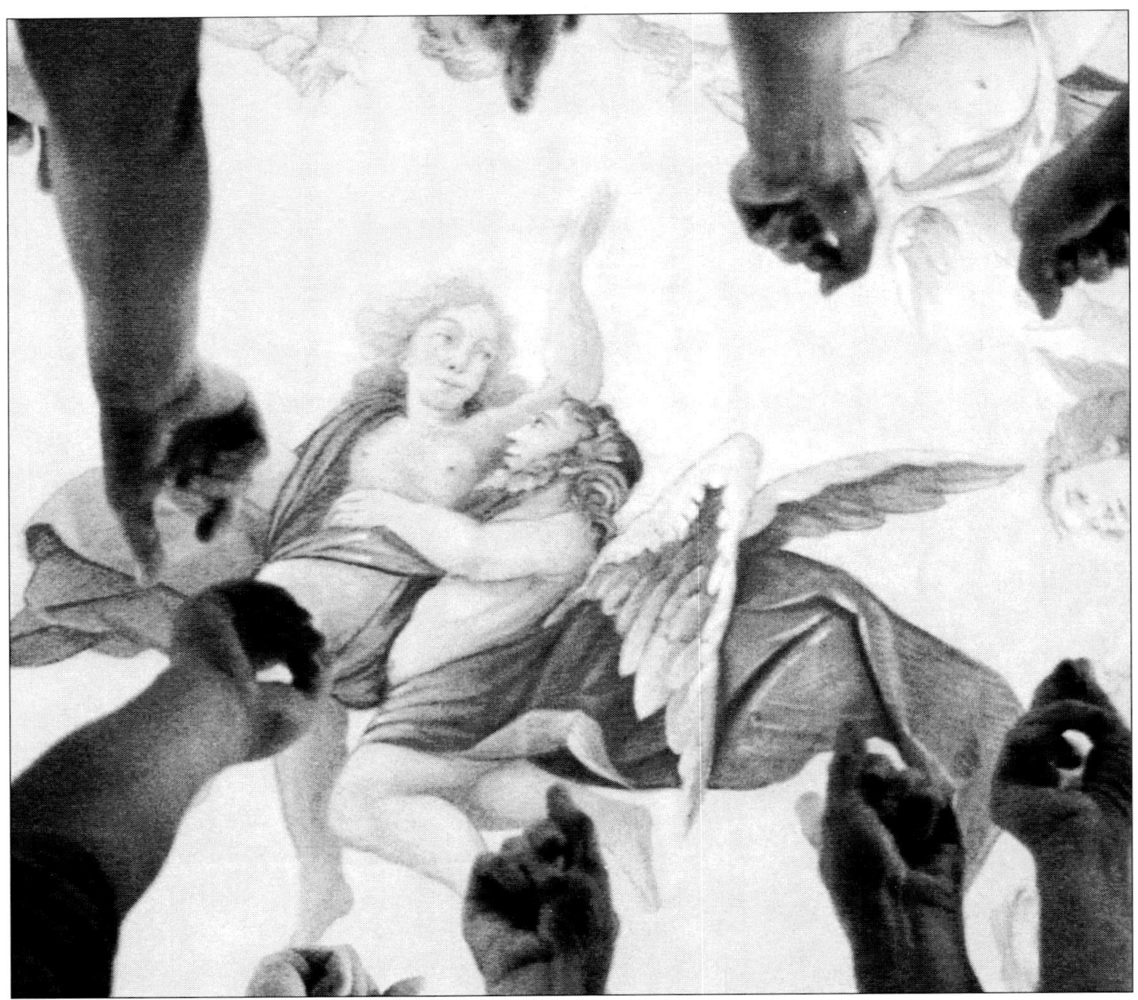

Prolog

Ich bin ein lächerlicher Mensch. (...) Ich beschloss, mich noch in der selben Nacht zu erschießen.
Zwölf Patientinnen und vier Mitarbeiterinnen der LWL-Klinik für Psychiatrie, Psychotherapie und Psychosomatik sitzen an einem Donnerstag im November im Theatertherapie-Raum des Schlosses der Klinik in Herten und lesen den Text, der sechs Monate später im Rahmen der Ruhrfestspiele Recklinghausen vor einem öffentlichen Publikum gezeigt werden soll. Einige melden zurück, dass sie nicht sicher seien, ob sie sich mit einem solchen Text auseinandersetzen wollen, weil er so düster und deprimierend sei. Andere sagen, dass sie die Gruppe besuchen wollten, weil sie mehr Spaß und Freude haben und sich nicht unbedingt im dunklen Monat November mit Suizidgedanken beschäftigen wollen und dann ausgerechnet Dostojewski?

Sechs Monate später stehen neun Patientinnen, drei Mitarbeiterinnen und ein Schauspieler auf der Bühne im Festsaal des Schlosses und spielen vor einhundertundzwanzig Zuschauenden Dostojewskis Text, der inzwischen auch durch eigenes Textmaterial der Spielerinnen angereichert wurde – ein zentraler Satz, der nicht im Ursprungstext steht, lautet: *Ich werde mir das Leben* ***nehmen***. – gesprochen und Woche für Woche neu gelebt von allen.

Rahmen

Das Projekt „Traum eines lächerlichen Menschen" findet mit Unterstützung der Ruhrfestspiele Recklinghausen als theatertherapeutisches Inszenierungsprojekt der LWL-Klinik Herten statt.

Die LWL-Klinik Herten für Psychiatrie, Psychotherapie und Psychosomatik dient der regionalen psychiatrisch-psychotherapeutischen Pflichtversorgung einer Reihe von Städten des Kreises Recklinghausen (Herten, Recklinghausen, Marl, Dorsten, Haltern). Als Fachklinik gliedert sie sich in die Funktionsbereiche Allgemeinpsychiatrie und Psychotherapie, Gerontopsychiatrie und -psychotherapie, Suchtmedizin, zwei Tageskliniken für Allgemeinpsychiatrie und Psychotherapie und eine Tagesklinik für Gerontopsychiatrie und – psychotherapie sowie eine Institutsambulanz. Für die im Einzugsbereich lebende Bevölkerung von ca. 400.000 Einwohnerinnen stehen fast zweihundert vollstätionäre und sechzig teilstationäre Behandlungsplätze zur Verfügung. Die Klinik behandelt Menschen mit psychischen Erkrankungen wie z. B. Depressionen, Psychosen, Persönlichkeitsstörungen, Demenzen und Abhängigkeitsstörungen.

Die Ruhrfestspiele Recklinghausen sind das älteste und zugleich eines der größten und renommiertesten Theaterfestivals Europas. Die Ruhrfestspiele blicken auf eine lange Tradition zurück: Der Ursprung des ältesten Theaterfestivals Europas liegt in einem Akt der Solidarität, als Bergleute der Zeche König Ludwig 4/5 im harten Winter 1946/47 Kohle für die Hamburger Theater an der Besatzungsmacht „vorbeischleusten". Seither haben sich die Ruhrfestspiele zu einem richtungweisenden Theaterfestival entwickelt, ohne ihre kulturellen Wurzeln aus den Augen zu verlieren, was sich auch in der Unterstützung von ungewöhnlichen Projekten zeigt.[1] Die Ruhrfestspiele stehen jährlich unter einem bestimmten Themenschwerpunkt, zu dem alle Inszenierungen ausgewählt und eingeladen werden. Für das hier beschriebene Projekt war es das Thema „Osten", d.h. es wurden hauptsächlich Stücke von osteuropäischen Autoren gespielt. Der Intendant der Ruhrfestspiele reagierte auf den Vorschlag, eine Textvorlage von Fjodor Dostojewski zu wählen, sehr positiv und so kam nach langen Textrecherchen die Erzählung „Traum eines lächerlichen Menschen" ins Spiel.

1 http://www.ruhrfestspiele.de/ueber_uns/geschichte.php

TRAUMLABOR

ein Theaterprojekt für PatientInnen und MitarbeiterInnen der LWL-Klinik Herten für Psychiatrie, Psychotherapie, Psychosomatik im Schloss Herten sowie für einen Schauspieler

frei nach „Der Traum eines lächerlichen Menschen"
von FJODOR DOSTOJEWSKI
Premiere im Rahmen der Ruhrfestspiele 2012

Dostojewskis Erzählung „Traum eines lächerlichen Menschen" stellt die Extreme menschlicher Existenz gegen- und auch zueinander – Gut gegen Böse, Leben gegen Tod, Glaube gegen Nihilismus, Zynismus gegen Verherrlichung, Manie gegen Depression: Ein Mensch wird zum Opfer seiner Überzeugungen: Die Welt sei lächerlich, die anderen noch mehr und er selbst am allermeisten. Alles ist ihm gleichgültig. Seinen Entschluss, sich das Leben zu nehmen, stellt er nach einer sonderbaren Begegnung mit einem kleinen Mädchen und einem fantastischen Traum in Frage.

Die Erzählung bildet den Rahmen für eine spielerische Auseinandersetzung der Gruppe mit dem, was dem Leben Bedeutung verschafft. Dabei werden die lächerlichen kleinen oder großen Dinge des Alltags genau so unter die Lupe genommen, wie hehre Ziele und banale Ideale.

Gesucht werden Menschen jeden Alters, die Lust haben, sich spielerisch mit einer literarischen Vorlage auseinander zu setzen und die Ergebnisse der theatralen Forschungsreise einem Publikum zu zeigen.

Theatervorerfahrungen sind nicht vonnöten, lediglich die Bereitschaft, sich auszuprobieren und in einen lebendigen Gruppenprozess zu begeben.

Künstlerische Leitung: Sandra Anklam, Drama- und Theatertherapeutin
Ärztliche Leitung: Dr. med. Silke Echterhoff, Ärztin für Psychiatrie und Psychotherapie

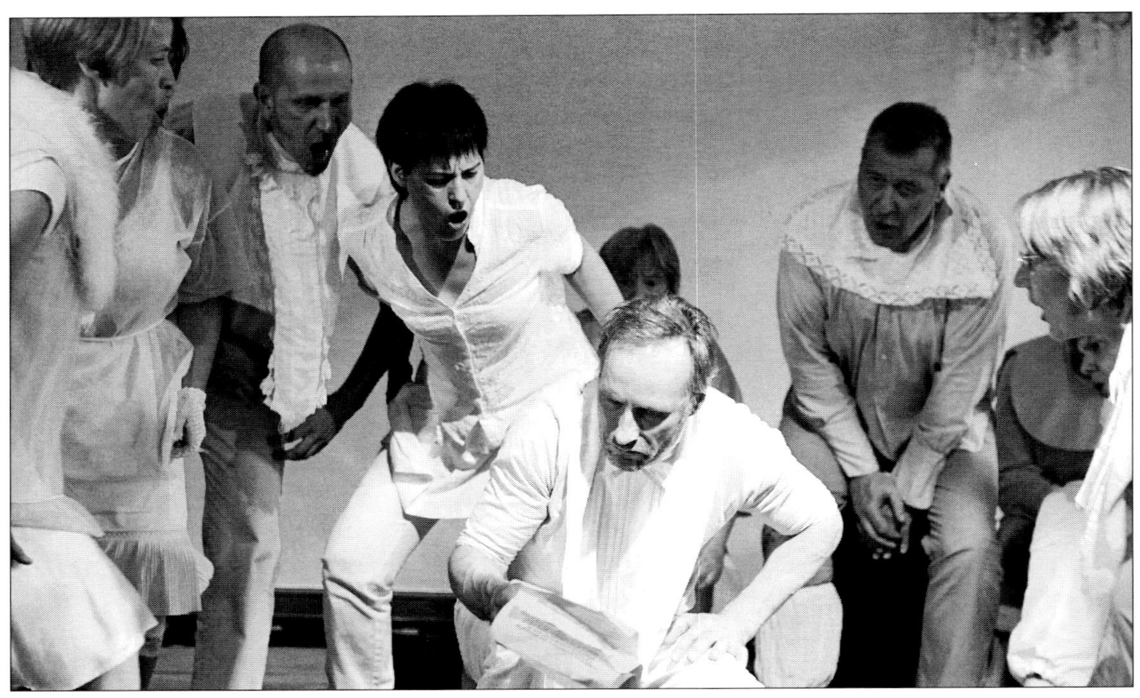

Innerhalb der Klinik wird das Projekt bei allen Mitarbeiterinnen und Patientinnen ausgeschrieben. Teilnehmen kann jede, die Lust hat.

Die Gruppe der Spielenden besteht schließlich aus neun Patientinnen im Alter von fünfundzwanzig bis vierundsechzig Jahren mit Diagnosen wie Psychosen, Depressionen, Persönlichkeitsstörungen vom Borderline-Typ oder Anpassungsstörungen, drei Mitarbeiterinnen der Klinik – einer Ärztin, einem Ergotherapeuten und einer Krankenschwester – sowie dem Schauspieler Wolfram Koch. Es spielen vier Männer und zehn Frauen.

Die Proben finden über einen Zeitraum von sechs Monaten einmal wöchentlich im Theatertherapieraum der Klinik statt. Drei Vorstellungen sind im Mai 2012 im Rahmen der Ruhrfestspiele vor jeweils einhundertundzwanzig Zuschauenden im Festsaal des Schlosses Herten zu sehen. Zusätzlich wird im September 2012 ein Gastspiel vor ebenfalls einhundertundzwanzig Zuschauenden im Kreishaus Recklinghausen gegeben.

Das Projekt wird durch mich als Drama- und Theatertherapeutin der LWL-Klinik Herten sowie durch eine Ärztin geleitet, die gleichzeitig auch mitspielt. Das Bühnenbild wird durch den ebenfalls mitspielenden Ergotherapeuten in Zusammenarbeit mit Patientinnen gebaut. Die Kostüme werden aus dem eigenen Fundus sowie durch Leihgaben aus dem Schauspielhaus Bochum gestellt und in Zusammenarbeit mit einer Patientin konzipiert.

Ziele

Das Projekt ist im Rahmen des Klinikangebotes als theatertherapeutische Gruppe angelegt und hat zum Ziel, die Patientinnen bei ihrem Heilungsprozess zu unterstützen. Dabei geht es darum, ihnen Entwicklung zu ermöglichen, Ressourcen zu stärken und Wachstum zu initiieren. Sie sollen über die theatertherapeutische Arbeit stabilisiert werden, um bei der Bewältigung ihrer jeweiligen Erkrankung Zugriff auf ihre Heilungspotentiale haben zu können. Neben dieser vornehmlich auf den Prozess bezogenen Zielsetzung hat eine Inszenierungsarbeit für mich immer auch eine auf das Produkt bezogene Intention, die wie in diesem Fall auch durch die Rahmung der Ruhrfestspiele gesetzt wird. Eine Inszenierung, die unter einem solchen Label läuft, hat hohen ästhetischen Ansprüchen zu genügen und wird unter großer Aufmerksamkeit in der Öffentlichkeit wahrgenommen – und zwar sowohl unter künstlerischen wie auch unter gesundheitspolitischen Aspekten.
Innerhalb dieses Spannungsfeldes entwickelt sich auch meine Zielsetzung: Mein Auftrag war ein genuin therapeutischer, d. h. zum einen einen wertschätzenden, an den Bedürfnissen und Entwicklungsprozessen der Patientinnen orientierten Rahmen sicher zu stellen. Zum anderen wollte ich eine künstlerisch anspruchsvolle Inszenierung entwickeln, die sich jenseits von „Betroffenheitstheater" auch einem „normalen" Theaterpublikum zeigen kann. Patientinnen herausfordern, nicht überfordern, diese stabilisieren und schützen – prozessorientiert arbeiten. Gleichzeitig Verbindlichkeiten und Wiederholbarkeiten entwickeln, auf einen festgelegten Premierentermin hinarbeiten – produktorientiert auf hohem Niveau.

Der Anti-Stigma-Aspekt spielt dabei für mich eine wichtige Rolle: „Verrückt", „bekloppt", „balla-balla", „einen an der Klatsche haben", „nicht ganz dicht sein" usw. sind nur einige der Fremd- und Selbstzuschreibungen für Menschen, die an einer psychischen Erkrankung leiden. In der Folge solcher immer noch

gängigen umgangssprachlichen Begriffe und den damit einhergehenden Vorstellungen von psychischer Erkrankung isolieren sich betroffene Menschen und/oder verheimlichen ihre Erkrankung aus Angst vor Distanzierung und Ablehnung durch Andere. Um diesem Prozess entgegenzuwirken, ist mir besonders wichtig, eine Inszenierung zu entwickeln, die eben nicht Menschen zeigen soll, die mit ihrer psychischen Erkrankung ausgestellt werden. Dies, so meine Hypothese, findet ohnehin implizit statt, wenn ein Theaterprojekt mit Spielerinnen bestückt ist, die sich *auch* als Patientinnen einer psychiatrischen Einrichtung unter bestimmten Rollenvorzeichen z. B. von „Hilfe-Suchenden" zeigen. Um so wichtiger scheint mir dann, dass das Produkt genährt ist von Kompetenzen und – ja, ich spreche auch im Zusammenhang von Therapie – von Leistung auf anderen Ebenen und eben nicht von Mangel und Defizit auf der Patientinnen-Ebene. Wenn ich eine Inszenierung mit Menschen mache, die alle ein gebrochenes Bein haben, dann liegt mein Fokus nicht auf dieser Einschränkung, sondern ich schärfe den Blick für die Möglichkeiten, die trotz und manchmal auch wegen dieser Begrenzung machbar sind. Die gebrochenen Beine dürfen die Zuschauerinnen wahrnehmen, denn sie gehören zu den jeweiligen Menschen zu diesem Zeitpunkt, sie sollen allerdings nicht im Zentrum der Aufmerksamkeit stehen. Der Leistungsgedanke soll sich dabei nicht auf die Überwindung der Erkrankung, sondern auf alle anderen Potenziale und Möglichkeiten beziehen, ohne die Erkrankung jedoch zu ignorieren.
Auch um für den Anti-Stigma-Gedanken zu sensibilisieren, sieht das Konzept vor, Patientinnen gemeinsam mit Mitarbeiterinnen auf die Bühne zu bringen. Die Zuschauerinnen sollen eingeladen werden, sich zu fragen, wer auf der Bühne welche Rolle hat, psychische Erkrankung ist eben kein Stigma, das jemandem wie ein Kainsmal auf die Stirn geschrieben ist. Außerdem soll mit der Mischung innerhalb der Gruppe auch für die Patientinnen und Mitarbeiterinnen eine Auseinandersetzung über die jeweiligen Rollen evoziert werden: sowohl Schwierigkeiten als auch Erfolge sind unabhängig von Rollenzuschreibungen wie krank oder gesund, sondern sehr individuell zu meistern. Texthänger, Lampenfieber, Ungeduld, Mut, Gruppenkoller und Experimentierfreude sind Querschnittsphänome und zeigen sich bei der einen Spielerin mehr und bei der anderen Spielerin weniger. Wenn dann gleichermaßen Mitarbeiterinnen von Patientinnen und umgekehrt lernen können, Hierarchien im Möglichkeitsraum ad absurdum geführt werden und es dabei keine Rolle spielt, wer im Wirklichkeitsraum welche Rolle spielt, dann – so meine Annahme und Erfahrung – wirkt sich das auch auf den Wirklichkeitsraum aus, z. B. insofern, als dass eine Patientin sich als kompetent in bestimmten Kontexten erlebt, in

der z. B. die Ärztin dies nicht ist. Das trägt außerdem dazu bei, eine psychische Erkrankung nicht als absolut wahrzunehmen, sondern als einen eingeschränkten Funktionsbereich innerhalb der Persönlichkeit.

Vorlage

Die Geschichte, die in Dostojewskis „Traum eines lächerlichen Menschen" erzählt wird, handelt von einem Menschen, der des Lebens müde geworden ist und keinen Sinn mehr findet. Er beschliesst, sich umzubringen. Nach der Begegnung mit einem kleinen Mädchen, dass ihn um Hilfe bittet und welches er grob abweist, weil er sich im Angesicht seines beschlossenen Suizids dafür entscheidet, kein Mitleid mehr zu empfinden, fällt er in einen tiefen Schlaf. Der Traum dieses Schlafes führt ihn auf eine Reise zu sich selbst, zu seinem Tod, zu den Ursprüngen der Menschheit und des Menschseins. Als er aus diesem Traum erwacht, weiß er, dass er leben will und er beginnt dieses neue Leben damit, sich auf die Suche nach dem kleinen Mädchen zu machen.

Der Text stellt die Frage, was einen Menschen in Verzweiflung und Depression davon abhalten kann, sich das Leben zu nehmen. Und er zeigt, dass in der Verzweiflung auch eine Chance liegt, die Suche nach dem Sinn des eigenen Lebens. Die Befreiung von nachtschwarzer Leere geschieht hier durch die Wahrnehmung des Leides, durch das Mitleid mit dem kleinen Mädchen und durch das Entwickeln von Visionen. Letztlich durch eine bewusste Entscheidung, sich das Leben zu **nehmen**.

Die Extreme menschlicher Existenz werden hier gegen und auch zueinander gestellt: Gut und Böse, Leben und Tod, Glaube und Nihilismus, Zynismus und Verherrlichung, Manie und Depression. Hieraus ergeben sich Fragen, die sowohl im therapeutischen Kontext als auch auf der Bühne immer wieder gestellt werden: Was verleiht dem eigenen Leben Bedeutung? Wofür lohnt es sich zu leben? Wie groß kann Verzweiflung sein und worin liegt das Glück der kleinen Dinge?

Meine konzeptionelle Grundidee besteht darin, das Thema Depression als Ausgangspunkt zu nehmen, weil ich davon ausgehe, dass dieses für viele der Teilnehmerinnen Bestandteil der eigenen Lebensrealität ist.

„Traum eines lächerlichen Menschen" ist kein originärer Theatertext – geschweige denn ein Stück – es handelt sich um eine Erzählung, die als Monolog verfasst ist. Es gibt keine Dialoge und ausschließlich aus der Perspektive des Protagonisten beschriebene retrospektiv vollzogene Handlungen. Vor

Beginn der Proben sind grundlegende dramaturgische Entscheidungen über den Textrahmen zu treffen. Die Erzählung wird weit über die Hälfte gekürzt und von vielen Teilen, die stark religiös oder pathetisch scheinen, befreit. Der Text soll ausreichend Spielraum auch für Textmaterial der Spielenden bieten. Die Grundidee besteht darin, viele Teile chorisch sprechen zu lassen, um den Protagonisten mit seinen Themen, Sehnsüchten und Zweifeln als kollektive Stimme sprechen zu lassen, aber auch um die Spielenden vor der Wucht der Inhalte zu schützen. Im Laufe des Projektes entwickeln die Teilnehmerinnen eigene Kurztexte zu den Themen: Lächerlichkeit, Lebendsmüdigkeit und Lebensfreude, die in den Dostojewski-Text einfließen und diesen immer wieder aus biografisch-verfremdeter Perspektive ergänzen oder brechen. Außerdem wird ein von allen als passend empfundener Text von Rainer-Maria Rilke als Prolog und Epilog hinzugefügt (s. S. 10), der die dramaturgische Klammer für die Spielvorlage bildet. Weiterhin finden zwei Lieder Eingang in die Fassung: es werden mehrfach und in unterschiedlicher Form Teile daraus sowohl gesungen als auch gesprochen („Mad world" von Gary Jules und „Der Traum ist aus" von Rio Reiser).

Von Anfang an ist bekannt, dass gegen Ende der Probenzeit ein professioneller Schauspieler zur Gruppe stoßen wird. Wer das sein und wann er dazu kommen würde, ist lange Zeit unklar. Dennoch muss seine Rolle innerhalb der Inszenierung sowie innerhalb der Gruppe und des gesamten Prozesses mit bedacht, geplant und konzipiert werden. Eine Schwierigkeit bei der Einbindung eines Professionellen in ein Amateurtheaterensemble besteht darin, diesen trotz seiner Exponiertheit, die er qua Ausbildung und Bühnenerfahrung hat, dennoch nicht so zu platzieren, dass die anderen Spielenden neben ihm verblassen. Andererseits macht es keinen Sinn, den Profi so in den Hintergrund zu stellen, dass von seiner professionellen Kompetenz möglichst wenig zu sehen ist. Dieser Spagat vollzieht sich bei einem Amateurtheaterensemble aus der Psychiatrie außerdem auf einer weiteren Ebene: Weil die Spielenden immer auch als Erkrankte gesehen werden – allein weil der Produktions- und Vorstellungskontext ein durch Psychiatrie geprägter und beworbener ist – wird der Schauspieler ebenfalls nicht nur als Schauspieler, sondern als einer, der mit psychisch kranken Menschen spielt, gesehen. In dieser Gemengelage eine Form zu finden, die beiden Seiten möglichst gerecht wird, ohne die eine Seite auszustellen oder zu überfordern und die andere Seite zu unterfordern, ist eine große Herausforderung.

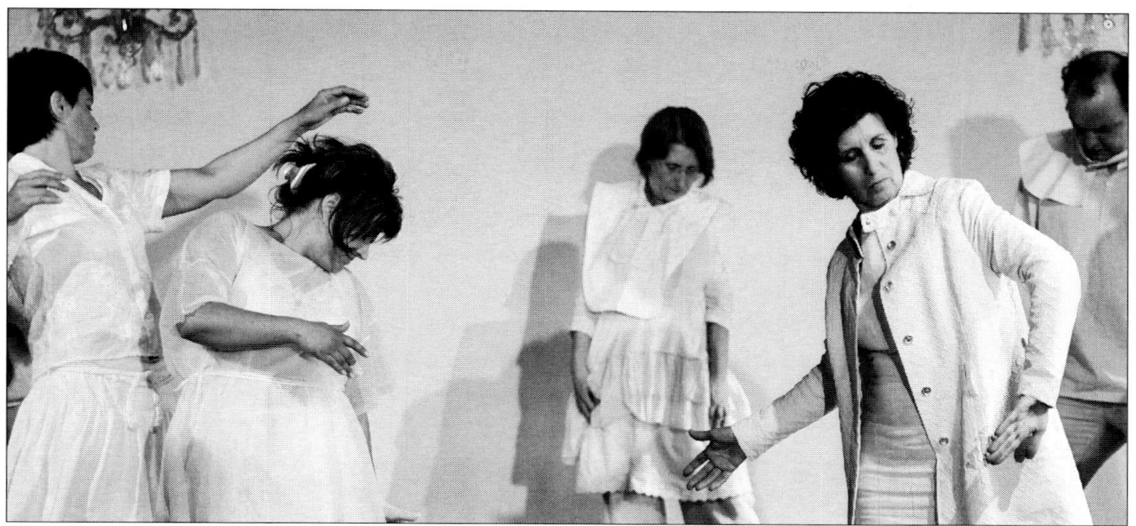

Prozess

Im Folgenden wird anhand von ausgewählten Stationen innerhalb des Projektverlaufes der theatertherapeutische Prozess näher skizziert. Hierbei werden exemplarisch Methoden, Interventionen und Entwicklungsschritte von einzelnen Teilnehmerinnen sowie meine eigenen veranschaulicht, um eine Vorstellung vermitteln zu können, wie der Prozess sich entwickelt und gestaltet hat.
Im ersten Teil eines theatertherapeutischen Projektes geht es neben der Vorstellung der inhaltlichen und organisatorischen Rahmenbedingungen sowie der Arbeitsweise darum, eine Gruppe zu formieren, d. h. allen potentiellen Spielerinnen, aber auch der Leitung (Theatertherapeutin und Ärztin) eine Grundlage zu vermitteln, auf der eine Entscheidung über eine verbindliche Teilnahme an dem Projekt getroffen werden kann. Um das zu gewährleisten, muss sowohl ein Einstieg in die Thematik (Lebensmüdigkeit, Depression) als auch in grundlegendes theatrales Arbeiten gelingen. Dabei soll möglichst schon in den ersten Stunden mit Dostojewskis Textvorlage gearbeitet und gleichzeitig die eigene Verbindung und Resonanz zu den im Text anklingenden Themen, Emotionen und Stimmungen erforscht werden.

Ich bin ein lächerlicher Mensch.

F. M. Dostojewski

Phase 1: Kennenlernen

Das Kennenlernen findet auf unterschiedlichen Ebenen statt: Zum einen lernen die Spielerinnen einander durch Namens- und Vorstellungsübungen (ÜB 3/ÜB 4) kennen, zum anderen zeigen sich alle einander im geschützten Rahmen von Bewegungs- und Spielaufgaben (ÜB 8/ÜB 25/ÜB 11/ÜB 26/ÜB 52). Darüber hinaus wird durch die Eingabe von Impulsfragebögen (ÜB 39), zu denen die Spielerinnen in erster Linie biografisch-motivierte Antworten geben, ein Einblick in die jeweiligen Persönlichkeiten mit ihren Fantasien und Gedanken gewährt. Die gegenseitige Präsentation von in Kleingruppen entwickelten Szenen (ÜB 52) mit anschließendem Feedback schult gleichermaßen für die zukünftige Bühnen- wie die Zuschauersituation und etabliert das Proben-Prinzip der Wiederholbarkeit. Das gemeinsame Lesen der vorläufigen Textvorlage dient dem Kennenlernen des Spielmaterials. Darüber hinaus geben die Reaktionen der Einzelnen auf den Text wichtige Informationen über die jeweiligen Teilnehmerinnen: wer hat welche Fragen zu Inhalt und Form? Wer fühlt sich durch welche Passagen auf welcher Ebene berührt, verstört, angeregt? Das gemeinsame Singen und Bewegen (ÜB 25/ÜB 26) dient der Exploration von Möglichkeiten und Grenzen, von Vorlieben und Abneigungen der Einzelnen gegenüber unterschiedlichen Ausdrucksformen. Außerdem geht es in dieser Phase darum, Spielfreude und Fehlerfreundlichkeit zu etablieren, was u. a. durch die Vielfalt an Methoden (ÜB 8/ÜB 25) gelingt.

	Interventionen	Phase/Ziel
1. Treffen	Projektvorstellung, Vorstellungs- und Erwartungsrunde durch Perspektivwechsel (ÜB 3) **Anwärmung** Eigenmassage (ÜB 61) Impulskreis (ÜB 8) Call and Response (ÜB 4) Raumlauf (ÜB 1) Rhythmus-Wechsel-Gesang (ÜB 25) **Thematischer Einstieg** Gemeinsames Lesen des Textes in unterschiedlicher Besetzung	Phase 1 (Emunah): Beziehungen herstellen, Interaktion fördern, Spontaneität und Anerkennung ermöglichen Phase 1 (Tuckman): Forming Ziele: Kennenlernen der Arbeitsweise, der anderen, des Textes, Gruppenkohäsion, Spielfreude entwickeln, Verflüssigung von Mustern
2. Treffen	**Anwärmung** Eigenmassage (ÜB 61) Impulskreis (ÜB 8) Blicke schicken (ÜB 11) Stimmtraining (ÜB 29) My Bonnie (ÜB 26) **Thematisches Arbeiten** Chorisches Sprechen (ÜB 32) Impulsfragebogen (ÜB 39) zum Themenfeld Leben/Lebensmüdigkeit/Lächerlichkeit	Phase 1 (Emunah): s. o. Phase 1 (Tuckman): Forming Ziele: Impulskontrolle, Verflüssigung von Mustern, Entwicklung von Fehlerfreundlichkeit
3. Treffen	**Anwärmung** Eigenmassage (ÜB 61) Impulskreis (ÜB 8) Stimmtraining (ÜB 29) Lied: „Mad world" hören und singen **Thematisches Arbeiten** Chorisches Sprechen (ÜB 32) Lächerlich ist für mich ...-Szenen (ÜB 52) **Abschluss** Entscheidung über weitere Teilnahme	Phase 2 (Emunah): Selbstausdruck und Spielrollenerweiterung Phase 1 (Tuckman): Forming Ziele: Entwicklung von Spielmaterial, Gruppenkohäsion

Beobachtungen
Die ersten Wochen innerhalb des Projektverlaufes sind einerseits geprägt von Unsicherheiten, vielen Fragen und dem Äußern von Zweifeln und Bedenken: Ist der Stoff nicht viel zu düster? Wie kann man sich einen Prosatext auf der Bühne vorstellen? Schaffe ich eine solche Textmenge? Will ich mich im Rahmen einer zu erwartenden großen Öffentlichkeit im Psychiatriekontext und damit auch implizit mit meiner Erkrankung zeigen? Wer sind die anderen und werde ich mit ihnen und sie mit mir klarkommen? Wie wird es mit dem Profi-Schauspieler werden? Wie wird sich das Verhältnis zwischen den mitspielenden Mitarbeiterinnen und den Patientinnen entwickeln? Trau ich mich, zu singen, zu tanzen und einen Monolog zu sprechen?
Andererseits entwickelt die Gruppe sehr schnell eine Offenheit – vor allen Dingen im Umgang mit Unterschieden: es wird akzeptiert, dass manche Spielende sich immer wieder nur in der Zuschauerinnenposition aufhalten, weil sie erst einmal schauen wollen oder ihnen manche Textpassagen zu nahe gehen oder die aktuelle Befindlichkeit sie dazu bringt. Gleichzeitig berichten die meisten in den Eingangsrunden bereitwillig über Ängste, Befürchtungen, Befindlichkeiten und auch Sehnsüchte und Hoffnungen, die sie mit der theatertherapeutischen Arbeit verbinden. Die mitspielenden Mitarbeiterinnen beteiligen sich in den Blitzlichtrunden zu Beginn und zum Schluss einer jeweiligen Sitzung und teilen ihre jeweiligen Befindlichkeiten ebenso mit wie die Patientinnen. Auch das führt zu einer großen Vertrautheit, die bei den Übungsteilen vertieft wird, wenn gemeinsam gespielt, gesungen, geschrieben, gescheitert und gelacht wird. Innerhalb dieser ersten Phase steigen eine Mitarbeiterin und zwei Patientinnen aus. Die Motive sind unterschiedlich: zu hoher Zeitaufwand für die Eine, zu belastende Themen für die Anderen.

Frau M., eine Patientin Ende 40, die wenige Wochen vor dem Beginn der Proben einen Suizidversuch unternommen hatte und mit der Diagnose einer akuten Belastungsstörung in der Klinik ist, ist ängstlich, ob die Teilnahme an dem Projekt ihr gut tun würde. Die Lebensmüdigkeit des Protagonisten und sein Entschluss, sich das Leben zu nehmen, sind sehr dicht an ihrer eigenen Erfahrungs- und Lebenswelt, so dass sie unsicher ist, ob sie genügend Distanz haben würde. Bei den ersten Proben sitzt sie häufig am Rand und schaut den anderen, z. T. in Tränen aufgelöst, zu. Bei der Einführung des Liedes „Mad world“ singt sie über mehrere Wochen weinend mit und sagt auf Nachfrage immer wieder: *Ist schon ok. Vielleicht schaff ich es, vielleicht auch nicht.* Zwischen den Proben wird sie intensiv von der teilnehmenden Ärztin in diesem Prozess begleitet.

Herr A., Mitte 50, mit einer schizo-affektiven Psychose, teilt nach den ersten Proben mit, dass die Arbeit ihm so viel Spaß machen würde, dass er manchmal gar nicht „runterkomme". Seine Frau sehe das Projekt außerdem sehr kritisch und gebe ihm keine Unterstützung, was den Kontrast zwischen der Leichtigkeit in den Proben und der Schwere zu Hause noch größer mache.
Herr B., Mitte 40, depressiv und sehr still und leise, hält sich sowohl bei den Gesprächen als auch beim Spiel eher zurück. Er wirkt unsicher, hat ein eher ungepflegtes Erscheinungsbild.

Ich freue mich sehr über die große Resonanz auf das Angebot und bin gleichermaßen angespannt, weil ich zum ersten Mal ein Projekt in der Rolle als Theatertherapeutin, die auch hauptamtlich in der Klinik arbeitet, anbiete. Der Schutz meines gewohnten in erster Linie künstlerischen Kontextes ist hier nicht gegeben. Werde ich dem gerecht? Muss ich mein Künstlerinnenherz unterdrücken, um den Erwartungen im Klinikkontext gerecht zu werden? Hinzu kommt die Kooperation mit den Ruhrfestspielen und die Einbindung eines professionellen Schauspielers, was für mich eine neue Erfahrung bedeutet. Wie kann es gelingen, diesen angemessen einzubinden, ohne die Patientinnen auszustellen oder vorzuführen? Und ist die Textauswahl gelungen? Sowohl unter inhaltlichen als auch unter dramaturgischen Gesichtspunkten? Ähnlich wie die Patientinnen bin ich mit meinen eigenen Fragen, Ansprüchen, Erwartungen und Unsicherheiten beschäftigt. Ich habe in diesen Monaten bis zur Premiere häufig das innere Bild eines „Gesellenstücks", das ich sowohl für die Klinik als auch für die Ruhrfestspiele abliefern soll und möchte, die im besten Fall ein fester und nicht einmaliger Kooperationspartner werden können. Ich bin als „Neue" unter besonderer Beobachtung und das setzt mich auch unter Druck. Der Kontakt zur Gruppe gelingt gut. Ich lerne sehr besondere und engagierte Menschen kennen, die bereit sind, dem Prozess und damit auch mir zu vertrauen, obwohl sie mich nicht kennen. Das bestärkt mich sehr. Ich lerne in den ersten Wochen des Projektes viel über psychische Erkrankungen und darüber, wie Menschen durch diese besetzt werden und sich selbst auch besetzen. Und ich nehme wieder das enorme Potenzial des Mediums Theater wahr, die Kraft, die das Spiel freisetzen kann und die großartigen Freiheiten, die jede in diesem Möglichkeitsraum entwickeln kann. Ich bin froh und dankbar für die ärztliche Unterstützung. Die Psychiaterin stellt für den Prozess innerhalb der Gruppe, in der sie einerseits in der Rolle als Spielerin und andererseits immer auch in der Rolle als Ärztin agiert, ein wichtiges Bindeglied zwischen Innensicht und Außensicht dar. Sie erlebt unmittelbar zwischen den Spielerinnen das Geschehen auf der Bühne und begleitet gleichzeitig die einzelnen

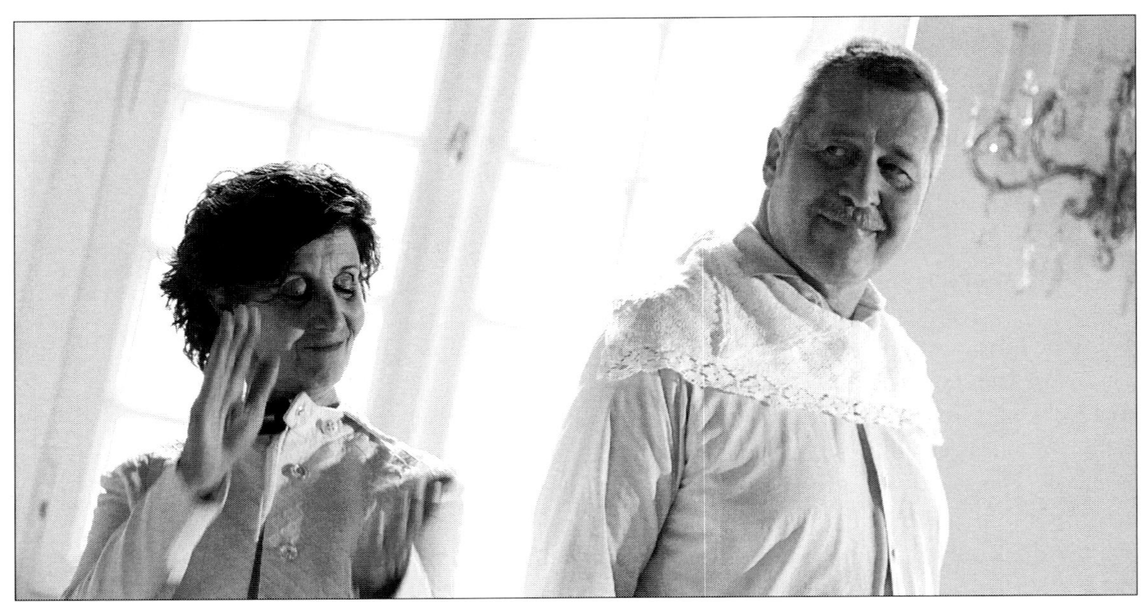

Spielerinnen auch zwischen den wöchentlichen Proben in Einzelgesprächen. Abgesehen davon stützt sie auch die künstlerische Arbeit über ihr langjähriges Erfahrungswissen in psychiatrischer Arbeit, indem sie fortlaufend auf mögliche Destabilisierungen hinweist. Ich bin vornehmlich zuversichtlich, noch etwas zaghaft und vor allen Dingen neugierig. Mir hilft, einen Teil meiner eigenen Unsicherheiten mit der Gruppe zu teilen und diese einzuladen, sich mit mir gemeinsam auf eine Reise zu begeben, deren Ausgang auch für mich offen ist.

Schlussfolgerungen

Aufgrund der Lust am Singen und an der Bewegung sowie durch die große Freude am chorischen Sprechen formt und festigt sich die Idee, den relativ statischen Text häufig durch Gesang und Bewegungstheater-Sequenzen zu brechen oder zu verdichten. Die auch unter literarischen Gesichtspunkten spannenden Antworten aus den Impulsfragebögen ermutigen, noch mehr eigenes und auch biografisches Material der Spielerinnen zu generieren. Der Respekt Einzelner vor der Tiefe und Dramatik einiger Themen (Depression und Suizidalität) lassen mich sehr vorsichtig im Umgang damit werden. Hier sollten auch jenseits des Textes noch Formen zur ästhetischen Distanzierung gefunden werden, damit die Gefahr der Überflutung mit ängstigendem Material nicht vergrössert wird.

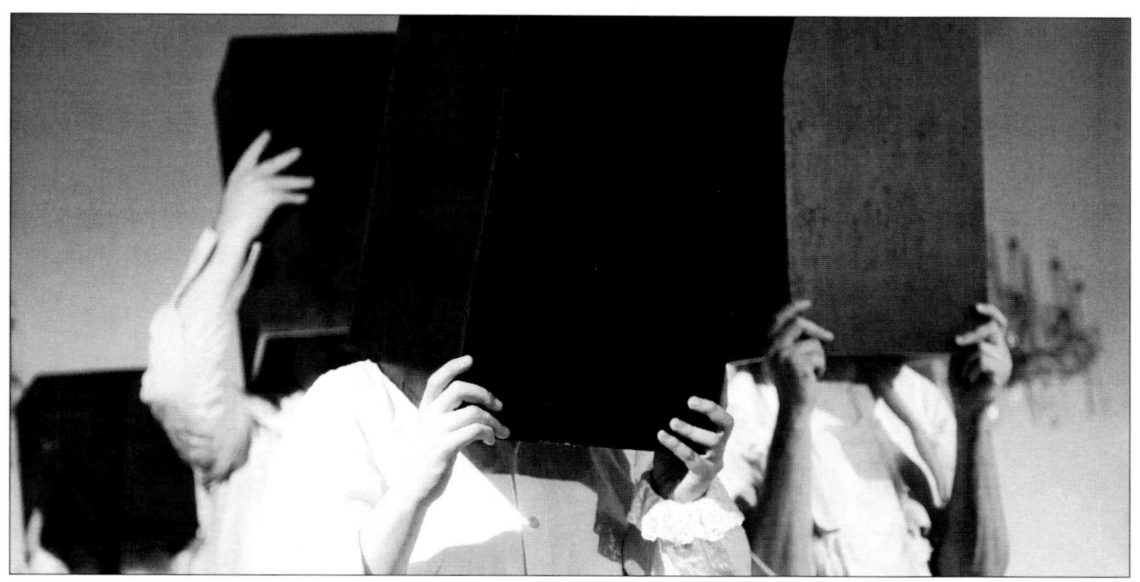

And I find it kind of funny, I find it kind of sad, that the dreams in which I'm dying are the best I've ever had ...
Mad world von Gary Jules

Phase 2: Material-Exploration und Vertiefung

In der zweiten Phase ist neben der konkreten Text- und Szenenarbeit wichtig, über Gesangs- und Bewegungsimprovisationen die Ausdrucksformen und -möglichkeiten der Spielerinnen zu erleben und zu vertiefen. Das gelingt beispielsweise über nonverbale Bewegungsübungen (ÜB 33/ÜB 37), die über eine klare methodische Rahmung eine verbindliche und Sicherheit gebende Struktur aufweisen, innerhalb derer die Teilnehmerinnen ein Höchstmaß an individueller Freiheit entwickeln können. Die hier gewonnenen Materialien und Szenen bieten gleichzeitig eine Möglichkeit für Einzelne, sich über alternative Bilder dennoch den Themen des Stückes auf gefahrlose Weise zu nähern: Die Wassertropfen-Übung wird nach einer Einführung so angeleitet, dass jede Spielerin sich vorstellen soll, einen stacheligen, kalten Tropfen über den Körper zu balancieren, was ein Bild von innerem Unbehagen und Beklemmung erzeugt. Die Schreibwerkstatt (ÜB 40) schafft über die Zeitbegrenzung eine Form, die es jedem Einzelnen spielerisch erlaubt, die eigene Zensur außen vor zu lassen, wenig zu reflektieren und einfach drauflos zu schreiben.

	Interventionen	Phase/ Ziel
4. – 7. Treffen	**Anwärmung** Body-Scan (ÜB 62) Stimmtraining (ÜB 29) gemeinsames Singen von „Mad world" Rhythmus-Wechsel-Gesang (ÜB 25) **Thematisches Arbeiten** 3-Minuten-Fragmente (ÜB 40) Chorisches Sprechen (ÜB 32)	Phase 2 (Emunah): Selbstausdruck und Spielrollenerweiterung Phase 3 (Tuckman): Norming Ziele: Erweiterung von spielbarem Material, Gruppenkohäsion
8. – 11. Treffen	**Anwärmung** Body-Scan (ÜB 62) Stimmtraining (ÜB 29) gemeinsames Singen von „Mad world" Rhythmus-Wechsel-Gesang (ÜB 25) **Thematisches Arbeiten** Improvisationen mit 3-Minuten-Fragmenten Szenen-Anlage: Improvisationen Wassertropfen (ÜB 33)	Phase 3 (Emunah): spielerische Erforschung von eigenen (Erfahrungs-) Materialien und Haltungen Phase 3 (Tuckman): Norming Ziele: Verflüssigung von Mustern und emotionalen Verkrustungen, Flexibilisierung auf körperlicher und seelischer Ebene, Erweiterung des eigenen Ausdrucks
12. – 15. Treffen	**Anwärmung** Body-Scan (ÜB 62) Stimmtraining (ÜB 29) gemeinsames Singen von „Mad world" Rhythmus-Wechsel-Gesang (ÜB 25) **Thematisches Arbeiten** Szenenarbeit Bewegungschoreografie (ÜB 37)	Phase 3 (Emunah): spielerische Erforschung von eigenen (Erfahrungs-) Materialien und Haltungen Phase 3 (Tuckman): Norming Ziele: Durchlässigkeit für alternative Körper- und Rollenhaltungen

Beobachtungen

Die Gruppe findet sich, die Eingangs- und Abschlussrunden sind etabliert, und hier erfahren die Teilnehmerinnen einen sehr respektvollen Umgang miteinander. Die Spielerinnen formulieren immer deutlicher, was sie für sich in der anstehende Probe brauchen, um mit der jeweils aktuellen Befindlichkeit in den Prozess gehen zu können. Hier fallen Sätze wie: *Heute kann es sein, dass ich ein wenig nah am Wasser gebaut bin, wenn ich anfange zu weinen, nicht wundern*

und einfach weitermachen. Oder: *Heute geht es mir körperlich sehr schlecht – ich würde lieber am Rand sitzend meinen Text sprechen.*
Die Schreibwerkstatt mit anschließender Präsentation der Ergebnisse ist für viele sehr aufregend und gleichzeitig ist den meisten der Stolz ob der sehr eindrucksvoll gelungenen Produkte anzusehen. Die Rückmeldungen auf alle Texte sind sehr konstruktiv und wertschätzend. Vor allen Dingen die Bewegungsexperimente zu Musik lassen die Spielerinnen immer mutiger und ausdrucksstärker werden. Hier wird sich mit viel Freude, Humor und Mut verrenkt, ver- und entknotet und es entstehen sehr eindrückliche und bewegende Szenen, von denen einige in die Inszenierung einfließen sollen.

Anbei einige 3-Minuten-Fragment-Auszüge, die u. a. in die Spielvorlage eingeflossen sind:

Vieles hat so wenig Sinn. Doch nicht verzweifeln. Nichts ist eine überaus interessante Dimension. Unendlichkeit: eine schöne und gruselige Vorstellung zugleich. Zugleich könnte ich kotzen und tanzen.

Lächerlich ist, wenn man denkt, dass Schalke Meister wird. Wird das geschehen, dann steht der Pott Kopf. Kopflos sollte man dann aber nicht sein. Sein oder nicht sein? Sein. Nicht sein.

Lächerlich ist ein Geizhals! Geizhälse schmecken mir nicht. Nicht, dass sie nicht auch gute Seiten haben könnten. Könnten schon, aber ob sie wollten? Wollten wir nicht alle mal etwas, und konnten es nicht? Nicht das wir es nicht können. Könnten wir alle, was wir wollten, wäre das Leben dann soviel besser?

Frau A., die wegen einer emotional-instabilen Persönlichkeitsstörung behandelt wird, ist mit großem Engagement bei der Sache. Sie probt zwischen den Proben das Lied „Mad world" am Klavier, schreibt eine eigene Partitur und bringt zu jeder Sitzung ihr Keyboard mit. Gleichzeitig ist ihr der Stress, den ihr all das neben ihrem „ganz normalen Alltagswahnsinn" bereitet, deutlich anzumerken. Auf körperliche Nähe durch andere reagiert sie häufig verunsichert und manchmal auch aggressiv. Es scheint, als würden sich unterschiedliche Situationen bei ihr anstauen und den Druck immer weiter erhöhen, bis sie schließlich manchmal mitten in einer Szene laut fluchend herausplatzt und andere damit einschüchtert, verärgert oder verletzt. Im Laufe des Prozesses gelingt es ihr jedoch zunehmend besser, diese Verunsicherung auch in den Eingangs- oder Abschlussrunden zu verbalisieren und sehr sachlich und differenziert an kon-

kreten Situationen festzumachen. Das erleichtert es auch anderen, Verständnis zu entwickeln und einen Umgang damit zu finden. Frau A. hat u. a. in einem Text den für das Stück zentralen Satz *Ich werde mir das Leben* ***nehmen*** geschrieben – dieser Satz kennzeichnet sowohl den Umschwung des Protagonisten und eröffnet gleichzeitig eine andere Perspektive auf das Motiv der Lebensmüdigkeit. Frau M. weint immer seltener beim Singen des Liedes und ist stattdessen häufiger aktiv im Spielgeschehen dabei. Ihr tun die vielen Wiederholungen gut. Sie macht sichtbar eine korrigierende emotionale Erfahrung, d. h. sie erlebt auf der Spielebene einen anderen Umgang mit Lebensmüdigkeit, Todessehnsucht und Suizidalität, als sie dies in ihrem tatsächlichen Leben erfahren hat. In der Gruppe wird offen über die Parallelen der Figur zu eigenen Erfahrungen gesprochen, wenn dies für jemanden notwendig scheint. Und auch sie darf Teil der Gruppe sein und bleiben, auch wenn es ihr manchmal schlecht geht und sie nicht „funktioniert". An dieser Stelle sei noch einmal auf die wichtige Funktion der Ärztin hingewiesen, die jenseits der Proben diesen Prozess sehr eng begleitet, indem sie mit Frau M. kontinuierlich überprüft, inwieweit die Theaterarbeit heilsam für sie ist.
Herr A. berichtet weiterhin von den Schwierigkeiten mit seiner Frau, die ihm die Teilnahme am Projekt sehr schwer macht. Er hat zunehmend Angst vor dem Moment, nach Hause zu kommen und erzählen zu wollen, wie gut ihm die Probe getan habe. Er wirkt zum Ende der Proben häufig aufgedreht und fast manisch. Zusammen mit der Ärztin entwickeln wir für Herrn A. ein eigenes kleines Abschlussritual: er skaliert zum Ende einer jeden Probe seine Bodenhaftung auf einer Skala von eins bis zehn (die Eins markiert dabei den Pol des gänzlichen Abgehobenseins und die Zehn den Pol der absoluten Erdung). Ist die Skala unter fünf bleibt Herr A. noch ein paar Minuten länger und macht gemeinsam mit uns Übungen zum Erden und zum Herstellen von Bodenkontakt. Außerdem gewöhnt er sich an, zur Probe zu laufen, um für sich einen Übergang zwischen der Theater- und der Alltagswelt zu schaffen.
Herr B. taut langsam auf und auch sein äußeres Erscheinungsbild wandelt sich: er kommt zusehends gepflegter zu den Proben – trägt saubere und neue Kleidung, kommt mit neuer Frisur und entwickelt sich zudem im Spiel immer lebendiger.

Langsam gewinne ich eine Idee davon, wie der Charakter und die Dramaturgie des Stücks aussehen könnten. Ich erfreue mich sehr an der Spielfreude und dem Mut der Spielerinnen und werde selbst mutiger, auch ungewöhnliche und „untherapeutische" Impulse zu setzen, wenn ich z. B. ansage, dass bei einer Szene die Verzweiflung zu pathetisch gespielt wird und darum bitte, weniger dick aufzutragen. Mein Künstlerinnenherz darf weiter schlagen und steht nicht im Widerspruch zu meiner therapeutischen Haltung!

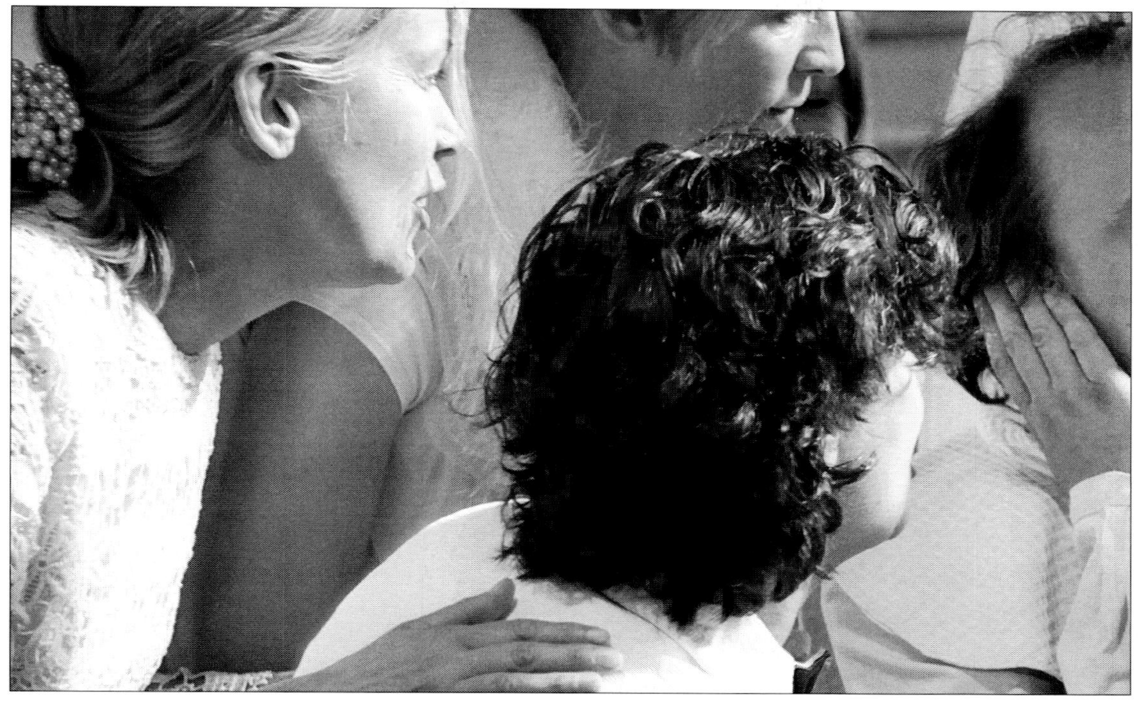

Schlussfolgerungen

Das in den Schreibwerkstätten und z. T. bereits in Improvisationen explorierte Material muss nun ausgewählt, verdichtet und in die vorhandene Textvorlage eingearbeitet werden, um eine auf die Premiere hinzielende Fassung zu entwickeln.

Die Auseinandersetzung mit den Themen des Stücks findet nun explizit mehr und mehr auf der ästhetischen Ebene statt – alle scheinen den Schutzraum der Bühne kennengelernt und akzeptiert zu haben. Der Gruppenprozess schreitet voran, die Gruppe trägt auch über erste kleinere Konflikte und Durstphasen. Die Herausbildung erster differenzierterer Rollen findet bei gleichzeitiger Harmonisierung der Beziehungen statt (Phase 3 nach Tuckman: Norming). Um die Gruppendynamik weiterhin (in Richtung Phase 4: Performing) zu unterstützen, benötigen die in der nächsten Prozessphase auftauchenden inhaltlichen Hürden und Entscheidungen (Textauswahl, Rollenfestlegungen, Wiederholungen) eine präzise Haltung und das exemplarische Aufzeigen von Umgangsformen z. B. bei Konflikten.

Wer irrt sich denn nicht, wer geht denn nicht fehl?
F. M. Dostojewski

Phase 3: Intensivierung

Die Wochen vor der Premiere sind inhaltlich zuerst dem Etablieren von Routinen im Ablauf gewidmet. Zentral ist dabei die Vermittlung von Sicherheit bei gleichzeitiger Erhaltung von Offenheit gegenüber weiterhin stattfindenden Veränderungen. Ebenso sollen bestimmte Ausdrucksformen vornehmlich bei den Bewegungstheater-Sequenzen, den chorisch gesprochenen Teilen und beim Gesang präzisiert werden. Der Gruppenprozess soll stabilisiert werden, um die Kohärenz auch in der nun bald anstehenden emotionsgeladenen Endproben- und Premierenzeit aufrecht erhalten zu können.
Nach den nunmehr ritualisierten Anwärmungen mit den Elementen Körper, Stimme, Konzentration und Wahrnehmung (ÜB 62/ÜB 29/ÜB 26/ÜB 2) setzt sich die Gruppe intensiv mit der Textvorlage auseinander. Übergänge zwischen Szenen, inhaltliche Umschwünge, Brüche, Musikeinsätze und Chorstellen werden angelegt, konkretisiert und wiederholt.

	Interventionen	Phase/Ziel
16.–18. Treffen	**Anwärmung** Body-Scan (ÜB 62) Call and Response (ÜB 4) Raumlauf (ÜB 1) Stimmtraining (ÜB 29) My Bonnie (ÜB 26) Chorisches Sprechen (ÜB 32) **Thematisches Arbeiten** „Mad world" üben Ablauf / Textfassung festlegen und probieren	Phase 2 (Emunah): Selbstausdruck und Spielrollenerweiterung Phase 4 (Tuckman): Performing Ziele: Gruppenkohäsion, Differenzierung und Präzisierung der gefundenen Materialien
19.–21. Treffen	**Anwärmung** Body-Scan (ÜB 62) Call and Response (ÜB 4) Raumlauf (ÜB 1) Stimmtraining (ÜB 29) My Bonnie (ÜB 26) Chorisches Sprechen (ÜB 32) **Thematisches Arbeiten** Ablauf mit Übergängen proben	Phase 3 (Emunah): spielerische Erforschung von Materialien und Haltungen Phase 2 (Tuckman): Storming Ziele: Platz für Konflikte lassen, Ängste und Unsicherheiten nehmen

Beobachtungen

Die Gruppe arbeitet in weiten Teilen konzentriert und mit großem Engagement. Bei der ein oder anderen Teilnehmerin schleicht sich allerdings eine Unverbindlichkeit in Bezug auf die Probenteilnahme ein. Das führt innerhalb der Gruppe und vor allen Dingen in Untergruppen wiederholt zu Diskussionen (Phase 2 nach Tuckman: Storming). Unzufriedenheit über unbefriedigende Szenenabläufe, da Einzelne fehlen und diese ständig neu zu proben sind, macht sich breit. In der Presse findet eine erste Berichterstattung über das Projekt statt und alle Vorstellungen sind bereits Wochen vor der Premiere ausverkauft. Das erhöht den Druck. Und der Umgang mit Druck ist sehr unterschiedlich: die einen werden verbindlicher in Absprachen, in Anwesenheiten und im Lernen. Die anderen werden unverbindlicher in Absprachen, in Anwesenheiten und im Lernen. Die Differenzierung einzelner Persönlichkeiten ist ausgeprägt und inzwischen sind Ecken und Kanten, Vorlieben und Empfindlichkeiten der Einzelnen bekannt. Das führt auch verschiedentlich zu Spannungen, die sich eher indirekt über Blicke oder Kommentare zeigen. Wenn mir so etwas auffällt, lade ich immer wieder dazu ein, offene Themen, Unklarheiten oder Konflikte anzusprechen. Meist gelingt das über den konkreten Bezug zum Spielgeschehen: Frau A. wirkt nach einem Monolog, den sie gehalten hat, sichtlich angespannt. Während sie ihren Text gesprochen hat, ist es hinter ihr auf der Bühne zu Getuschel und Gekicher gekommen. Als ich sie frage, ob alles in Ordnung sei, antwortet sie aggressiv, dass sie es eine Unverschämtheit finde, wenn ausgerechnet bei ihrem Monolog über sie gelacht würde. Das Missverständnis kann aufgeklärt werden, weil die Unruhe nichts mit ihr zu tun hatte, sondern mit dem Verhaken eines Kleidungsstückes an einer Kiste. Über diesen Realitätsabgleich kann ein Schwelen des Konfliktes verhindert werden und gleichzeitig noch einmal dafür sensibilisiert werden, dass gerade die Spielerinnen, die nicht im Fokus sind, mit für den Fokus der Spielenden sorgen müssen.

Einige Spielerinnen werden unsicher, als ihnen bewusst wird, welch große Resonanz in der Presse und damit welche Außenwirkung das Projekt hat. Ihnen sind die Dimensionen bis jetzt nicht deutlich gewesen und sie regen innerhalb der Gruppe eine Diskussion darüber an, ob bei allen Anti-Stigma-Gedanken potenzielle Arbeitgeber nicht eher negativ darauf reagieren würden, wenn sie sähen, dass eine neue Bewerberin vor kurzem noch im Psychiatrie-Kontext Theater gespielt habe. Einige wollen auf keinen Fall, dass sie auf einem Foto zu erkennen sind, das mit ihrem Namen in Verbindung gebracht werden könne, um potenzielle Arbeitgeber nicht abzuschrecken. Andere versuchen, diejenigen

mit Zweifeln zu ermutigen, mit ihren Erkrankungen offensiv umzugehen und sich nicht „klein kriegen zu lassen." Im Laufe der Diskussion wird die Idee geboren, dass diejenigen, die wollen, sich einen Künstlerinnennamen geben, damit eine gewisse Anonymität hergestellt werden könne. Davon machen zwei Spielerinnen auch Gebrauch.
Herr A. schildert, dass seine Frau sich inzwischen an ihn als Schauspieler gewöhnt habe und offenbar akzeptiert hat, dass es ihm durch das Projekt viel besser geht. Sie höre ihn zwischenzeitlich sogar ab und probe mit ihm zu Hause. Die Skalierungen und anschließenden Erdungsübungen sind immer seltener notwendig.
Herr B. macht erstaunliche Fortschritte im Ausdruck und hat sich zu einem sehr lebendigen und humorvollen Spieler entwickelt. Er macht Witze, geht charmant in Kontakt mit anderen und teilt sich in den Anfangs- und Abschlussrunden zum Teil schon eher dominant und ausschweifend mit.
Eine Beerdigungsszene soll geprobt werden, innerhalb derer jemand aus der Gruppe von acht anderen getragen werden soll. Frau M. erklärt sich bereit, diese Rolle zu übernehmen, da sie die Leichteste aus der Gruppe sei. Auf meine Rückfrage, ob sie sicher sei, das tun zu wollen, antwortet sie: *Ich will es auf jeden Fall probieren.* Nach einigen technischen Trageversuchen wird Frau M. im Kontext der Szene über die Bühne getragen. Alle sind sehr konzentriert. Plötzlich beginnt sie, auf den Händen der anderen als Tote getragen, das Lied „Mad world" zu singen – sehr leise und zart. Als die anderen sie herunterlassen, laufen ihr Tränen über das Gesicht und sie lächelt. Einige aus der Gruppe fragen sie, ob alles in Ordnung sei. Sie sagt: *Alles gut, ich will das machen – das tut mir gut. Ich glaube nur, dass ich meine Kinder auf diese Szene vorbereiten sollte.* Frau M. übernimmt also an dieser Stelle die Rolle der Leiche, des Protagonisten, der im Anschluss an die Beerdigung über seinen Tod reflektiert und am Ende der Geschichte feststellt, dass er nur geträumt hat und sich nun nicht mehr das Leben nehmen, sondern das Leben **nehmen** will. Die Entwicklung dieser Szene ist für alle sehr berührend.

Neben der inhaltlichen Arbeit an der Inszenierung und der beobachtbaren Verdichtung der Prozesse durch die knapper werdende Zeit steuere ich immer wieder gegen Unsicherheiten und Ängste an, die zum Teil auch meine eigenen sind. Inzwischen ist klar, dass der Schauspieler erst am Tag der Generalprobe zur Gruppe dazu stoßen wird und so proben wir seine Szenen immer mit einem Phantom, das durch Platzhalter wie Stühle und sonstige Gegenstände markiert wird. Neben meiner Regietätigkeit habe ich häufig Animationsaufgaben: Einzelne stets ermutigen, mit ihren Texthängern und denen von anderen

gelassen umzugehen, Kommentare zum Fernbleiben anderer offen ansprechen, ohne jemanden anzuklagen, Diskussionen konstruktiv moderieren und lenken, Einzelne mit besonderer Aufmerksamkeit beschenken, ohne andere zu vernachlässigen – kurz: Mama, Therapeutin, Regisseurin, Dompteurin und Animateurin in einem sein. Daneben den gesamten organisatorischen Rahmen immer in Rücksprache sowohl mit der Klinik als auch mit den Ruhrfestspielen absichern: vom Schreiben des Programmheftes über das Organisieren des Kartenvorverkaufs, vom Ausleihen von Kostümen über die Konzeption der Bühnenbildarbeiten, von Absprachen mit dem externen Veranstaltungstechniker bis zur Koordination der Pressearbeit. Eine Klinik ist kein Theater und dennoch soll die Klinik für ein paar Tage zum Theater werden.
Für mich ist diese Phase sehr anstrengend. Zweifel werden laut, ob die zu erwartende große Öffentlichkeit nicht eher schade als nutze, ob wir überhaupt fertig werden können und ob das Stück überhaupt verstehbar und gut sei – schließlich sei das ja kein „normales" Theaterstück mit klaren Rollen und Handlungen – ob jede ihren Text sprechen könne und ob das Alles überhaupt zu schaffen sei. Mich beruhigt an dieser Stelle meine langjährige Erfahrung mit Theater- und Gruppenarbeit. All diese Zweifel sind „normal" und kommen in jedem Theater-, Therapie-, Gruppen- und Lebensprozess vor – schließlich steht das Zeigen (Phase 5 nach Tuckmann: Informing) kurz bevor und die Zweifel führen zu einer erneuten Überprüfung von Zielen, Anliegen und Erwartungen. All das erkläre ich mir genauso wie der Gruppe und hoffe, dass ich auch dieses Mal recht behalte.

Schlussfolgerungen
Das Verschieben der Rolle von der Therapeutin zur Regisseurin, die klare Strukturen vorgibt und einfordert, stärker begrenzt und auf klaren Absprachen beharrt, ist vollzogen. Diese Verschiebung schafft für die Gruppe gleichzeitig auch Sicherheit: Jede weiß, dass ihre Anwesenheit bei jeder einzelnen Probe wichtig ist, dass sie angerufen wird, wenn sie nicht kommt und von den anderen gefragt wird, wo sie denn gewesen sei. Der Text steht, die Übergänge sind weitgehend klar und das schafft Klarheit auch für das Bühnengeschehen. An dieser Stelle ist die Ärztin um so mehr gefragt; jetzt sind die Termine zwischen den Proben noch wichtiger, um eventuell auftauchende Unsicherheiten und Themen weiterhin professionell zu begleiten.
Nach einer Phase der Unruhe gelingt es der Gruppe wieder, sich mehr und mehr auf das gemeinsame Ziel, die Premiere so professionell wie möglich zu gestalten, zu konzentrieren. Diese Energie gilt es aufrecht zu erhalten und gleichzeitig Ängste ernst und wahrzunehmen, ohne diesen einen zu großen

Raum zu gewähren. Das gilt auch für mich: selektiv authentisch sein[2] – meinen eigenen Stress spüren – diesen nicht an den Spielerinnen auslassen und gleichzeitig diesen dennoch mitteilen, wenn dies der Klärung oder dem Prozess dienen kann.

Ich werde mir das Leben nehmen!

Phase 4: Premierenzeit

Die Zeit vor einer Premiere ist stets eine besondere: Intensivproben und häufiges Miteinander arbeiten verbinden und verdichten gleichzeitig Wahrnehmung und Erleben. Jetzt geht es darum, etablierte Formen und Strukturen auf ihre Stabilität hin zu prüfen: sowohl auf der inhaltlich-handwerklichen als auch auf der prozessdynamischen Ebene. Die vielen Wiederholungen der Szenen führen manchmal dazu, dass diese nicht mehr frisch und authentisch, dynamisch und lebendig, sondern monoton und auswendig gelernt klingen. Häufig werden Szenen unterbrochen, um sie noch einmal neu, wie zum ersten Mal gedacht und erlebt zu spielen, obwohl sie klar angelegt sind. Das fordert von allen Spielerinnen viel Geduld und Entschlossenheit, die häufig auch untereinander explizit eingefordert wird.

Am Tag der öffentlichen Generalprobe stösst der Profi zur Gruppe. Der Zeitplan ist sehr eng gestrickt und was zuvor mit einem Platzhalter geprobt wurde, muss nun der Realität mit einem Menschen aus Fleisch und Blut standhalten und bedarf immer wieder neuer Versuche, Experimente und Formen. Inhaltlich geht das Konzept auf, den Schauspieler als Protagonisten für einen Teil des Textes zu besetzen, in dem er in seinem Traum auf die Menschheit in paradiesischer Unschuld trifft, die durch die anderen Spielerinnen gespielt werden. Somit spiegelt sich auf der Spielebene die Realität: Ein Fremder stösst zu einer vorhandenen Gemeinschaft mit eigenen Regeln und Gesetzen und beide Seiten nähern sich einander vorsichtig, manchmal auch misstrauisch und neugierig an. Das Anwärmen besteht jetzt in der Hauptsache aus Elementen zur Entspannung und zum nonverbalen Ausdruck von Befindlichkeiten (ÜB 62/ÜB 4/ÜB 63) sowie aus stückbezogenen Bestandteilen (ÜB 32). Die rein spielerischen Anteile nehmen ab, auch weil der Raum für explizit gestaltete Gruppenprozesse nun nicht mehr gegeben wird, um weiter auf das gemeinsame Ziel der Premiere zu lenken.

2 nach Ruth Cohn: *Nicht alles, was echt ist, will ich sagen, doch alles, was ich sage, soll echt sein.* www.ruth-cohn-institute.com/page 17

	Interventionen	Phase/Ziel
22.–23. Treffen	**Anwärmung** Body-Scan (ÜB 62) Call and Response (ÜB 4) Stimmtraining (ÜB 29) Chorisches Sprechen (ÜB 32) Entspannungsritual (ÜB 63) **Thematisches Arbeiten** Durchläufe Korrekturen Öffentliche Generalprobe	Phase 5 (Emunah): Integration und Anpassung Phase 4 (Tuckman): Performing Ziele: Aufführungsvorbereitung, Ängste nehmen
24.–25. Treffen	**Anwärmung** Body-Scan (ÜB 62) Stimmtraining (ÜB 29) Chorisches Sprechen (ÜB 32) Entspannungsritual (ÜB 63) Toi, toi, toi-Ritual (ÜB 28) **Premiere** und weitere Vorstellungen	Phase 5 (Emunah): Integration und Anpassung Phase 5 (Tuckman): Informing Ziele: Anerkennung erleben

Beobachtungen

Das erste Zusammentreffen mit dem Schauspieler ist dank einer großen Offenheit auf beiden Seiten von Herzlichkeit und Neugierde geprägt. Die Gruppe geht sehr selbstbewusst auf den Schauspieler zu. Dieser fragt: *Haben Sie denn eigentlich keine Angst vor mir?* Herr A. antwortet: *Nee, und Sie vor uns?* Ein erleichtertes Lachen auf beiden Seiten öffnet die Herzen. Die Gruppe ist sichtlich stolz auf das bisher Erarbeitete und nimmt die geäußerte Anerkennung des Profis selbstbewusst entgegen. Der wertschätzende Blick von Außen festigt nach Innen. Ein kleiner Vorgeschmack auf die Premiere – auf das Aufeinandertreffen von Publikum und Spielerinnen.

Im Vorfeld dieser letzten Intensivprobenphase äußern einige Spielerinnen ihre Bedenken ob des großen Zeitaufwandes. Waren die Proben bisher wöchentlich für zwei Stunden angesetzt, folgen jetzt mehrere ganze Tage dicht aufeinander. Einige befürchteten, nicht ausreichend Kraft und Konzentrationsvermögen aufbringen zu können – schließlich seien sie ja auch krank und das nicht umsonst. Hier entspannt sich die Situation sichtlich, als ich noch einmal deutlich mache, dass die Überschrift über dem Projekt „Theaterthera-

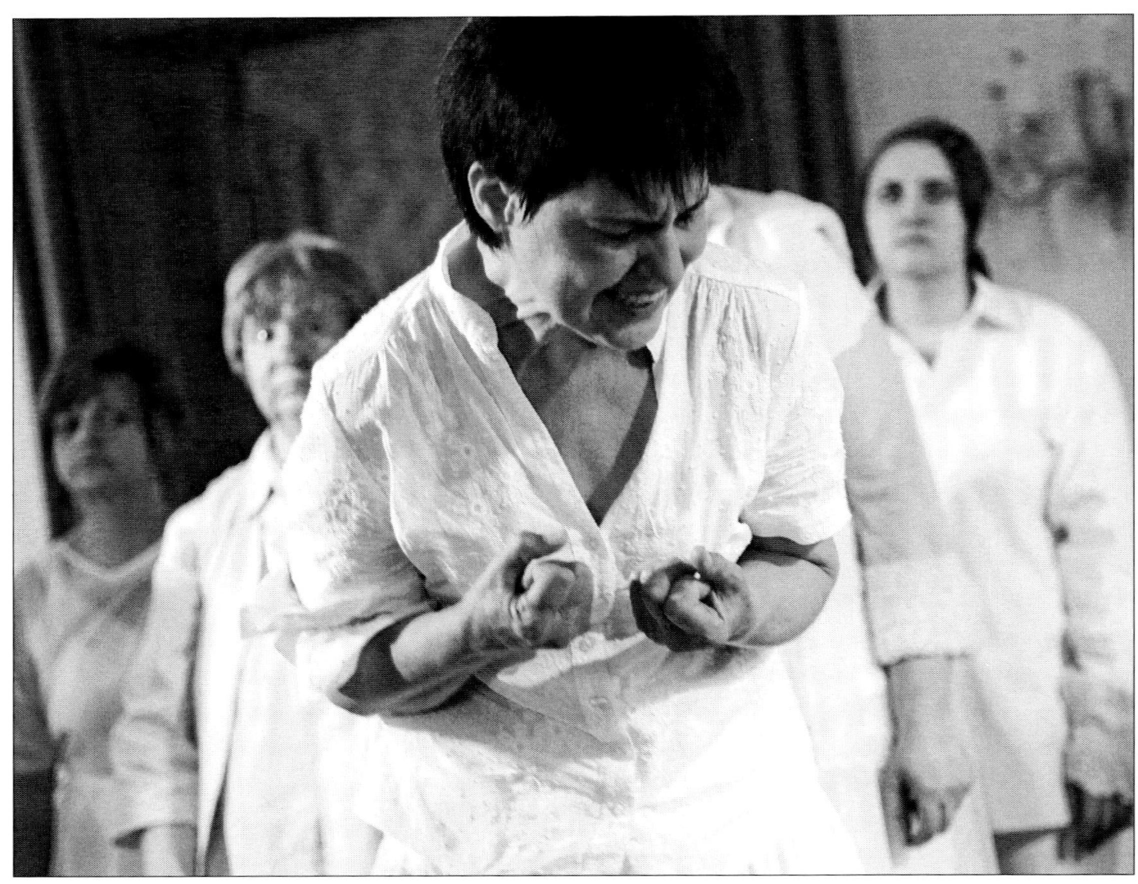

pie" lautet und das erst darunter „Ruhrfestspiele" stehe. Alle werden explizit gebeten, selbstfürsorglich zu handeln, Pausen einzufordern und zu nehmen, Bedürfnisse und Grenzen anzumelden. Das wird von Einzelnen des Öfteren auch in Anspruch genommen, jedoch deutlich weniger als die vorherige Ankündigung erwarten ließ. Und die Konzentration, Kraft und Ausdauer der Gruppe ist trotz oder vielleicht auch wegen der Anspannung enorm: immer wieder fordern Einzelne Wiederholungen und Korrekturen, lernen auch in den Pausen und ermutigen einander bei Textaussetzern und Durststrecken. Einige Spielerinnen kennen inzwischen fast den ganzen Text auswendig und geben anderen gelegentlich dezent Stichworte, wenn sie hängen, so dass eine Soufflage häufig nicht notwendig ist.

Herr A. ist unmittelbar vor der Generalprobe sehr aufgeregt und fürchtet, einen Blackout zu bekommen oder aber einen Kreislaufzusammenbruch zu erleiden. Er ist blass und zittert. Das Angebot der Regieassistentin, ihm ihren Rücken zur Verfügung zu stellen, nimmt er dankbar an: Die beiden stellen sich Rücken an Rücken und Herr A. konzentriert sich auf die Atmung und den Rhythmus des anderen Rückens. Er wird ruhiger und gewinnt nach und nach auch wieder an Gesichtsfarbe. Das Rückenritual ist geboren und wird nun für die Vorstellungen dankbar von Herrn A. angenommen, der im Übrigen bei keiner der Vorstellungen einen Blackout oder einen Kreislaufzusammenbruch erleidet.
Frau M. ist inzwischen eine stabile Größe innerhalb der Gruppe – sie nimmt zuverlässig und engagiert an allen Proben teil und meldet regelmässig zurück, wie gut ihr das Projekt tue.
Herr B. ist sehr aufgedreht, redet viel und schnell und verhält sich zum Teil unangemessen. Beispielsweise macht er während einer Entspannungsübung Witze, was einige der anderen nervt. Er ist allerdings nicht der Einzige, der sich so verhält. Stress hat viele Gesichter.

Die öffentliche Generalprobe wird unter großer Pressebeteiligung durchgeführt und viele Zuschauerinnen, die keine Karten mehr bekommen haben, sind gekommen. Der Saal ist mit seinen einhundertundzwanzig Plätzen fast voll und als alle gemeinsam als Chor auftreten, startet ein Blitzlichtgewitter, das bis zum Ende der ersten Hälfte anhält. Ein Kamerateam filmt die Probe. Die Spielerinnen lassen sich hierdurch zumindest nicht sichtbar verunsichern und spielen die Generalprobe mit großer Professionalität – der ein oder andere holprige Übergang, Textdreher oder Aussetzer beruhigen uns, weil der Theateraberglaube besagt, dass bei einer Generalprobe noch Fehler passieren müssen, damit die Premiere gelingt.
Diese folgt am kommenden Tag vor ausverkauftem Haus und die Spielerinnen meistern sie mit Bravour. Die Resonanz ist überwältigend und im anschließenden Publikumsgespräch stellt sich die erschöpfte und zufriedene Gruppe den Fragen der Zuschauerinnen mit Stolz und Zufriedenheit. Im Laufe der weiteren Vorstellungen gewinnen die Spielerinnen zusehends an Souveränität und die Spielfreude wächst exponentiell dazu.
Einige Zuschauerreaktionen:
Gratulation und Glückwünsche an alle Mitwirkenden und Beteiligten! 60 Minuten voller Intensität, höchste Konzentration auf jeden Einzelnen, – auf die gesamte Gruppe, – auf den Text. Danke! Möge jedem Einzelnen durch diese Arbeit ein Stück Heilung widerfahren – jedem auf seine Weise. Eine gelungene, beeindruckende und ausdrucksstarke Inszenierung und wertvolle Arbeit!

Danke für diesen lebensbejahenden, äußerst lebendigen und heutigen Dostojewski – wer hätte gedacht, dass in diesem alten Mann noch so viel Leben steckt?
Ja, Sie haben sich tatsächlich das Leben genommen. Das war sicht- und spürbar! Danke für diesen eindrucksvollen Beweis dafür, das sich Kunst IMMER lohnt.

Einige Pressestimmen:
Die heimlichen Stars der Ruhrfestspiele – Ärzte und Patienten begeistern in „Traum eines lächerlichen Menschen" (...) Ihr Traum ist vor allem eines: ein bemerkenswertes, bewegendes, mitreißendes und Mut machendes Theaterstück. Und das mit einem Maß an Authentizität, wie man es auf einer Theaterbühne nur selten erleben darf. Auch ohne ihn (Wolfram Koch) wäre das Stück, das vom Publikum mit nicht enden wollendem Applaus gefeiert wurde, ein echtes Erlebnis geworden. Denn das hier sind definitiv die heimlichen Stars der Ruhrfestspiele. Wenn der therapeutische Nutzen durch die kreative Arbeit, die Auseinandersetzung mit sich selbst und seiner Umwelt, den Mut, sich zu präsentieren und die gemeinsame Arbeit zwischen Scheitern und Erfolg ebenso groß ist, muss man doppelt gratulieren. Recklinghäuser Zeitung, 01. Juni 2012

Ein nachdenklich machendes, ein manchmal traumschönes Stück Theater. Einer der Texte, die einfließen ist so wunderbar doppeldeutig und zeigt auch die Kreativität, die in dem Projekt steckt: „Ich nehme mir jetzt das Leben" sagen die Traumfiguren und meinen es wörtlich: Sie greifen nach dem Leben, in dem Sinne, dass sie es mutig anpacken. WAZ, 30. Mai 2012

Und jetzt gehe ich, jetzt gehe ich!
F. M. DOSTOJEWSKI

Phase 5: Nachklänge

Vor der letzten Vorstellung, die nach einer Pause von etwa drei Monaten als Gastspiel an einem anderen Ort in einer anderen Stadt stattfindet, verschlechtert sich der Zustand von Herrn B. Er wird manisch, verreist unangekündigt für mehrere Wochen und begibt sich schließlich in stationäre Behandlung. Als ich ihn eher zufällig telefonisch erreiche, um die Wiederaufnahme für das Gastspiel zu besprechen, ist er gerade auf einer griechischen Insel und antwortet auf meine Nachfrage, wie es ihm gehe voller Enthusiasmus: *Ganz fantastisch! Und Ihnen?* Als ich ihm erkläre, dass ich für das Gastspiel aufgrund seiner Unberechenbarkeit auf ihn verzichten muss, nimmt er das fröhlich zur Kenntnis und bietet mir an, dass ich mich für das neue Projekt gerne wieder bei ihm melden dürfe. Ob und inwieweit das Theaterprojekt mit zu einer Verschlechterung seines Zustandes beigetragen hat, vermag ich nicht zu beurteilen. Sicher ist nur, dass bei Menschen mit manischen Erkrankungen besondere Aufmerksamkeit geboten ist. Seine Diagnose allerdings war Depression. Inzwischen, ein gutes halbes Jahr nach diesem Telefonat ist Herr B. auch dank der engen psychiatrischen Anbindung und professionellen Hilfestellung wieder stabiler und nimmt erneut am folgenden Projekt teil. Dieses Mal jedoch mit einer anderen Diagnose: bipolare Psychose und damit unter anderen Vorzeichen. Nun achten wir auch in der theatertherapeutischen Arbeit viel mehr auf Nuancen, die darauf hindeuten, dass er in eine manische Episode abgleiten könnte.[3]

Im Anschluss an die letzte Vorstellung, knapp ein Jahr nach ihrer ersten Begegnung, kommt die Gruppe noch ein letztes Mal zu einem gemeinsamen Abschluss zusammen. Gemeinsam schauen wir die Aufzeichnung einer Vorstellung, tauschen uns über Rückmeldungen aus, reflektieren gemeinsam den Prozess und die gemeinsame Zeit. Die Ablösungsphase hat begonnen (Phase 6 nach Tuckman: Adjourning).

Im Folgenden einige ausgewählte Feedbacks, die im Anschluss an das Projekt bei den Spielerinnen schriftlich über einen Fragebogen eingeholt wurden.

Was hat Sie bewogen, an der Gruppe teilzunehmen?

Theater „spielen"; in eine andere Rolle schlüpfen können, alles Andere vergessen können ...

Ich spiele gerne Theater. Die Möglichkeit, das in einer geschützten Gruppe zu tun, hat mein Interesse noch verstärkt, und auch die Option, nicht nur für uns selbst etwas zu proben, sondern an die Öffentlichkeit zu gehen. Entscheidend für mich war auch die Voraussetzung, über einen längeren Zeitraum an einem Projekt zu arbeiten.

Während einer stationären Behandlung schien mir das Theater spielen eine Möglichkeit zu sein, mein inneres „Ich" mit neuen Erfahrungen zu stabilisieren.

3 Nachtrag: Herr B. hat im Verlauf des weiteren Projektes beschlossen, dieses nicht zu Ende zu bringen, um sich nicht unnötig unter Druck zu setzen. Diese Entscheidung war sicherlich nur über die engmaschige Begleitung und im Wissen über seine Erkrankung auch auf unserer Seite möglich.

Welche Erfahrungen nehmen Sie mit aus der Gruppe, z.B. in Ihren privaten oder beruflichen Alltag?

Dass ich die Schwierigkeiten ausgehalten habe, vor allem in einer Gruppe ausgehalten habe. Über die Stolpersteine hinweg gestiegen zu sein und weitergemacht zu haben, bis zum Ziel und darüber hinaus. Da ich mich selten einer Gruppe angeschlossen hatte, und dann auch noch vor zu vielen Reibereien von Gruppen zurückgezogen hatte, war dieses Mal ein wichtiges Geschehen für mich: zu einem guten Ende zu kommen, eine unglaublich dynamische Gruppe zu erleben und auch Teil davon zu sein. Diese Prozesse haben mir manchmal Angst eingejagt, aber ich bin wieder auf die Gruppe zugegangen, und es ist dann weitergegangen, über Probleme oder Fragestellungen hinweg. Das war für mich eine wichtige Erkenntnis, dass mit einem Problem nicht ein Stopp kommt, an dem ich aussteigen muss, sondern dass es meist intuitiv oder überraschend weitergeht, ganz verschieden, aber mit einer Richtungsangabe. Ich bin mit dieser Gruppe an viele Kreuzungen gekommen und habe viel ausgehalten. Ich nehme ganz wesentlich für meinen Alltag mit, dass ich überraschende Wendungen erst einmal aushalten möchte, ohne das Handtuch zu schmeißen. Die Wege kommen dann manchmal von selbst, und manche Impulse kommen von anderen, wenn mir gerade keine einfallen. Ich trage jetzt Kleider;–) Ich habe immer wieder Textfetzen im Kopf und das gibt so ein Gefühl von Heimat. Ich glaube, ich gehe gerader (nicht immer, ok). Die Erfahrung, wie schön es ist, Mitglied einer Gruppe von Menschen mit gleichem Ziel zu sein. Ich glaube, ich bin ruhiger, selbstbewusster, kenne mich besser.

Wie war der Umgang mit der speziellen Thematik (Depression, Suizid) für Sie?

Zuerst sehr schwierig – schlimm! – habe mich dann ganz langsam an das Thema heran getastet.
Ich habe mich dieser Thematik erst einmal offen gestellt. Zugegeben, dass diese Gedanken immer noch im Alltag auftauchen. Nichts Neues, und darum immer noch erschreckend sind. Manchmal erschreckend alltäglich. Der offene Umgang damit war bei der Thematik des Stückes sogar erwünscht. Bangen war dabei, weil man nicht wusste, wie nah man diesem Thema kommen würde. Ich habe gleichzeitig mit der einen Seite einen Schutzwall gestützt und mit der anderen portionsweise etwas zugelassen. Manches kam trotzdem mit voller Wucht.

Doch ein Ausprobieren war auch dabei, ohne den Tod direkt zu berühren. Den Schrecken etwas berühren, damit er etwas von seiner Macht verliert? Ich konnte diese dunkle, weggesperrte Kammer etwas öffnen, denn was nicht hinein kann, kann auch nicht hinaus. Den Zugang zu dieser dunklen Kammer habe ich gezeigt. Ein Geständnis.
Am Anfang war diese Thematik sehr, sehr schwer für mich. Ich habe etwas länger gebraucht, um zu verstehen worum es wirklich geht. Das alles hatte mich sehr verunsichert.
Da die Gruppe sehr offen mit diesen speziellen Themen umgegangen ist, war die Konfrontation damit kein großes Problem. Alle waren sehr sensibel. Das hat mir geholfen.
Ich finde, der Text macht sehr viel Mut und zeigt, wie schön das Leben sein kann. Und so zukunftsfroh empfand ich das gesamte Projekt. Deshalb hatte ich damit gar kein Problem. Ich war dann auch sehr erstaunt, dass man „sich das Leben nehmen“ auch anders interpretieren kann.

Was war der schönste Moment?

Oh, da gab es viele …! Einer der schönsten war auf jeden Fall der Applaus nach unserer Generalprobe!
Es gab viele davon. Herausragend war der Premierenabend, nicht nur die Aufführung, auch das Drumrum, vorher und nachher. Ein Kracher. Und dann auf jeden Fall die Aufführung im Kreishaus – ich dachte, es kann überhaupt nicht klappen, wir werden einen Hänger nach dem nächsten haben. Und es lief, als hätten wir nie etwas anderes gemacht. Ich war ungeheuer stolz auf uns.
Als ich meine Schüchternheit überwinden konnte und das Gefühl hatte, richtig zu schauspielern.
Einen einzelnen Moment weiß ich nicht. Aber die Aufführungen im Schloss waren ergreifend. Dieses Gruppengefühl. Und wie Wolfram Koch uns nach der Premiere rausgezerrt hat mit „Raus, raus, das ist euer Applaus!“ und wir hinausstolperten, schwebten, ganz unwirklich.

Was war das schwierigste für Sie?

Das Thema Suizid.
Konflikte aushalten, die sich nicht lösen lassen, allerdings haben dann manchmal, wenn ich keinen Weg wusste, andere für sich selbst Problemlösungen gefunden, und ich habe davon überraschenderweise profitiert. Das „Aufhören" war auch schwierig – die Gruppe auseinandergehen zu lassen, einzelne oder einige Personen nicht mehr zu sehen. Sich aufschaukelnde starke Emotionen waren ein Problem für mich, manchmal nicht steuerbar und selbst für mich überraschend und plötzlich. Für andere war meine Heftigkeit dann ein Problem.
Die Angst zu versagen, das wäre das Allerschlimmste für mich gewesen! Und in einigen Situationen gegenüber einigen Mitspielern sehr vorsichtig mit meinen Worten zu sein.
Jede Woche anwesend und präsent zu sein.

Hat sich für Sie etwas verändert oder haben Sie sich verändert (z.B. in Ihren Einstellungen)?

Ja; ich weiß jetzt dass ich andere Menschen um mich herum brauche.
Ich habe mehr Möglichkeiten des Interagierens entdeckt bzw. auch entdeckt, dass andere ja auch Optionen anbieten, auf die ich warten kann – nicht muss, aber es könnte ja etwas Konstruktives dabei sein. Ich habe mich früher immer recht schnell in meinen eigenen Emotionen verheddert und die Konflikte mit anderen haben sich immer mehr aufgebauscht. Einzelne Dinge konnte ich nicht mehr unterscheiden. Inzwischen habe ich eine Art step-by-step Beobachtung zumindest kennengelernt, sich von Zeit zu Zeit etwas außerhalb zu stellen und die Dinge von selbst fließen zu lassen. Manches Mal finden sich so von selbst die besseren Lösungen. Sich Zeit zu lassen oder auch anderen Zeit zu geben scheint eine gute Komponente zu sein. Das nehme ich sicherlich mit. Exakt wiederholen kann sich so eine Gruppenerfahrung sicherlich nicht, aber Neugier, Mut und Geduld möchte ich nicht mehr missen. Manchmal fehlt mir noch mehr Mut zum Mut.
Ich habe mich verändert, ich habe wieder mehr Selbstbewusstsein, und ich habe wieder gelernt, dass es sich lohnt für Dinge offen zu sein, vor denen man vorher Angst hatte, weil ich glaubte, immer nur zu versagen!

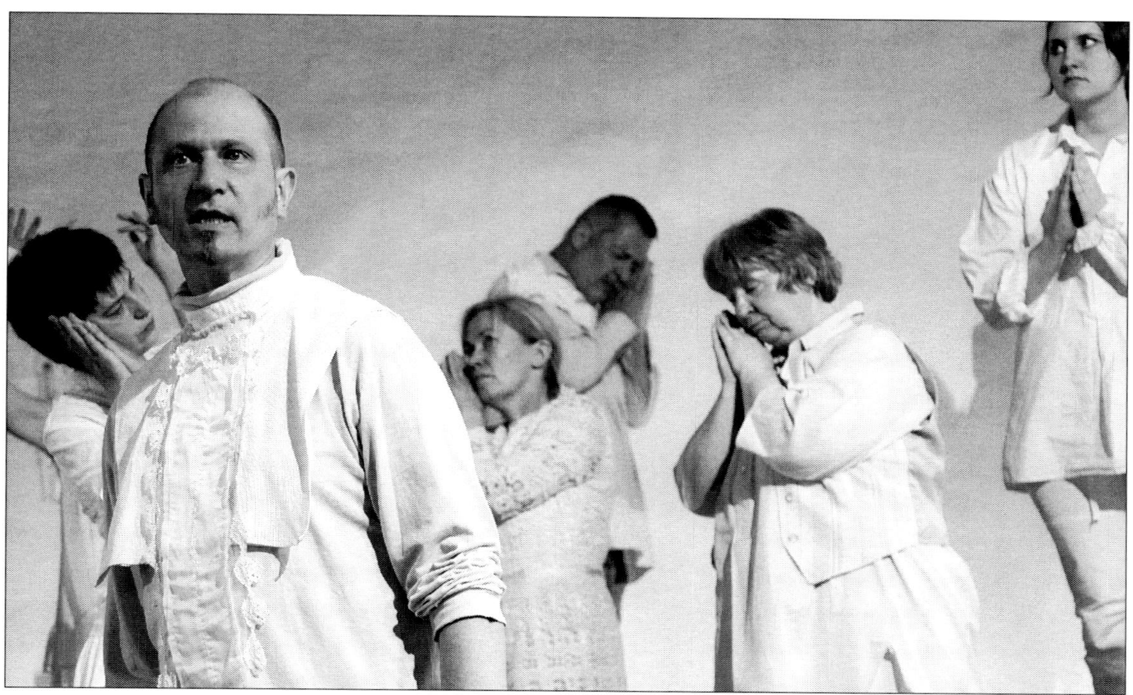

Im November 2012 haben die Deutsche Gesellschaft für Psychiatrie, Psychotherapie und Nervenheilkunde (DGPPN) und das Aktionsbündnis Seelische Gesundheit dem Gemeinschaftsprojekt „Theater machen in der Psychiatrie" der LWL-Kliniken Bochum und Herten in Kooperation mit dem Schauspielhaus Bochum und den Ruhrfestspielen Recklinghausen als Anerkennung für das Engagement zur Entstigmatisierung psychisch kranker Menschen den Anitstigma-Preis 2012 verliehen. Zu diesem Anlass findet im Schloss Herten eine Feierstunde für alle Beteiligten statt, die ausgelassen, fröhlich und stolz begangen wird.

Resümee

Es ist vollbracht. Nach Monaten voller Anspannung, Stolpersteine, kleiner und großer Erfolge, vielen Erfahrungen und Erkenntnissen, Fragen und Zweifeln ist das Projekt beendet. Und das Experiment „Theater machen in der Psychiatrie" geglückt. Auch wenn einige der Beteiligten auf dem Weg immer wieder

gescheitert sind – meist ist dies heiter geschehen – ganz nach dem Credo von Keith Johnstone: Scheitere und werde glücklich![4]
Die Ziele zu Beginn des Projektes waren so vielfältig wie die Entwicklungen und Ergebnisse. Festzuhalten bleibt, dass alle Beteiligten, Patientinnen wie Mitarbeiterinnen im und vom gemeinsamen Prozess profitiert und sich entwickelt haben. Neue Erfahrungsräume haben sich eröffnet, der Zugriff auf Ressourcen und Kompetenzen wurde vielen über das Spiel und durch die Herausforderung eines zeitlich begrenzten Projektes mit dem Ziel einer durch große Öffentlichkeit wahrgenommenen Präsentation ermöglicht.
Die Auseinandersetzung mit den Themen des Stückes konnte mehr und mehr innerhalb einer ästhetischen Distanz stattfinden: Suizidgedanken, Lebensmüdigkeit und Verzweiflung konnten im enttabuisierten Möglichkeitsraum Bühne über das Einfühlen in den Protagonisten oder über Bewegungssequenzen zu Musik erfahren werden, ohne die eigene Betroffenheit veröffentlichen oder diese als eigene empfinden zu müssen. Gleichzeitig wurde der Raum jenseits der Bühne fortlaufend genutzt, um Parallelen, Unterschiede, Berührbarkeiten und Berührungen mit eigenen biografischen Anteilen anzusprechen. Diese Form hat Annäherungen an angstbesetzte Themen möglich gemacht und andere Perspektiven eröffnet. Aus „Ich werde mir das Leben nehmen" konnte „Ich werde mir das Leben **nehmen**!" werden.
Die Ensemble-Zusammensetzung aus Patientinnen, Mitarbeiterinnen und in diesem Fall einem professionellen Schauspieler war gelungen. Alle Zielgruppen haben dabei voneinander profitiert und konnten voneinander lernen. Das Leitungsteam mit mir als Theatertherapeutin und einer mitspielenden Ärztin hat sich als tragfähig und sinnvoll erwiesen: Die Ärztin hatte eher einen Innen- und ich eher einen Außenblick. Darüber hinaus waren die meisten Patientinnen jenseits des theatertherapeutischen Angebotes in der Ambulanz als Einzelklientinnen bei ihr in Behandlung. Diese Konstellation ermöglichte es, auftauchende Themen und Schwierigkeiten auch jenseits der Theaterproben zu besprechen. Die Kommunikation zwischen den Proben zwischen der Ärztin und mir waren hier enorm wichtig, weil wir so immer mögliche Stolpersteine in Bezug auf die Befindlichkeiten Einzelner berücksichtigen konnten.
Dass das Projekt mit dem „Antistigma-Preis" gewürdigt wurde, ist eine zusätzliche Bestätigung für diese Arbeit und ermutigt, den Weg weiter zu gehen, den wir eingeschlagen haben. Für diesen Kontext bedeutet das, dass wir zur Zeit an einer neuen Produktion in der Klinik in Kooperation mit den Ruhrfestspielen

4 Keith Johnstone ist ein britischer Dramaturg und Schauspiellehrer, der als Begründer des modernen Improvisationstheaters gilt und lustvolles Scheitern als den Königsweg zur Überwindung von Ängsten ansieht.

arbeiten. Besonders schön ist, dass sich ein großer Teil der „alten Hasen" wieder an der Reise beteiligt – das hilft einerseits den „neuen Hasen" und macht andererseits eine nachhaltige Weiterentwicklung sowohl auf künstlerischer als auch auf persönlicher Ebene möglich.

Zusammenführung von Theorie und Praxis

9. Empfehlungen aus der Praxis oder: Liebe Theatertherapeutin, ...

... zu guter Letzt wollen wir all die Gedanken und Erfahrungen, die wir in den letzten Jahren innerhalb unserer theatertherapeutischen Arbeit mit Gruppen gesammelt und in diesem Buch dargelegt haben, in einigen Empfehlungen zusammenfassen, von Theatertherapeutin zu Theatertherapeutin, unkonventionell und lebensnah, basal und dennoch nicht banal: *Rules to rock the ring!* eben.

Zum ES

Theatertherapie ist schön, macht aber auch viel Arbeit.

Was Karl Valentin schon über die Kunst im Allgemeinen gewusst hat, trifft auch auf die theatertherapeutische Arbeit zu. Der therapeutische Prozess mit einer Gruppe hin zu einem künstlerisch ästhetisch hochwertigen Produkt ist eine komplexe Herausforderung für alle Beteiligten mit vielen Höhen und Tiefen. Jede Beteiligte muss sich darauf einstellen, dass diese Arbeit viel Spaß macht, bereichernd, befriedigend, bunt und schön ist, auf der anderen Seite aber auch viel Mut, Zeit und Disziplin erfordert. Es geht immer wieder darum, Geduld zu haben, Grenzen zu spüren und zu überschreiten, Rückschläge einzustecken, Scheitern zu ertragen, Konflikte zu lösen, Streiten zu lernen ... Ein großes Abenteuer also.

Spring mutig rein!

Wie geht man am besten mit Abenteuern um? Mutig reinspringen natürlich! Nur wer losgeht, kann auch erleben und letztlich daran wachsen. Und: *Erdachtes wird zu denken geben, doch nur Erlebtes wird beleben* (P. Heyse).

Sei gewiss – was passiert, ist ungewiss.

Auch das ist Abenteuern eigen; man weiß nie wirklich, was passiert! Schon Brecht wusste: *Ja mach nur einen Plan, sei nur ein großes Licht und mach dann noch 'nen zweiten Plan, gehn tun sie beide nicht.* Mit anderen Worten:

Struktur hilft, nutzt dir aber auch nicht immer!

Es gibt viele Phasenmodelle zur Theatertherapie, mit denen man einen hilfreichen Rahmen für seinen Prozess herstellen kann. Die Schritte dienen der Sicherheit und Orientierung auf dem Weg zum Ziel. Trotzdem ist es immer möglich, dass die Realität ganz eigene Wege geht, die Praxis die Theorie über den Haufen wirft. Grundsätzlich ist es daher immer wichtig, sich nicht krampfhaft an einem Konzept festzuhalten, sondern stets offen für Neues zu bleiben, in guter Resonanz zu den TN und Konzepten zu stehen und Stimmungen, Befindlichkeiten und Grenzen wahr-, ernst- und anzunehmen. Strukturen sind Landkarten – sie beschreiben Wege, bilden aber nicht die Realität ab.

Wenn du Struktur hast, ist Freiheit möglich.

Trotzdem bietet ein gut geplantes Projekt einen organisatorischen und inhaltlichen Rahmen, in dem es dann die Freiheit gibt, auszuprobieren, zu scheitern und erfolgreich zu sein. Freiheit ist eben auch die Einsicht, dass manche Dinge notwendig sind, wie Hegel formulierte. Und entgegen aller Vermutungen sieht eine Erfolgskurve so aus:

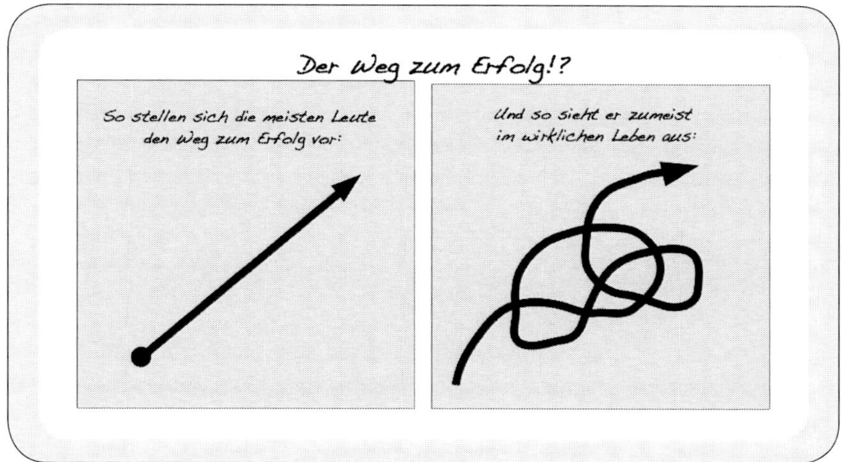

Theatertherapie wirkt wirklich heilsam!

Wir haben die wunderbare Erfahrung gemacht, dass die TN gestärkt aus den Projekten herausgehen. Sie bekommen mehr Kontakt zu sich selbst, zu ihren Bedürfnissen, Gefühlen, Ressourcen und Grenzen. Diese Erfahrungen können sie im Alltag nutzen. Ebenso stärkt die Arbeit innerhalb einer Gruppe, eines Ensembles die Fähigkeit des sozialen Miteinanders.

Zum ICH

Auch als Theatertherapeutin bist du ein Mensch.

Die Erkenntnis, dass auch wir Menschen sind, scheint banal und auch irgendwie absurd, aber sie ist essentiell. Zum einen macht sie es uns möglich, einzugestehen, dass wir nicht immer lenken und leiten können bzw. stets Lösungen und Antworten parat haben müssen, sondern dass es auch nötig und möglich ist, nicht weiter zu wissen, Zweifel zu hegen und auszusprechen, zu scheitern und sogar aufzugeben. Zum anderen mahnt sie uns, die eigenen Grenzen immer wieder zu achten, uns gut zu schützen und nicht zu überfordern. Die Themen Psychohygiene, Vernetzung, rechtliche Absicherung usw. gehören dazu.

Du trägst die Verantwortung, bist aber nicht für alles verantwortlich.

Als Leitung tragen wir die Verantwortung für das Projekt. Aber durch eine gute Vernetzung und Transparenz innerhalb des Prozesses können wir Verantwortung teilen und abgeben. Im künstlerischen Bereich können uns Regieassistentinnen oder technisches Personal unterstützen, die TN können Verantwortung für Inhalte, für sich und ihren Prozess, ihre Grenzen und Möglichkeiten oder die Verwaltung von Requisiten übernehmen, Ärztinnen, Psychologinnen oder Sozialarbeiterinnen können die TN zusätzlich therapeutisch betreuen und auffangen. Eine genaue Absprache und Verteilung von Aufgaben und Verantwortlichkeiten ist im Vorfeld dringend notwendig und entlastend für die TT. Daraus folgt: Vernetze dich, lass dir helfen ...! Das ist kein Zeichen von Schwäche, sondern von Professionalität.

Lass dich überraschen und bleibe offen dafür, deine eigenen Vorbehalte abzulegen und Neues zu lernen.

Jeder Mensch trägt eigene, gute und schlechte Lebenserfahrung und dadurch Erwartungshaltungen oder Vorbehalte in sich. Wesentlich ist hier, die eigenen „SOS-Zonen“ zu kennen und sich selbst davor zu bewahren, ihnen zu erliegen. Offenheit für Überraschungen und neue Erfahrungen ist immens wichtig für eine Arbeit mit Menschen.

Eine Entscheidung für etwas ist immer auch eine Entscheidung gegen etwas.

In diesem kreativen Prozess geht es nicht darum, Regie zu führen und eigene künstlerische Ansichten aus- bzw. durchzudrücken, sondern die TN zu ihrem Ausdruck, zu individuellen Themen und Bildern zu führen. Das bedeutet zwangsläufig, sich von eigenen Ideen und Vorstellungen, die man zu Beginn immer im Kopf hat, zu lösen und – wenn man einmal losgelassen hat – nicht zu hadern, sondern die Entscheidungen zu akzeptieren.

Don't force it!

Nichts muss, alles kann. Wer versucht, Dinge zu erzwingen, setzt sich selbst und andere unter einen immensen Druck, der nur Anspannung und Unlust hervorruft. Stattdessen darfst du mit Gelassenheit folgendes beherzigen: Scheiter heiter! Fehlerfreundlichkeit ist das Salz in der Suppe für Heilung, Kunst, das Leben und überhaupt. Verliere nie den Humor.

Verbreite Zuversicht (auch in dir selbst)!

Oder wie Grotowski es formuliert hat: *Der Prozess ... ist nicht dem Willen unterworfen. Der erforderliche Bewusstseinszustand wäre eine passive Bereitschaft, einen aktiven Part zu verwirklichen, ein Zustand, in dem man nicht „etwas tun möchte", sondern eher „es mit sich geschehen lässt".*

Worte machen Wirklichkeit!

Ich kann über Krankheiten, Defizite, Probleme reden oder aber über Heilung, Möglichkeiten und Lösungen. Meine Wortwahl und Ansprache an die TN löst entsprechende Gefühle in den Menschen aus und erschafft die gemeinsame Wirklichkeit.

Du bist nicht dafür zuständig, Konflikte zu lösen oder zu schlichten, du darfst und sollst sie begleiten!

Ein ganz wichtiger Punkt ist es, sich stets zu vergegenwärtigen, dass man Methoden, Begleitung, Hilfe anbietet, aber diese nie ein Garant dafür sein können, auch wirklich heilsam oder konfliktlösend zu sein. Zum einen muss das Gegenüber stets dazu bereit sein, diese Hilfe auch anzunehmen und Selbstverantwortung zu tragen, um einen fruchtbaren Prozess in Gang zu setzen, zum anderen kann es zu Konflikten kommen, die im vorgegeben Rahmen nicht lösbar sind.

Halte Spannungen aus und manchmal auch aufrecht!

Wenn Menschen mit verschiedenen Geschichten und Persönlichkeiten aufeinandertreffen, können Spannung, Streit, Konflikt entstehen. Diese Spannung auszuhalten, ist oft nicht leicht, aber notwendig, denn Widerstände haben immer Vorrang und eine Berechtigung! Zudem erzeugt Reibung auch Wärme, will heißen, dass eine gesunde Streitkultur für einen Wachstumsprozess konstruktiv und kreativ genutzt werden kann. Durch Krisen entstehen Erkenntnisse und aus Erkenntnis erfolgt Wachstum! Sie gehören zum Leben wie das Atmen.

Atme und fordere zum Atmen auf!

Womit wir auch schon bei einem anderen grundlegend wichtigen Thema angelangt sind: dem Atmen. Tief durch- und ausatmen nimmt Angst, Anspannung und gibt Zeit zum Denken bzw. die Möglichkeit, dass Denken auch mal abzuschalten. *Wo der Geist hingeht, dahin geht auch der Atem; und wo der Atem hingeht, dahin geht auch der Geist,* heißt es beim Yoga.[1] Eine achtsame Atmung verbindet uns mit dem Moment, dem Hier und Jetzt und mit uns selbst.

Zum WIR

Alles ist da!

Jeder Mensch trägt in sich Begabungen, Ideen, Ressourcen, positive Energien, Erfahrungen, die er in den kreativen Prozess des theatertherapeutischen Arbeitens einbringen kann. Wir müssen nichts reingeben oder mitbringen, sondern „nur" das, was da ist, sichtbar und zugänglich machen. Alles ist schon da! Darauf können wir vertrauen.

Die Teilnehmerinnen sind die Expertinnen für sich selbst und die Gruppe.

Die TN sind dabei die Expertinnen für sich selbst. Sie wissen, wie es ihnen geht, welche Gefühle und Widerstände unterschiedlichste Themen und Methoden in ihnen auslösen. Wir begleiten sie lediglich darin, ihrer (Körper-)Weisheit zu trauen und stellen eine Form bereit, diese angemessen auszudrücken.

Nutze die Weisheit des Systems und die kollektive Kraft: It's magic!

Diese Weisheit besitzt nicht nur jede Einzelne in der Gruppe, sondern auch das Kollektiv als selbstständiger Organismus. Die „kollektive Intelligenz" bildet neue Eigenschaften und Strukturen innerhalb des Systems heraus. Sie entstehen spontan, durch das Zusammenspiel verschiedener Elemente, Energien,

1 Sriram R.: Yoga, Neun Schritte in die Freiheit, Ein Weg zu Gesundheit und Selbstbewusstsein, Bielefeld 2011, S. 111.

Erfahrungen usw. Die Spontanität und geballte Kraft dieses Miteinanders erschwert das Nachvollziehen dieser Prozesse. Aber sie machen konsensorientierte Entscheidungen möglich. Das Ganze ist eben mehr als die Summe ihrer Teile. Und: es ist magisch! Einfach sein lassen und genießen!

Teile deine Zweifel mit der Gruppe und wachse mit ihr.
Dieser Rat schließt sich an die Feststellung „auch Spielleiterinnen sind Menschen" an. Natürlich zweifeln auch wir und wissen manchmal nicht weiter. Und anstatt dann vorzugeben, man hätte alles im Griff, ist es für alle Beteiligten besser und entlastend, diese Zweifel zu benennen und für alle transparent zu machen. Gemeinsam gibt es genug Stärke und Potenzial, Zweifel zu überwinden und geeignete Lösungen zu finden.

Teile die Verantwortung für den Prozess mit allen Beteiligten!
Da, wie bereits erläutert, die TN Experten für sich selbst sind und eine Vernetzung und Verteilung von Verantwortung höchst professionelles Handeln im Sinne aller Beteiligten darstellt, ist es nur sinnvoll und verständlich, die Verantwortung für den Prozess zu teilen.

Mache alle Schritte und Dimensionen des Prozesses transparent.
Es bietet den TN ein Höchstmaß an Sicherheit und Orientierung, wenn sie wissen, wo sie sich gerade im Prozess befinden, welche Schritte ihnen noch bevorstehen und welches Ziel sie gemeinsam ansteuern. Schritte und Gedanken zum Prozess wiederholt darzustellen, ist daher von großem Nutzen.

Zum guten ENDE

Du hast immer noch Zeit! Veränderung ist bis zur letzten Minute möglich.
Oft gerät man gerade gegen Ende eines Projektes unter Zeitdruck. Die Ambivalenz, die oft auftritt zwischen dem eigenen Anspruch, eine künstlerisch gute Inszenierung zu produzieren und gleichzeitig therapeutisch zu denken und zu handeln, kann belastend sein. Wichtig ist hier, Ruhe zu bewahren und sich klar zu machen, dass immer noch Zeit ist, Dinge zu verändern, bis zur letzten Minute hinein. Ebenso hilft vielleicht die Erkenntnis, dass eine Premiere nicht das eigentliche Ende des Prozesses darstellt. Die TN wachsen auch danach

weiter. Von Aufführung zu Aufführung ändern und stärken sich die TN und das Produkt. Und auch danach geht der Prozess weiter:

Die Premiere ist nicht das künstlerische und therapeutische Ende des Prozesses.
Wir haben bereits darüber berichtet, wie wesentlich eine schrittweise Ablösung der TN vom Prozess ist. Alle gewonnenen Erfahrungen und inneren Prozesse arbeiten in den Beteiligten auch nach Beendigung des Projektes weiter und müssen gut begleitet werden. Ein Austausch dieser Entwicklungen kann in Nachtreffen geleistet werden.

Sei stolz auf dich! Seid stolz auf euch!
Egal was am Ende passiert: seid stolz auf alles, was ihr gemeinsam geschafft habt, feiert euch, schaut auf die Erfolge!

Lass los!
Und dann irgendwann, ganz am Ende, lasst das Projekt und die TN wieder los und vertraut auf das, was ihr und sie gelernt haben.

Die Empfehlungen aus der Praxis entstanden aus unseren persönlichen, hier beschriebenen Erfahrungen mit dem theatertherapeutischen Arbeiten. Sie erheben keinen Anspruch auf Vollständigkeit oder Allgemeingültigkeit. Vielmehr sollen sie anregen zu Austausch, Widerspruch, Zuspruch oder Ergänzung. Wir sind gespannt auf Reaktionen zu unseren Theorien und Projekten. Ansichten, Fragen, Anmerkungen, Kommentare, Meinungen und Analysen nehmen wir gerne entgegen:
Sandra Anklam <theater_machen@yahoo.de>
Verena Meyer <verena.meyer@nexgo.de>

Epilog

Wie sollten wir jene alten Mythen vergessen können, die am Anfang aller Völker stehen, der Mythen von den Drachen, die sich im äußersten Augenblick in Prinzessinnen verwandeln; vielleicht sind alle Drachen unseres Lebens Prinzessinnen, die nur darauf warten, uns einmal schön und mutig zu sehen? Vielleicht ist alles Schreckliche im tiefsten Grunde das Hilflose, das von uns Hilfe will.

Rainer Maria Rilke in einem Brief an Franz Xaver Kappus, 1904

Theater bedeutet stets auch die Auseinandersetzung mit Konflikten, Katastrophen und Krisen, weil diese drei „Ks" die Basis für jegliche Geschichte auf der Bühne bilden: ob im klassischen Drama oder in der Komödie – ohne Verwicklung, Enttäuschung, Problem und Qual gibt es keine spannende Geschichte und keinen interessanten Theaterabend. Lösungen sind zweitrangig (und dennoch essentiell!). Wir wollen auf der Bühne Figuren in komplexen, widersprüchlichen, überfordernden und ausweglosen Situationen sehen. Das Scheitern eines Anderen kann lustvoll von Außen betrachtet, bemitleidet und unter Umständen auch bejubelt werden, ohne Konsequenzen für das eigene im Zuschauerinnenraum geschützte Ich befürchten zu müssen und dennoch nicht ohne Konsequenzen: Mitleid und Einfühlung können erschüttern, trösten, ermutigen, infrage stellen, bewegen – kurz: im besten Fall heilen.

Das der Wechsel vom Zuschauerinnenraum auf die Bühne diese Phänomene ermöglicht, ist durch die Beschreibung der Projekte deutlich geworden: auf unterschiedlichen Ebenen und in unterschiedlichen Ausmaßen in der spielerischen Auseinandersetzung mit anderen Lebensentwürfen, Handlungsoptionen und Realitäten.

Das Schlüpfen in andere Rollen erweitert das eigene Haltungs- und Handlungsrepertoire. Die Auseinandersetzung mit Ich-fernen Aspekten kann abgespaltene Anteile integrationsfähig machen und die ästhetische Distanz, die die „Als-ob-Realität" des Theaters bietet einen Schutzraum für Themen und Anteile, die nicht direkt angeschaut werden können. Der gezielte Einsatz von Bildern, Szenen und Rollen kann dazu beitragen, heilsame Prozesse zu initiieren, zu begleiten und zu unterstützen.

Die oben genannten drei „Ks": Konflikte, Katastrophen und Krisen ermöglichen nicht nur der Zuschauenden, sondern auch der Spielenden und der Leitung neue Erkenntnisse und vor allen Dingen Erfahrungen: Theatrales Gestalten überträgt Bilder, Zustände und Prozesse aus dem psychischen

Bereich in die physisch wahrnehmbare Realität, d. h. seelische Bilder und Zustände werden im Spiel konkret erfahrbar gemacht. Die Neukonstruktion der eigenen Realität durch Spielsituationen ermöglicht dabei immer den Gewinn neuer Perspektiven und im günstigsten Fall ein verändertes Selbstwerterleben. Und dieser Möglichkeitsraum bietet hierbei einen Vorteil, den der Wirklichkeitsraum nur bedingt – oder nur unter schmerzhaften Konsequenzen erlaubt: Scheitern erlaubt! Fehler dürfen gemacht, Wut gezeigt, Ängste angesprochen und es darf auch herzhaft über das eigene Scheitern gelacht werden.

10. Manual

Übungen, Interventionen und Methoden für theatertherapeutisches Arbeiten mit Gruppen

Im folgenden Manual finden sich die von uns in den Projekten verwendeten Übungen, Interventionen und Methoden. Diese haben sich in zahlreichen Variationen und unterschiedlichen Kontexten als sinnvoll und hilfreich erwiesen, sind also praxiserprobt und bedürfen dennoch kontinuierlich auch einer Überprüfung und Anpassung an die jeweilige Zielgruppe.

Die Zuordnung lehnt sich an grundlegende gruppendynamische und inszenatorische Ziele und Prinzipien an – ist aber auch in gewisser Weise willkürlich – da sich viele Übungen auch flexibel für die Initiierung, Vertiefung oder Erreichung von anderen Zielen nutzen lassen und jeweils unterschiedliche Appellwerte haben.

Ankommen/Kennenlernen

Diese Übungen dienen dem gegenseitigen Kennenlernen von neuen Gruppenteilnehmenden, aber auch dem Ankommen im jeweiligen Kontext.

ÜB 1 Raumlauf

Die Gruppe bewegt sich kreuz und quer durch den Raum. Im ersten Schritt soll jede TN ihre Wahrnehmung zuerst in den Raum lenken und sich genau umschauen: *Wie sieht der Raum aus, wie ist der Boden beschaffen? Wie die Wände, die Decke? Welche Formen und Farben gibt es? Wie ist die Luft, die Temperatur, die Atmosphäre? Wo gibt es Licht, wo gibt es Schatten?* Im zweiten Schritt soll die Wahrnehmung nach Innen gelenkt werden: *Wie geht es Ihnen? Wie war Ihr Tag bis heute? Gab es heute schon etwas, worüber Sie sich geärgert, gefreut haben? Wie geht es Ihnen körperlich?* Der dritte Schritt sieht vor, die Wahrnehmung und Aufmerksamkeit nach Außen, zu den anderen Personen im Raum zu lenken: *Wer kommt Ihnen entgegen? Wer schaut Sie aus welchen*

Augen heraus an? Anschließend soll die Wahrnehmung nicht mehr fokussiert, sondern gestreut werden, indem die Gruppe sich vorstellen soll, der Boden liegt auf einer Nadelspitze auf und muss deshalb immer gleichmäßig von den Spielerinnen bevölkert werden, damit die Platte nicht kippt. Es soll keine Leerstellen und keine Knotenpunkte geben. Die Spielerinnen sollen automatisch von Leerstellen angezogen und von Knotenpunkten abgestoßen werden.

ÜB 2 Wahrheiten über mich

Die Spielerinnen werden aufgefordert, jede für sich auf jeweils einem Blatt eine Information über sich zu schreiben. Das erste Blatt enthält den eigenen Namen, die anderen 3–5 Blätter Informationen, die jede von sich preisgeben möchte. Eines der Blätter soll eine Lüge enthalten. Dann darf sich jede nacheinander mit den Blättern präsentieren, ohne dabei zu sprechen.

ÜB 3 Perspektivwechsel

Die TN werden eingeladen, sich hinter ihren Stuhl zu stellen und sich aus der Perspektive eines guten Freundes in der 3. Person vorzustellen. Dabei können auch bestimmte Fragestellungen zu Erwartungen und Befürchtungen formuliert werden.

ÜB 4 Call and Response

Die Gruppe steht im Kreis. A geht einen Schritt in den Kreis, nennt den eigenen Namen und macht dazu eine Geste. Alle anderen beobachten genau und wiederholen den Schritt in den Kreis, den Namen und die Geste so präzise und synchron wie möglich dreimal hintereinander. A darf sich die Präsentation der Gruppe anschauen oder aber bei den Wiederholungen mitmachen. Variation: A macht eine Bewegung, die ihr gerade gut tut. Alle anderen wiederholen die Bewegung.

ÜB 5 Ich-Spot

Alle TN laufen durch den Raum, bis laut der Name einer Spielerin gerufen wird. Diese Spielerin erhält nun einen Spot, indem sich alle TN mit dem Körper und dem Blick zu ihr ausrichten und ihr durch ausgestreckte Arme einen Spot bieten (als wenn ein Scheinwerferlicht auf die Person fällt). Die TN, die im Spot steht, präsentiert sich zu unterschiedlichen Vorgaben: *Mein Name ist ..., meine Stärken sind ..., die Leute sagen, ich bin ...* Ist die Spielerin mit ihrer Präsentation am Ende, setzen sich auf den Impuls der letzten Sprecherin alle wieder in Bewegung und die nächste TN erhält ihren Spot.

Konzentration/Präsenz/Ausdruck

Konzentrationsübungen helfen, Kräfte und Energien zu bündeln und tragen dazu bei, mehrere Wahrnehmungsebenen gleichzeitig zu aktivieren. Verbunden mit Assoziationen und Themen zum Stück dienen sie außerdem zur Materialexploration für Figuren und Szenen. Übungen zur Präsenz fördern den fokussierten Ausdruck der TN und zielen auf eine Bündelung von Körper-, Stimm-, Spannungs- und Energieeinsatz. Methoden zur Erweiterung des spielerischen und persönlichen Ausdrucks laden die TN dazu ein, mit unterschiedlichen emotionalen und räumlichen Dimensionen und Gegensätzen zu experimentieren.

ÜB 6 Namen und Assoziationen werfen

Alle TN stellen sich in einen Kreis. Kreuz und quer wird nun ein roter Ball durch den Kreis geschickt, dabei sagt man den Namen der Person, zu der man wirft. Irgendwann wird hierfür eine bestimmte wiederholbare Reihenfolge festgelegt. Sobald das klappt, kommt ein zweiter Ball mit anderer Farbe hinzu. Beim Werfen werden nun Assoziation zum Thema, z. B. hier zur „Arbeitslosigkeit", gesammelt. Auch hier irgendwann eine Reihenfolge festlegen. Zum Abschluss werden beide Bälle gleichzeitig in ihrer Reihenfolge durch den Kreis geschickt.

ÜB 7 Zipp-Zapp

Zipp-Zapp ist eine Variante des Klatschkreises. Alle TN sitzen im Stuhlkreis, eine Spielerin steht in der Mitte des Kreises. Mit dem Wort Zipp wird der eigene Name links durch den Kreis geschickt. Mit dem Befehl Zapp wird der Name des Nachbarn rechts herum gesendet. Der Befehl Zipp-Zapp bedeutet, dass alle ihren Platz wechseln und dabei einen anderen, freien Stuhl im Kreis suchen. Die TN, die übrig bleibt, geht in die Mitte usw.

ÜB 8 Impulskreis (Variation „Fernsehen")

Einen Klatschimpuls durch den Kreis herumgeben, verbunden mit folgenden Worten: „zappen" wird nach rechts und links weitergegeben, „umschalten" geht kreuz und quer durch den Kreis; den Impuls blocken kann man mit „aus".

ÜB 9 Freeze

Alle gehen im eigenen Tempo durch den Raum. Sobald eine TN mit dem Fuß auf den Boden aufstampft, gehen die TN solange ins Freeze, bis die Impulsgeberin das Einfrieren durch einen Bewegungsimpuls wieder auflöst. Variation: Die TN schicken den anderen TN auf das Signal einen entsetzten, verliebten, unglücklichen, freudigen Blick zu, dann auflösen.

ÜB 10 Catwalk

Die TN stellen sich in zwei Linien auf, wobei sie einander ansehen. In der Mitte bleibt ein „Catwalk" frei, auf dem nun eine nach der anderen ihre Figur präsentieren kann. Die Zuschauerinnen rechts und links vom Catwalk sollen das Geschehen durch wohlwollende Unterstützung wie Jubelrufe, Applaus, Anfeuern begleiten.

ÜB 11 Blicke schicken

Die Gruppe steht im Kreis. Sobald zwei Spielerinnen nonverbal miteinander in Augenkontakt treten, gehen sie aufeinander zu, umeinander herum und rückwärts auf den Platz der jeweils anderen Person. Durch ein kurzes Nicken verabschieden sie sich voneinander und suchen einen neuen Kontakt. Wenn mehrere Paare gleichzeitig durch den Kreis laufen, ist darauf zu achten, dass niemand zusammenstößt und selbst bei Staus der Blickkontakt nicht aufgegeben wird.

ÜB 12 Gegensätze erspüren

Die TN gehen zunächst in eigenem Tempo durch den Raum, dann werden auf Ansage der Spielleiterin unterschiedliche Tempi, Dynamiken oder Stimmungen angesagt, die von den Spielerinnen gleichzeitig ausgeführt werden. Beispiele:

a. Tempo: nacheinander bewegen sich die TN im eigenem Tempo, in Zeitlupe, so schnell wie möglich, dann alle Tempi in schnellem Wechsel.
b. Dynamik: nacheinander probieren die TN, weiche, fließende Bewegungen zu machen und runde Linien zu gehen, dann zackig zu marschieren und dabei nur gerade Linien und rechte Winkel zu gehen. Es dürfen passende Geräusche dazu ausprobiert werden. Erst werden die Bewegungen nacheinander, dann im Wechsel gemacht.
c. Stimmungswechsel: Die TN probieren nach Ansage gegensätzliche Stimmungen und Gefühle, z. B. fröhlich jubelnd, betrübt und traurig, durch Körperbewegungen, Mimik und Geräusche auszudrücken.

ÜB 13 Wandlungspunkte

Die eine Hälfte der Gruppe (A) steht in einem Abstand von ca. 3–5 Metern der anderen Hälfte der Gruppe (B) gegenüber, so dass jede TN ein

Gegenüber hat. Jede TN-Seite bekommt eine Qualität vorgegeben, die sie körperlich im langsam (!) aufeinander Zugehen umsetzen soll. Beispiel: Gruppe A: weit, Gruppe B: eng. Wenn die Partnerinnen einander gegenüber stehen, soll die eigene Qualität sehr langsam auf die andere Person übergehen und umgekehrt. Beide Partnerinnen gehen nun rückwärts und im Kontakt miteinander bleibend in der neuen Qualität auf den Platz der jeweils anderen Person. Wenn beide am Endpunkt angekommen sind, gehen sie erneut aufeinander zu und vollziehen den Wandel zur anderen Seite der Qualität. Im Anschluss an die beiden Wege werden die Qualitäten gründlich abgeschüttelt und -gestriffen.
Mögliche Qualitäten/Gegensatzpaare: groß – klein, weich – hart, rund – eckig, eng – weit, Macht – Ohnmacht, Freiheit – Abhängigkeit, jung – alt, depressiv – lebenslustig, dick – dünn, müssen – dürfen, Leben – Tod, usw.

ÜB 14 Rezitation

Jede TN sendet ihren Text bewusst an verschiedene Punkte im Raum, z. B. werden die Worte wie eine Feder in den Himmel gehaucht, auf Augenhöhe an einen Punkt gesendet oder laut und deutlich in den Boden gebohrt. Dabei können auch unterschiedliche Sprechvariationen und Emotionen ausprobiert werden, wie ganz langsam und überdeutlich, leise und traurig, lebendig und fröhlich sprechen. Die TN arbeiten dabei zunächst parallel, jede für sich. Dann kann eine Variante präsentiert und Feedback gegeben werden.

ÜB 15 Leseprobe

Die TN lesen einer Partnerin ihren Text im Wechsel vor und besprechen mögliche Interpretationen.

ÜB 16 Textpräsentation

Einzelne Vorträge (z. B. Gedichte) werden auf der Bühne präsentiert. Jede Spielerin wählt dabei eine Position im Raum, die ihr angenehm und angemessen erscheint. Die anderen TN sind Zuhörerinnen/-schauerinnen. Jede Spielende bekommt ein Feedback und darf nach Wunsch ihren Vortrag wiederholen oder verändern.

ÜB 17 Raumlauf (mit Schwerpunkt Raum und Emotion)

Alle TN gehen im eigenen Tempo durch den Raum. Dabei durchlaufen alle zunächst folgende Schritte:

1. Jede geht für sich
2. Man sieht der Person, der man begegnet, bewusst in die Augen

3. Die Abstände zueinander werden so weit wie möglich gehalten
4. Die Abstände werden so eng wie möglich gemacht

Dann wird die Gruppe geteilt. Eine Hälfte geht durch den Raum, die andere sieht beim Raumlaufen zu und beobachtet: *Was sehen Sie? Wie verändert sich die Stimmung?* Im Feedback werden die Eindrücke beschrieben.

In einer zweiten Runde wird Raumlaufen mit Emotionen ausprobiert. Stationen sind hier:

1. mit hängenden Schultern laufen
2. mit geballten Fäusten laufen
3. mit hochgezogenen Schultern gehen
4. mit schwingenden Armen gehen

Danach werden ebenfalls die Gruppen geteilt. Im Feedback wird abgefragt, welche Emotionen sich je nach Körperhaltung innen und außen eingestellt haben.

ÜB 18 Haltungsexkursion (hier zum Thema TV)

Alle laufen im Raum. Die TT gibt dann jeweils einen Satz und eine Haltung vor, die alle parallel spielerisch umsetzen:

1. Werbung: lachend, grinsend, begeisternd, übertrieben
   Satz: *Das ist unglaublich*
2. Kochstudio: anleitend, gestikulierend
   Satz: *Dann alles kräftig umrühren*
3. Sendung mit der Maus: kindgerecht, naiv, belehrend
   Satz: *Klingt zwar komisch, ist aber so!*
4. Tagesschausprecher/Reporter: informativ, emotionslos, sachlich
   Satz: *Wir schalten live nach Berlin!*
5. Politiker: bestimmt, überzeugt, reißerisch, polemisierend
   Satz: *Leistung muss sich lohnen!*
6. Talk-Show-Moderator: freundlich, naiv, interessiert
   Satz: *Beschreib unserem Publikum, was du meinst*

ÜB 19 Emotionsparcours

Plakate mit verschiedenen Gefühlszuständen werden im Raum ausgelegt (Wut, Trauer, Freude, Angst ...). Die TN gehen den Parcours zunächst stumm ab, halten sich immer eine Weile bei einem Gefühlszustand auf und versuchen, sich in diese Stimmung einzufühlen und zu beobachten, wie sich Körperhaltung, Mimik usw. verändern. Wenn es leichter fällt, dürfen Geräusche und vielleicht ein Satz – der entsprechend der Stimmung variiert wird – hinzugenommen werden.

ÜB 20 Tagesabläufe darstellen

Die TN werden zunächst aufgefordert, den chronologischen Tagesablauf eines Menschen im hektischen Berufsalltag durch typische Tätigkeiten wie folgt nachzustellen: jemand sagt eine Tätigkeit an, alle setzen sie aus dem Stehgreif gleichzeitig um (Beispiel: Aufstehen, Zähne putzen ...). Danach wird in gleicher Weise der typische Tagesablauf eines Arbeitslosen dargestellt. Entsprechend der Angabe aus dem Roman *(trat die Zeit auf der Stelle)* sollen diese Tätigkeiten sehr langsam, wenn möglich in Zeitlupe ausgeführt werden. Im Anschluss findet ein Austausch über die jeweiligen Gefühle statt.

Gruppendynamik und -kohäsion

Hier sind Methoden vereint, die die Gruppendynamik explizit oder implizit gestalten – entweder, in dem sie persönliche Befindlichkeiten von Einzelnen oder aber das Gruppenerleben insgesamt abbilden, steuern oder strukturieren. Sie dienen alle zur Entwicklung oder Stabilisierung von Gruppenkohäsion.

ÜB 21 Playback-Theater

Playback ist ein interaktives Theater mit der Besonderheit, dass die Zuschauerinnen über persönliche Erfahrungen sprechen oder Begebenheiten aus ihrem Leben erzählen. In der Folge können sie zusehen, wie diese auf der Bühne in Szene gesetzt werden. Die Spielerinnen setzen mittels Körperausdruck, sprachlicher Improvisation und Musik die Schilderungen der Erzählerin so um, dass die Alltagserfahrungen einen tieferen Sinn, einen größeren Zusammenhang erhalten.

Es folgt immer dem gleichen Ablauf:

1. Erzähl-/Regiestuhl: Eine TN erzählt/beschreibt ihre Geschichte (z. B. Traumbild).
2. Einweisen der Spielerinnen: Die Erzählerin führt die TN in den Ablauf der dazugehörigen Szene ein. Sie bestimmt, wer welche Funktion/Rolle übernimmt.
3. Einrichten der Szene: Die TN richten sich nach den Vorgaben der Erzählerin die Bühne ein. Kostüme und Requisiten dürfen genutzt werden.
4. Improvisieren der Szene durch die Spielerinnen: Die TN spielen die Szene. Die Erzählerin schaut zu. Die TT sitzt neben ihr.
5. Entrollen: Die TN schütteln ihre Rolle ab.

6. Feedback: Erzählerin und Spielerinnen äußern ihre Wahrnehmung zum Verlauf der Szene. Die TT stellt Fragen und achtet darauf, dass beschrieben und nicht bewertet wird.
7. Änderungen: Auf Wunsch der Erzählerin wird die Szene noch einmal mit Änderungen gespielt.

ÜB 22 Impulskreis

Die Gruppe steht im Kreis. Zusammen mit einem beliebigen Impuls, z. B. einem „Hey" wird ein Klatscher schnell in eine Richtung durch den Kreis geschickt. Erweiterung 1: Jede TN hat die Möglichkeit, den Hey-Klatscher entweder rechtsherum oder linksherum zu schicken. Erweiterung 2: Diejenigen Personen, die rechts und links neben der Klatscherin stehen, haben die Möglichkeit, sich zu ducken und so den Klatscher über sich hinweg zur nächsten Person fliegen zu lassen. Erweiterung 3: Der Klatscher kann auch kreuz und quer durch den Kreis geschickt werden (dann aber nicht ducken!). Eine mögliche Variation besteht darin, einen Impuls (Bewegung und Laut/Geräusch/Wort) zu einem frei gewählten Thema (z. B. Tod) in die eine Richtung zu etablieren und einen anderen Impuls (z. B. Leben) in die andere Richtung. Jede, die die Richtung wechseln möchte, schickt dann den jeweiligen Impuls in die entsprechende Richtung – z. B. Tod: immer rechtsherum, Leben: immer linksherum.

ÜB 23 Bruder Jakob

Zu einem gemeinsamen Klatschrhythmus wird das Lied „Bruder Jakob" gesungen. Als Erweiterung kann das Lied im Kanon gesungen und geklatscht werden, oder für eine Weile nur der Klatschrhythmus oder nur das Lied ausgeführt werden.
Bruder Jakob :II
1x Händeklatsch, 1x mit beiden Händen gleichzeitig auf den Brustkorb klopfen
Schläfst du noch? :II
1x Händeklatsch, 1x mit beiden Händen gleichzeitig auf den Brustkorb klopfen, 1x auf die Oberschenkel mit beiden Händen gleichzeitig
Hörst du nicht die Glocken :II
1x Händeklatsch, 4 x nacheinander abwechselnd mit einer Hand auf den Oberkörper klopfen, 2x auf den Po
Ding, Dang, Dong :II
2x Schnippsen

ÜB 24 Kontakt annehmen und blockieren

Die TN gehen durch den Raum und nehmen zunächst Kontakt zueinander auf, den sie auch ganz bewusst annehmen, z. B. indem sie sich auf unterschiedliche Art und Weise begrüßen (einen Blick senden, die Hand geben, Abklatschen, Rücken an Rücken stellen ...). Im Anschluss wird ausprobiert wie es ist, wenn eine TN den Kontakt sucht und die Spielpartnerin das Kontaktangebot bewusst blockiert, indem sie z. B. den Blick abwendet, die Hand zurückzieht, wegläuft usw. Es ist wesentlich, dass die TN gut nachspüren, wie sie jeweils Nähe und Distanz empfinden und das auch im Anschluss auszutauschen.

ÜB 25 Rhythmus-Wechsel-Gesang

Die Gruppe steht im Kreis. Abwechselnd klatschen alle in die Hände und danach auf die eigenen Oberschenkel, bis ein gemeinsamer Rhythmus gefunden ist. Dann spricht oder singt die Spielleitung bei jedem Oberschenkel-Klatscher einen Fantasietext vor, der beim nächsten Oberschenkel-Klatscher von allen Anderen nachgesungen wird. Wenn der Text etabliert ist, kann mit Tempo und Lautstärke experimentiert werden und das Vorsingen durch TN übernommen werden:

Flee
Flee-Fly-Flown
Vista
Gommela-gommela-gommela-Vista
Oh-No-No-No-De-Vista
Enemene-Jessemene-Juwauwau
Enemene-Jessemene-Juwauwau-Mene-Jessemene-Solemene-Juwauwau
Ick-Bin-De-Lottensprotten-Dubadidndatsch
Ende-Aus-Micky-Maus

ÜB 26 My Bonnie

Die Gruppe singt zuerst gemeinsam im Kreis stehend das Lied „My Bonnie is over the ocean“, um sich auf einen gemeinsamen Kenntnisstand zu bringen. Dann wird im Kreis bis zwei durchgezählt, so dass abwechselnd eine Eins und eine Zwei nebeneinander stehen. Alle Einser gehen dann einen Schritt in die Kreismitte hinein und beginnen damit, das Lied solange zu singen, bis das erste „B“ im Lied auftaucht. Die Einser hören auf zu singen, gehen einen Schritt zurück und die Zweier treten in den Kreis hinein. Diese singen das Lied nun solange weiter, bis das nächste „B“ auftaucht. Das sieht dann so aus:

Einser: *My*
Zweier: *Bonnie is over the ocean, my*
Einser: *Bonnie is over the sea, my*
Zweier: *Bonnie is over the ocean, oh*
Einser: *bring*
Zweier: *back my*
Einser: *Bonnie to me.*
Zweier: *Bring*
Einser: *back*
Zweier: *bring*
Einser: *back, oh*
Zweier: *bring*
Einser: *back my*
Zweier: *Bonnie to me, to me*
Einser: *Bring*
Zweier: *back,*
Einser: *bring*
Zweier: *back*
Einser: *oh*
Zweier: *bring*
Einser: *back my*
Zweier: *Bonnie to me.*

ÜB 27 Forum der Wünsche

Jede TN bekommt ein Blatt mit der Überschrift „Meine Wünsche und Erwartungen an die Gruppe und das Projekt". Jede notiert nun zunächst ganz in Ruhe und für sich allein die eigenen Erwartungen. Danach werden diese Wünsche im Kreis offen ausgesprochen. Der Zettel ist dabei eine Hilfestellung, um nichts zu vergessen oder aber in der Aufregung eventuell den einen oder anderen Satz ablesen zu können. Wichtigste Spielregeln sind:

- Alle Wünsche in der Ich-Form zu präsentieren *(Ich erwarte von ..., Ich wünsche mir, dass ...)* und nur von sich und nicht über andere zu sprechen.
- Alle Wünsche ohne Kommentare oder Rechtfertigungen durch sich und andere stehen zu lassen und ernst zu nehmen.
- Wünsche an eine konkrete Person auch direkt an sie zu richten (Blickkontakt).

Im Anschluss hat jede Person noch einmal die Möglichkeit, auf an sie gerichtete Erwartungen zu reagieren, allerdings auch in der Ich-Form (z. B. *Ich hab gehört, was XY von mir erwartet. Ich würde mir dafür wünschen, dass diese Dinge in Zukunft direkt und persönlich angesprochen werden.).*

ÜB 28 Toi, toi, toi-Ritual

Die Gruppe steht im Kreis, alle reichen einander die Hände. Gemeinsam und immer lauter werdend sprechen alle dreimal hintereinander: *Mut, Mut, Mut, die Vorstellung wird gut!* Zum Abschluss werden die Hände mit einem ansteigenden Ton und Laut *(Chakka oder Olé oder, oder ...)* kraftvoll gelöst.

Stimme und Sprache

Spezielle Übungen zur Schulung der Stimme geben die Möglichkeit lautes, deutliches, ausdrucksstarkes Sprechen und Atmen sowohl für Einzelne als auch im Chor zu trainieren.

ÜB 29 Stimmtraining

Zur Stimmerwärmung steht die Gruppe im Kreis mit hüftbreiter, paralleler Fussstellung, weichen Knien, gelöster Hüfte und aufrechter Wirbelsäule. 1. Recken, strecken, gähnen, stöhnen, ächzen. 2. Jede soll mit geschlossenem Mund und der Vorstellung, etwas sehr Leckeres zu essen, kauen und dazu tönen. 3. Dann mit geöffnetem Mund die Zunge spielen lassen und Laute dazu machen. 4. Lippen flattern und schnauben wie ein Pferd. 5. Mit gelockertem Kiefer und Schultern auf der Stelle hüpfen und dazu tönen. 6. Nacheinander spricht jede einen Satz aus ihrer Rolle, den alle sehr langsam und übertrieben deutlich nachsprechen. 7. Die Sätze in unterschiedlichen Qualitäten sprechen: laut, leise, wütend, fröhlich, spitz, breit, nah, fern, usw. 8. Die Sätze so deutlich wie möglich sprechen und dabei einmal die Zunge hinter die oberen Schneidezähne bringen und einmal hinter die unteren. 9. Die Sätze mit einer Armbewegung so weit wie möglich in den Raum und darüber hinaus sprechen. Dabei folgen Stimme und Blick der Armbewegung.

ÜB 30 Kinderlieder emotional

Diverse Kinderlieder werden in unterschiedlichen emotionalen oder körperlichen Haltungen gesungen: traurig, aggressiv, fröhlich, gelangweilt, angeekelt, verliebt, groß, klein, dick, dünn, alt, jung.

ÜB 31 TipTop oder Zug um Zug

Die Spielpartnerinnen stehen voreinander und sprechen im Wechsel jeweils einen Satz ihres Textes an das Gegenüber. Sie dürfen nur dann einen Schritt aufeinander zu machen, wenn die Partnerin den Satz inhaltlich und akustisch verstanden hat.

ÜB 32 Chorisches Sprechen

Die Gruppe steht zu Beginn im Kreis und experimentiert zuerst mit einem Satz, der Silbe für Silbe abwechselnd mit einem Schritt rechts und einem Schritt links auf der Stelle gesprochen wird. Z. B.: „Dun-kel-heit-ü-ber-fällt-das-gan-ze-Land." Dann wird mit Pausen experimentiert, die ebenfalls mit Schritten begleitet werden: „Dun-kel-heit-PAUSE-PAUSE-ü-ber-fällt-PAUSE-das-gan-ze-Land." Nachdem die Gruppe den Rhythmus verinnerlicht hat, kann das Gehen zurückgenommen werden, soll jedoch innerlich als Bild bestehen bleiben. Schließlich kann mit unterschiedlichen Qualitäten für einzelne Worte experimentiert werden, etwa, indem das Wort „Dunkelheit" von allen geflüstert wird und das Wort „ganze" über 4 Zählzeiten gedehnt wird. Wenn das Prinzip etabliert ist, kann so auch in Paaren oder Kleingruppen Satz für Satz entwickelt und gemeinsam ausprobiert werden.
Variationen: Atemimpuls spüren, dann Text gemeinsam sprechen, z. B. bei der Einführung eines Rap-Rhythmus, bei dem die Sätze durch Klatschen und Schritte begleitet werden.

Körper

Übungen zur Körperwahrnehmung und zum Körperausdruck erweitern Spiel- und Handlungsräume, schärfen die Wahrnehmung für Grenzen und Möglichkeiten und schaffen eine größere Bandbreite für das Spiel auf der Bühne.

ÜB 33 Wassertropfen

Die Spielenden werden eingeladen, sich vorzustellen, dass sie auf ihrem Zeigefinger einen kleinen Wassertropfen balancieren. Dieser Wassertropfen soll nach und nach über den ganzen Körper wandern. Die Spielerin soll dabei immer wissen, wo sich der Tropfen gerade befindet und diesem mit ihrem Blick folgen. Der Tropfen wird durch Bewegungen von einzelnen Körperteilen zu Musik bewegt und darf beispielsweise auch von einem Körperteil zum anderen hüpfen. Wer mag, darf seinen Wassertropfen zwischendurch parken (z. B. im Mund) und sich an den Rand setzen, um den anderen zuzuschauen. Es bietet sich an, mindestens zwei Lieder mit unterschiedlicher Qualität anzubieten, weil sich so auch unterschiedliche Bewegungsqualitäten entwickeln können. Im Anschluss an die Übung kann ein Austausch über das Erfahrene und Gesehene stattfinden. Variation: Für bewegungsunerfahrenere Menschen kann hilfreich sein, zuerst mit der Vorstellung zu arbeiten, sich im Wasser zu bewegen – zu schwimmen, zu tauchen, sich von Wellen tragen zu lassen. Auch hier kann Musik helfen, die Vorstellung zu verdichten. Das Bild des Wassertropfens kann auch durch erweiterte oder andere Bilder ersetzt werden, die jeweils andere Körpererfahrungen auslösen: ein kalter Tropfen, ein warmer Tropfen, eine kleine Ameise, ein stacheligen Kastanie, ein Wattebausch, eine Murmel. Eine weitere Variante besteht darin, zu zweit oder zu dritt mit einem Tropfen in Bewegung zu kommen.

ÜB 34 Image of Words

Bei „Image of Words" werden spontan Körperbilder zu ausgewählten Worten und Assoziationen gestellt. Zunächst werden die Worte gesammelt, hier z. B. zum Thema „Traum" die Worte: schlafen, tanzen, schrecklich, Alptraum, Bilder, Fantasie usw. Jede Spielerin sucht sich dann aus den genannten Assoziationen eine für sie Wesentliche aus. Alle TN wenden sich mit dem Gesicht vom Kreis ab. Reihum nennen nun die Spielenden ihre Assoziation und klatschen dann in die Hände. Auf das Klatschzeichen hin drehen sich alle TN gleichzeitig zur Kreismitte und gehen spontan in ein für sie zur Assoziation stimmigen Körperausdruck.

ÜB 35 Gruppenstandbild

Jede TN nimmt zu einer Assoziation eine passende Körperhaltung ein. Die einzelnen Statuen werden durch ein Gruppenbild zueinander in Beziehung gesetzt. Es entsteht ein zunächst noch unbewegliches Gesamtbild zu den Assoziationen.

ÜB 36 Bildertanz

Die im Standbild gefundenen Bilder fließen zu Musik eines in das andere über. Es wird eine langsame Musik eingespielt. Eine TN geht in ihr Körperbild und alle tun es ihr nach. Dann geht die nächste aus dieser Haltung heraus in das nächste Bild, alle imitieren das usw. Die Übung wird erst mit allen Spielerinnen gemeinsam gemacht. Dann wird die Gruppe geteilt und jede Gruppe darf einmal ausführen und einmal zuschauen.

ÜB 37 Bewegungschoreografie

In Kleingruppen sollen die Spielerinnen im ersten Schritt jede für sich zu einem Thema unterschiedliche Körperhaltungen im Stehen oder Sitzen ausprobieren (z. B. Das kleine Mädchen in der Dunkelheit). Dann entscheidet sich jede für eine Haltung und nacheinander bringen alle in der Kleingruppe einander ihre Haltung bei, so dass jede Gruppe nach Anzahl der Mitglieder einige Haltungen gefunden hat. Sinn machen Gruppengrößen zwischen drei und sechs Spielenden. Im nächsten Schritt sollen die Haltungen in eine sinnvolle Reihenfolge gebracht werden und als Dauerschleife hintereinander gesetzt werden. Dann kann der Ablauf rhythmisiert werden, so dass z. B. jeder Takt einen Haltungswechsel markiert. Jetzt werden die Kleingruppen in unterschiedlichen Formationen im Raum positioniert und vollziehen ihre Abläufe beispielsweise zu einer Musik gleichzeitig oder versetzt.

Kreatives Schreiben

Kreatives Schreiben ist ein therapeutischer Ansatz, dessen Grundannahme ist, dass das Niederschreiben persönlicher Gedanken, Gefühle und Erfahrungen Menschen hilft, diese zu sortieren, zu reflektieren und letztlich besser damit umgehen zu können. Wichtig ist ein sogenannter „Schreibanlass", der den TN hilft, ihre Gedanken einzukreisen und auf ein Thema zu konzentrieren. Ebenso ist eine konkrete vorgegebene Form und ein zeitlicher Rahmen als Hilfestellung entscheidend.

ÜB 38 Automatisches Schreiben

In diesem Fall war der Schreibanlass ein Wort mit der Endung „los", welches aus einer Liste an angebotenen Wörtern selbst gewählt werden durfte (z. B. wertlos, orientierungslos, kinderlos, zahnlos, mittellos usw.). Jede TN erhält ein leeres Blatt und einen Stift und soll dann zu dem gewählten Wort fünf Minuten lang alles aufschreiben, was ihr dazu durch den Kopf geht, ohne den Stift einmal abzusetzen.

ÜB 39 Impulsfragebogen (hier zum Thema Träume)

Ihr last minute Flug ins Paradies, wo würden Sie landen?
Wofür lohnt es sich zu leben?
Was macht das Leben lebenswert?
Wofür würden Sie sterben?
Eine Vorstellung über das Leben nach dem Tod:
Einsamkeit ist für mich …
Mein bestes Mittel gegen Einsamkeit:
Liebe ist für mich …
Worüber habe ich das letzte Mal ausgiebig gelacht?

Eine Wahrheit über das Leben:
Mitleid empfinden Sie für…
Was in Ihrem Leben ist eine Wiederholung wert?
Mein größter Alptraum ist…
Meine Angst bekämpfe ich mit…
Lächerlich ist…
Ich träume von…
Wenn das Wörtchen wenn nicht wäre, was wären Sie dann heute?
Schmerz ist für mich…
Das soll auf meinem Grabstein stehen:
Mein Wunsch für die Zukunft:
Was mich von anderen unterscheidet:
Was ich mir schon immer gewünscht habe:
Für was lohnt es sich zu kämpfen?
Was lässt mein Herz höher schlagen?
Was brauche ich zum glücklich sein?
Welchen Traum will ich nie aufgeben?
Welchen Traum habe ich aufgegeben?
Was macht mir Angst?
Was gibt mir Mut und Kraft?
Eine Aufgabe fürs Leben ist…
Eine Vorstellung vom Sterben…
Der Tod ist…
Gefühle sind:
Das wollte ich im Theater schon immer mal sehen…
Was ich unbedingt noch loswerden will….

ÜB 40 Drei-Minuten-Fragmente

Zu jeweils unterschiedlichen Vorgaben schreibt jede TN drei Minuten lang einen Text. Nach genau drei Minuten wird aufgehört, zu schreiben und die nächste Aufgabe folgt. Mögliche Aufgaben: 1. Text, der nur aus Fragen zum Thema (Traum, Selbstmordgedanken, Sehnsucht) besteht. 2. Text, in dem jeder neue Satz mit dem letzen Wort des vorherigen Satzes beginnt. 3. Text, der aus unterschiedlichen Perspektiven ein gemeinsames Ereignis schildert. Der Protagonist der Erzählung „Traum eines lächerlichen Menschen“ begegnet z. B. in einer dunklen Nacht einem kleinen Mädchen. Hier konnte jede die entsprechende Textsequenz aus folgenden Perspektiven neu schreiben: Mädchen, Ich-Erzähler, Regen, Mutter des Mädchens, Stern, Augenzeuge, jemand, der davon gehört hat.

Rollen und Figuren

Rollen und Figuren können mit den folgenden Übungen sowohl vertieft als auch neu entwickelt werden, wenn eine Eigenproduktion entstehen soll.

ÜB 41 Rollenbiografie

Um im Schutze einer Figur agieren zu können, sind selbst gestaltete Rollenbiografien sinnvoll. Sie klären wichtige äußere und innere Merkmal der Figur und können auch eigene biografische Erfahrungen enthalten. Um eine Rollenbiografie zu entwickeln, kann ein Fragebogen mit den unterschiedlichsten Fragen zur Figur entwickelt und ausgehändigt werden. Im Projekt Hartz Fear wurden beispielsweise Fragen vorgegeben, die sich konkret auf das vereinbarte Thema und den Einstieg ins Stück bezogen, d. h. das eigene Leben durfte auf Ereignisse abgeklopft werden, die zu diesen Fragen in Bezug stehen, aber auch nach Herzenslust durch fiktive Dinge ergänzt werden.

Fragen: (jeweils min. 1 Satz)
Wie ist Dein Name? Herr/Frau ___________ Jensen
Was wolltest Du einmal werden, als Du klein warst?
Welchen Beruf hast Du dann ausgeübt?
Warum bist Du gekündigt worden und wie ist das für Dich?
Dazu sollten die TN jeweils einen kurzen Fließtext erarbeiten, der die eigene Jensen-Figur vorstellen konnte und mit dem wir dann vertiefend spielerisch weiterarbeiten konnten.

Beispieltext einer Spielerin:
Mein Name ist Diana Jensen und ich bin 48 Jahre alt. Als ich klein war, wollte ich unbedingt Innenarchitektin werden oder Model, denn ich sah verdammt gut aus. Ich habe dann eine Ausbildung zur Sekretärin gemacht. Jahrelang habe ich in einer Firma für Kosmetik gearbeitet. Die Arbeit hat mir sehr viel bedeutet und ich habe gutes Geld verdient. Ich bin jedes Wochenende mit Freunden ausgegangen, habe in teuren Geschäften meine Anziehsachen gekauft und bin mind. zweimal im Jahr in Urlaub geflogen. Ich wurde dann gekündigt, weil mein Chef die Firma verkauft hat. Der neue Chef hat seine eigene Sekretärin mitgebracht, die jünger und schlanker war als ich.
Durch die Kündigung wurde ich krank und litt an Depressionen. Da ich lange krank war, ging mir mein Gespartes aus und meine Freunde und Familie haben sich von mir zurückgezogen.

Jetzt bin ich ganz allein und keiner will mit mir zu tun haben, da ich Hartz IV bekomme und zur Unterschicht gehöre.

ÜB 42 Status

Die Gruppe wird eingeladen, sich in zwei Gruppen durch den Raum zu bewegen und nach und nach folgende Haltungen einzunehmen:
Gruppe 1 (Hochstatus): Kopf hoch, Brust raus, Fußspitzen leicht nach außen gestellt, langsames Geh-Tempo, Blickrichtung von oben nach unten, Arme locker neben dem Körper.
Gruppe 2 (Tiefstatus): Kopf und Schultern hängen lassen, Fußspitzen leicht nach innen gestellt, hohes Geh-Tempo, Blickrichtung von unten nach oben, Arme und Hände an Kleidung und am Körper nestelnd in Bewegung halten.
Wenn die Haltungen eingenommen sind, sollen die TN die Wahrnehmung aus dieser Körperhaltung heraus nach Außen hin weiten: Wie geht es mir hier? Wer ist hier noch im Raum? Wer bin ich? Welchen Beruf könnte ich haben? Welche emotionale Befindlichkeit habe ich?
Im Anschluss daran werden die Gruppen und damit der Status gewechselt. Dann kann ein Austausch über das Erlebte stattfinden. Fragestellungen zur Reflexion: Wie ist es mir ergangen? Was fiel mir leicht, was fiel mir schwer? Welche Fantasien, Gefühle, Impulse und Assoziationen hatte ich in den jeweiligen Haltungen?
Im Anschluss an die Status-Einführung werden die TN eingeladen, sich für einen Status zwischen eins und drei zu entscheiden, wobei eins den niedrigsten und drei den höchsten Status bezeichnet. Nacheinander geht jede in einem der drei Modi auf die Bühne, spricht einen Satz aus ihrer Figur heraus, z. B.: *Ich hoffe, ich habe euch nicht gelangweilt* und geht wieder ab. Die anderen stellen Vermutungen an, für welchen Status sich diejenige entschieden hat und begründen diese Vermutungen über die Beschreibung (und nicht Bewertung!) der Körpersprache.

ÜB 43 Zitate

Zu Beginn liegen verschiedene Zitate aus Texten zum Thema oder aus der Textvorlage auf dem Boden aus. Die TN gehen kreuz und quer durch den Raum, lesen die Zitate und lassen sich von einem, das sie entweder besonders anzieht oder aber von einem, das sie besonders abstößt zu einer Entscheidung verleiten und bleiben schließlich vor einem Zitat, mit dem sie arbeiten wollen stehen. Mehrere Personen können sich auch für eines entscheiden. Dann sprechen alle ihr Zitat im Raum umherlaufend vor sich hin und experimentieren mit Lautstärken, Klangfarben und emotionalen Qualitäten. Nach der sprachlichen Experimentierphase erfolgt eine körperliche: in welcher Haltung, mit welcher Geste, Bewegung möchte ich die Worte sprechen? Auch hier werden die Teilnehmenden eingeladen, unterschiedliche Körperhaltungen einzunehmen und mit den sprachlichen Qualitäten zu kombinieren. Schließlich soll sich jede für einen körperlichen Ausdruck und eine Art zu sprechen entscheiden. Dann spricht jede TN ihre Worte, indem sie irgendwann aus dem Raumlauf heraus auf die Bühne geht, sich präsentiert und dann weiter geht. Die anderen halten inne, schenken der Figur auf der Bühne ihre Aufmerksamkeit und gehen dann gemeinsam weiter, bis die Nächste die Bühne betritt usw.

ÜB 44 Figurenfindung

Im Raumlauf werden Fragen über und an die Figur gestellt, die jede innerlich für sich beantwortet, bzw. durch die Figur beantworten lässt – z. B.: *Wie setzt du die Füße beim Gehen auf? Wie bewegt sich dein Becken? Was machen deine Arme? Was ist ein typischer Gesichtsausdruck? Wie alt bist du? Wann und wo lebst du? Lebst du allein? Woran glaubst du? Woran wirst du sterben? Was ist dein Lebensmotto?* Dann kann ein Figureninterview stattfinden. Jede Figur setzt sich einmal auf die Bühne und darf sich dem Publikum vorstellen und aus einer wohlwollend-neugierigen Haltung heraus befragt werden. Im Anschluss an die Figurenentwicklung können z. B. in Kleingruppen Szenen improvisiert werden oder aber die TN überlegen gemeinsam, an welchem Ort sich all diese Figuren begegnen könnten.

ÜB 45 Figurenkreis

Nachdem eine Geschichte oder Figuren etabliert, erzählt oder fantasiert sind, werden für diese nacheinander Vorschläge gesammelt, wie sie sich bewegen und welches Wort oder Geräusch zur Figur passen könnte. Dann werden die Figuren mit entsprechendem Geräusch und Bewegung durch den Kreis geschickt, bis alle wieder bei der Spielleitung angelangt sind. Erweiterung 1: Die Figuren parallel durch den Kreis schicken – wenn Figur A bei der 3. oder 4. Person angelangt ist, Figur B losschicken, usw. Erweiterung 2: Die Figuren parallel von rechts und von links kommen lassen. Wenn dann bei jemandem zwei Figuren gleichzeitig ankommen, muss diese Person sich konzentrieren und in aller Ruhe erst die eine Figur in die eine und die andere Figur in die andere Richtung schicken.

ÜB 46 Figurenraumlauf

Die Gruppe bewegt sich im Raum und soll sich nacheinander auf die unterschiedlichen Körperteile konzentrieren und verschiedenste Bewegungen ausprobieren: Füße, Knie, Hüften, Schultern, Ellenbogen, Handgelenke, Finger, Kopf, Gesicht. Dabei sollen die Spielerinnen immer darauf achten, was ihnen zu den Bewegungen einfällt – wer sie sind, wie sie sich fühlen, welche Fantasien und Assoziationen ihnen kommen. Erweiterung: Wenn zu einer Bewegungsform Ideen für eine Figur entstehen, kann die Figur über das gleiche Verfahren ausgebaut werden: wie setzt die Figur die Füße auf den Boden? Was ist mit den Knien, Hüften, Schultern, Armen, Kopf, Gesicht usw.?

ÜB 47 Monologe

Mit Methoden aus dem kreativen Schreiben werden eigene Texte verfasst, die dann die Grundlage für einen Monolog darstellen (ÜB 38). Jede TN übt mit ihrem eigenen Text, wenn nötig gekürzt, wie der Monolog auf der Bühne gesprochen werden kann. Variationen mit Anleitung: Sprechtechniken, Lautstärke, Sprechtempo, Mimik, Gestik, Position im Raum, Blickrichtungen, Gefühlshaltung usw. Zum Abschluss erfolgt eine Präsentation mit Feedback.

Szenenentwicklung

ÜB 48 Geschichtendramaturgie

In sieben Schritten wird eine Geschichte erzählt, um dramaturgische Grundprinzipien zu etablieren: 1. Es war einmal ... (Figur, Ort, Zeit), 2. Und jeden Tag ... (Routine), 3. Bis plötzlich ... (Routine-Bruch, Konflikt), 4. Und deshalb ... (Veränderung, Auswirkung), 5. So sehr, dass ... (stärkere Veränderung), 6. Und seitdem ... (neue Routine), 7. Und wenn ... (Moral, Ergebnis). Die TN werden eingeladen, nacheinander ein bis zwei Sätze zu jedem Schritt zu formulieren, bis die Gruppe eine gemeinsame Geschichte entwickelt hat. Alternativ kann auch jede für sich eine Geschichte in sieben Sätzen erfinden.

ÜB 49 Szenische Interpretation

Das Verfahren der szenischen Interpretation arbeitet mit konkreten Textvorgaben und angebotenen Einfühlungs- und Reflexionsverfahren, die den Handelnden Orientierung und Schutz beim Bearbeiten einer Szene gewährleisten. Daher sind sie auch im therapeutischen Kontext anwendbar.
Eine beliebige Szene wird als Lesetext/Spielgrundlage zur szenischen Interpretation verwendet. Dazu werden die TN gemäß der benötigten Rollen

in Kleingruppen aufgeteilt. In der Gruppe wird die Szene nun in folgenden Schritten erarbeitet:

1. Besetzung: Die TN besetzen die Figuren, teilen die Rollen unter sich auf.
2. Leseprobe: Die Spielerinnen lesen den Originaltext laut in verteilten Rollen.
3. Konzeptionsprobe: Die Gruppe klärt die Situation und legt fest, wie sie die Szene umsetzen will (Form der Inszenierung, Zeit, Raum, Beziehungskonstellation usw. klären).
4. Textarbeit: Der Text wird in Abschnitte unterteilt. Die Abschnitte sollen jeweils Halte- bzw. Wendepunkte bezeichnen. Wo sind Pausen bzw. Breaks innerhalb der Szene? Wann und wie verändern sich Stimmungen und Haltungen der Figuren an diesem Wendepunkt? Jede Figur gibt sich für jeden Abschnitt eine Überschrift, ein Motto, welches die Haltung der Figur in diesem Abschnitt untermauert, wie z. B. *Der kann mich mal* oder *Die mach ich fertig* usw.
5. Inszenierung: Die Szene wird nun Abschnitt für Abschnitt spielerisch erprobt, Haltungen, Ideen überprüft. Die Spielerinnen nutzen ihre eigenen Worte! Nicht mit Textzettel in der Hand spielen!
6. Aufführung: Die Szenen werden den anderen präsentiert und es erfolgt ein Feedback.

ÜB 50 Assoziationskette (hier zum Thema Traum)

Die TN stehen im Kreis, werfen sich den Ball zu und nennen spontan ihre Assoziationen. Variation: Jede neue Assoziation bezieht sich auf das vorher gesagte Wort und es entsteht so eine Kette an Wörtern, die zueinander Bezug haben. Es ist immer möglich, Worte auch zu wiederholen. Wichtig ist, dass der Fluss des Werfens und Assoziierens nicht unterbrochen wird.

ÜB 51 Man sollte-...-Sätze – Satzanfänge als Szenenimpuls

Bei dieser Übung ist zentral, einzelne Sätze in unterschiedlichen Stimmungen und Haltungen in der Gruppe oder auch einzeln zu sprechen und zu präsentieren.

a. Im Chor sprechen: Für „Hartz Fear“ ging es zunächst darum, einen „Man sollte-Satz“ zu formulieren. Jede TN ergänzt in Anlehnung an den Roman „Herr Jensen steigt aus“ den Satzanfang „Man sollte ...“ mit einem für sie stimmigen Ende (z. B. ... schön sein, ... erfolgreich sein, ... gut gekleidet sein). Diese Sätze werden nun nach Vorgabe der TT gemeinsam gesprochen und dabei variiert (schreiend/flüsternd, aggressiv/schüchtern, schnell/langsam, hoch/tief, ...).

b. Einzeln präsentieren: Im Kontrast dazu sollen individuelle Sätze aufgeschrieben werden, die eine eigene Stärke ausdrücken („Ich bin ... mutig, zuverlässig ...; „Das kann ich besonders gut ...“; „An mir ist besonders, dass ...“). Diese Sätze sollen in selbstständiger Arbeit nach oben geübten Muster variiert und in einer Fassung präsentiert werden.

ÜB 52 Lächerlich ist für mich ...-Szenen

Zu beliebigen Satzanfängen oder Kurztexten, die für das Stück oder das Thema sinnvoll scheinen, werden die Spielenden gebeten, eine Ergänzung für sich zu finden und aufzuschreiben. In diesem Fall wurden über den Impulsfragebogen diverse Satzanfänge und Fragen formuliert und aufgrund der vielfältigen Ergänzungen der Satzanfang: Lächerlich ist für mich ... ausgewählt, um in die Textvorlage eingearbeitet zu werden. Im Anschluss werden die Sätze auf dem Boden ausgelegt und die Spielenden gruppieren sich zu ihren Lieblingssätzen in Kleingruppen. Die Kleingruppen dürfen sich jetzt eine Präsentationsform für die Sätze überlegen: Chorisches Sprechen, Singen, Tanzen, abwechselnd Wort für Wort sprechen, Experimente mit Tempo, Lautstärke, emotionaler Qualität usw. Die Ergebnisse werden präsentiert und von den Zuschauenden sollen Lieblingsmomente benannt werden, was nach und nach zu einer Qualitätssteigerung der Präsentationen führt. In einer weiteren Runde können die Feedbacks eingearbeitet werden oder noch einmal neue Präsentationsformen probiert werden.

Improvisationsübungen

Improvisation bedeutet ohne Vorbereitung, d. h. aus dem Stehgreif, etwas dar- oder herzustellen. Dabei können Themen, Überschriften, Redensarten oder auch Gegenstände (hier z. B. Kissen, Briefumschlag) vorgegeben werden, zu denen dann spontan kleine Situationen und Szenen entstehen. Wichtig ist, dass sich alle an folgende Regeln halten: Behaupte etwas! Nimm es an! Bleib dabei! Das heißt, das erste, was in den Kopf kommt nehmen und ins Spiel bringen. Danach bei diesem Thema bleiben! Hat eine Mitspielerin eine andere Idee, kann sie diese in einer anderen Szene zeigen. Sie sollte jedoch nicht die erste Idee der Anderen blockieren, sondern ihr zuspielen. Hilfreich ist es, darauf zu achten, dass nicht nur geredet, sondern auch agiert wird. Um das zu fördern, kann man mit stummen Szenen beginnen, bei denen die TN gezwungen sind, über Bewegungen und Körper zu erzählen. Ein weiterer Schritt kann sein, in Kauderwelsch, einer Fantasiesprache zu reden, in der es nicht darauf ankommt, was man sagt, sondern wie, z. B. „blablabla“ als Liebeserklärung oder Wutausbruch spielen.

Improvisieren mit Requisiten

ÜB 53 Stopp and Go mit Kissen

Die TN stehen im Kreis, in dessen Mitte ein Kissen als Spielrequisit bereit liegt. Zwei Spielerinnen beginnen nun auf den Befehl *Go* hin, in der Kreismitte spontan eine Szene mit dem Kissen zu improvisieren. Die TN am Kreisrand dürfen *Stopp* rufen, dann friert die Szene ein und eine bzw. beide Figuren müssen ersetzt werden. Auf *Go* geht eine nächste Szene los.

ÜB 54 Improvisation mit einem Brief

Jede TN entwickelt eine Reaktion auf das Öffnen der Absagebriefe/Kündigungsschreiben. Ohne Sprache. Requisit: Briefumschlag mit Zetteln darin. Darauf ein Absagetext. Kurze Probe für jede allein, danach Präsentation und Feedback (weiter mit ÜB 56).

Textimprovisationen

ÜB 55 Spontane Szenen zu Redensarten

Zu vorgegebenen Redensarten wie z. B. „Träum weiter", „Träume sind Schäume" werden nach den Spielregeln von „Stopp and Go" spontan kurze Szenen improvisiert.

ÜB 56 Textimprovisation mit Kündigungsschreiben

Die TN werden eingeladen, den Text in einer zuvor geprobten Körperhaltung zu sprechen. Beide Improvisationsübungen (ÜB 54 & 56) werden zu einem Auftritt mit Anfang und Ende zusammengefügt.

ÜB 57 Jingle entwickeln

Die TN sammeln zunächst alle berühmten Fernseh-Jingles, die ihnen einfallen (z. B.: „We love to entertain you"). Diese Jingles werden als Einstieg in der Gruppe gesprochen und gesungen. Dann werden in Kleingruppen eigene Jingles entwickelt. Der vorgegebene Text dazu war: „Hartz-Fear TV. Jetzt umschalten!" Nach Beendigung der vorgegebenen Arbeitszeit erfolgt eine Präsentation und ein Feedback.

ÜB 58 Situationskarten

Situationskarten bilden einen konkreten Spielanlass, einen Impuls für die TN, um eine Szene zu improvisieren, die z. B. über die Wahl eines Genres (Western, Oper, Predigt) eine klare Form und über die Vorgabe von Beispieltexten klare Inhalte anbieten. Für die Hartz-Fear-Produktion ging es z. B. um verschiedene TV-Genres, die sich auf das Thema Arbeitslosigkeit bezogen.
Die Karten und ihre Situationen werden von der TT zuerst vorgelesen und dann in die Mitte gelegt. Die TN ordnen sich einer Karte zu, die sie gerne bearbeiten möchten. Alle Anregungen sind dabei Vorschläge, die die TN aufnehmen dürfen, aber nicht müssen. Alternativ können auch völlig andere, eigene Szenen zu den Situationskarten entwickelt werden. Im Anschluss erfolgt eine Präsentation mit Feedback. Beispielkarten:

Situationskarte 1	Situationskarte 2
TV-Format: Werbespot (4–5 Personen) **Thema/Situation:** Eine Stromfirma wirbt für eine alternative Form der Energiegewinnung durch Arbeitslose auf Trimm-Rädern **Rollen:** Stadtwerkesprecher, Arbeitslose **Mögliche Sprache:** übertrieben begeistert z. B. „Sie werden es nicht für möglich halten“, „Das ist unglaublich“ **Text:** *Der Strom kommt aus diesen Rädern … Straffahrten bei 180 Watt … Acht Millionen Arbeitslose … Acht Millionen … Irgendwann keine Unzahl, keine Schreckenszahl mehr … Sondern eine Energiezahl … Acht Millionen … Acht Millionen mal 180 Watt … Rechnen Sie es aus … Rechnen Sie … Alles eine Frage der Organisation, der Motivation, der Energetik … Alles Leben ist Energetik* (Zelter, S. 185) **Musik:** Es geht voran (Fehlfarben)	**TV-Format:** Kochsendung (2 Personen) **Thema/Situation:** Es wird ein Rezept für einen optimalen Lebenslauf vorgestellt **Rollen:** Koch und Hilfskoch **Mögliche Sprache:** „Verquirlen Sie ... mit ...“, „Dann kräftig umrühren“ „Eine Prise ... dazu“, **Text:** *Fangen Sie mit ihrem Lebenslauf noch einmal von vorne an … Machen Sie Tabula Rasa. Ein Lebenslauf ist zunächst wie eine weiße Wand. Eine Leinwand … Niemand wird sich für Belege und Zeugnisse interessieren. Niemand … Sie selbst sind Ihr Zeugnis* … (Zelter, S. 135) **Musik:** In der Weihnachtbäckerei (Zuckowski)

ÜB 59 Dia-Serie

Die Gruppe bildet Untergruppen von drei bis sechs TN. Jede Kleingruppe bekommt den Auftrag, sich als Gemälde, das einen bestimmten Titel trägt, zu einem Standbild zu verbauen. Das kann zu einem beliebigen Thema (z. B. Tod, Angst, Grenze, Wachstum usw.) geschehen und konkreter oder abstrakter sein; die Gruppe soll sich auf ein gemeinsames Bild einigen und jede TN soll darin ihren Platz finden. Im zweiten Schritt sollen zwei weitere Bilder gebaut werden: Ein Bild, das vor dem ersten und eines, das danach spielt, so dass jede Gruppe schließlich drei Bilder hat, die eine Geschichte zum gewählten Thema erzählen. Dabei ist nicht wichtig, ob die beiden ergänzenden Bilder eine Minute oder ein Jahr früher oder später spielen – relevant ist hier lediglich, dass eine Entwicklung gezeigt wird. In der anschließenden Präsentation sollen die Zuschauenden beim Aufbau der Bilder immer die Augen schließen *(Vorhang zu!)* und sie erst öffnen, wenn die Bilder stehen *(Vorhang auf!)*. Das Publikum soll nach den drei Bildern Rückmeldung über das geben, was es gesehen hat. Freies Fantasieren und Spekulieren ist ausdrücklich erlaubt und erwünscht! Erst im Anschluss an die Assoziationsphase sollen die Spielenden Rückmeldung darüber geben, was sie zeigen wollten und intendiert haben.
Will man das jeweilige Thema vertiefen und komplexere Geschichten haben, so kann man in einer weiteren Runde wieder ein Bild vorher und ein Bild nachher entwickeln lassen, so dass damit fünf Bilder zum Thema entstehen.

Entspannung

Entspannungsübungen sind wichtiger Bestandteil, um psychodynamische Prozesse sorgsam zu begleiten oder aber die zum Teil hohen Energien, die im Theaterspiel leicht entstehen können, wieder zu bündeln und die TN zu erden.

ÜB 60 Traumreise

Eine Traum- oder Fantasiereise ist ein imaginäres Verfahren. Es hilft den TN, ruhig zu werden und eigene, innere Bilder zu erleben. Alle TN nehmen dabei eine für sie entspannte Körperposition ein. Dann wird von der SL ein Text langsam vorgelesen (nach jedem Satz etwas Zeit für die Vorstellung lassen) oder es werden einzelne Fragen oder Sätze als Impulse vorgegeben. Die TN versuchen dabei, die Stimmungen aufzunehmen und die Geschichte/Worte/Antworten auf die Fragen vor ihrem inneren Auge lebendig werden zu lassen.

Bei Bedarf kann leise Musik das Erleben unterstützen. In der Hartz-Fear-Produktion haben wir z. B. eine Reise zu den eigenen Kindheitsträumen gemacht. Impulsfrage war hier: Was wollte ich als Kind werden, wenn ich mal groß bin? Die entstanden Bilder dazu wurden im Catwalk (ÜB 10) verarbeitet.

ÜB 61 Eigenmassage

Die Gruppe steht im Kreis. Nacheinander soll jede den eigenen Körper im eigenen Tempo massieren, beklopfen, ausstreichen – je nachdem welches Körperteil welche Behandlung mag. Die Spielleitung gibt die Reihenfolge vor: Hände, Arme, Schultern, Rumpf, Becken, Beine, Po, Rücken, Gesicht, Kopf, Ohren.

ÜB 62 Bodyscan

Jede TN steht hüftbreit mit paralleler Fußstellung, weichen Knien, gelöstem Becken, aufgerichteter Wirbelsäule und gelösten Schulterblättern und konzentriert sich für einen Augenblick nur auf ihre Atmung. Dann wird in der Vorstellung nach und nach jedes Körperteil achtsam in den Aufmerksamkeitsfokus gebracht und kann gegebenenfalls auch durch Berührung begleitet werden. So kann der Bodyscan auch als Eigenmassage (ÜB 61) vollzogen werden, indem die Hände jedes Körperteil einzeln berühren und je nach Bedarf eher ausstreichen, massieren, beklopfen, usw. Am Ende der Übung wird die Wahrnehmung noch einmal auf die Atmung und den gesamten Körper gelenkt.

ÜB 63 Entspannungsritual

Kurz vor einer Aufführung oder in vergleichbar angespannten Situationen steht die Gruppe gemeinsam im Kreis. Jede findet für sich einen stabilen und bequemen Stand, konzentriert sich auf den Kontakt der Füße zum Boden und auf die eigene Atmung. Jede TN reibt ihre Hände, bis Wärme entsteht, legt dann die Hände auf die eigenen Flanken und gibt die Wärme an die Nieren ab (die Nieren werden in der chinesischen Medizin als Sitz der Angst gesehen). Die Nierengegend kann auch gerieben werden. Alternativ – wenn die Gruppe einen solch intensiven Körperkontakt als nährend und stützend erlebt – kann auch jede im Kreis je eine Hand auf eine Flanke der jeweiligen Nachbarin legen und einige Atemzüge lang so stehen bleiben. Dann werden die Hände gelöst.

Abschied

Der Abschied sollte genauso methodisch flankiert werden wie das Ankommen. Auch hier sind Entspannungsübungen und Abschlussrituale hilfreich.

ÜB 64 Und Tschüss

Zum Abschluss der Probe oder der Aufführung stellt sich die Gruppe im Kreis auf. Alle reichen einander die Hände und atmen ein paar Mal tief durch, kommen zur Ruhe. Dann drücken sich alle fest die Hände, sehen einander bewusst an, heben dann gemeinsam die Arme und sprechen zusammen voller Kraft: *Und tschüss*, wobei das *uuuuuuund* mit dem Heben der Arme gesprochen und dabei lang gezogen wird, während das *tschüss* kurz und auf den Punkt gesprochen wird, indem die Arme wieder heruntergelassen werden.

Anhang

Literaturverzeichnis

Anklam, Sandra: in: Nix, C., Sachser, D., Streisand, M. (Hg.), Lektionen 5: Theaterpädagogik, Theater mit Strafgefangenen, Berlin 2012

Bear, Ulrich u. a.: Sag beim Abschied ... Spiele, Materialien und Methoden für Schlussphasen in der Gruppenarbeit, Kallmeyersche Verlagsbuchhandlung, Seelze-Velber 1998

Bleckwedel, Jan: Systemische Therapie in Aktion – Kreative Methoden in der Arbeit mit Familien und Paaren, Vandenhoeck & Ruprecht, Göttingen 2009

Brauneck, Manfred, Schneilin, Gérard: Theaterlexikon, Begriffe und Epochen, Bühnen und Ensembles, Rowohlt Verlag, Reinbek bei Hamburg 1992

Brauneck, Manfred: Theater im 20. Jahrhundert, Rowohlt, Reinbek bei Hamburg 1991

Brauneck, Manfred: Klassiker der Schauspielregie, Rowohlt, Reinbek bei Hamburg 1988

Brecht, Bertolt: Vergnügungstheater oder Lehrtheater, in: B.B., Gesammelte Werke, Band 15 (Schriften zum Theater), Suhrkamp, Frankfurt a. M. 1967

Brook, Peter: Der leere Raum, Alexander Verlag, Berlin 2009

Cohn, Ruth: Von der Psychoanalyse zur themenzentrierten Interaktion: Von der Behandlung einzelner zu einer Pädagogik für alle, Klett-Cotta, Stuttgart 1991

Deubelbeiss, Martin, Schmid, Heinz: 10 x 10 Theaterkicks, Erle Verlag, Zofingen 2008

Dostojewski, Fjorder M.: Traum eines lächerlichen Menschen, eine phantastische Erzählung, Fischer Taschenbuch, Frankfurt a. M. 1995

Emunah, Renée: Acting for Real: Drama Therapy Process, Technique and Performance, Brunner/Mazel Publishers, New York 1994

Funcke, Amelie, Havermann-Feye, Maria: Training mit Theater: Von der Einzelszene bis zum Unternehmenstheater – Theaterelemente erfolgreich ins Training bringen, Managerseminare Verlag, Bonn 2004

Hein, Jakob: Herr Jensen steigt aus, Roman, Piper, München 2006

Jennings, Sue: Introduction to Dramatherapie – Theatre and Healing – Ariadne's Ball of Thread, Jessica Kingsley Publishers Ltd, London 1998

Johnstone, Keith: Improvisation und Theater, Alexander Verlag, Berlin 1993

Koeslin, Jürgen: Psychiatrie und Psychotherapie für Heilpraktiker, Urban und Fischer, München 2011

Lehmann, Hans-Thies: Postdramatisches Theater, Verlag der Autoren, Frankfurt am Main 1999

Liedgens, Heinz: Theaterprojekt „bühnenreif", Von der Idee zur Premiere, Projektpräsentation für den Stiftungsrat, Aachen 2011

Lodewijks, Henny, Verstegen, Rob: Der Interaktionscoach, Auer Verlag, Donauwörth 2004

Lutz, Ingrid: Theater als Heilung?, Handout in Workshop 9: „Ins Rollen bringen", 4. Sommerakademie Theatertherapie, Remscheid 2005

Martens, Gitta: Playback-Theater – eine künstlerische Methode im Heilungsprozess, in: Neumann u. a. (Hg.), Spielend leben lernen, Schibri-Verlag, Berlin 2008

Meyer, Verena: Abenteuer Theater, Mit Jugendlichen ein Stück entwickeln, BVK, Kempen 2007

Meyer, Verena: Abenteuer Theater 2, Frei nach ..., Literatur bearbeiten und auf die Bühne bringen, BVK, Kempen 2008

Möller, Laux, Deister, Braunscharm: Duale Reihe, Psychiatrie, Psychosomatik und Psychotherapie, Georg Thieme Verlag KG, Stuttgart 2013

Moreno Jakob L.: Gruppenpsychotherapie und Psychodrama, Thieme Verlag, Stuttgart 1959

Müller-Weith, Neumann, Stoltenhoff-Erdmann, (Hg.): Theater Therapie, Ein Handbuch, Junfermann, Paderborn 2002

Müller-Weith, Neumann, Stoltenhoff-Erdmann, Hrsg.: Spielend leben lernen, Schibri Verlag, Berlin 2008
Pfeiffer, List: Kursbuch Darstellendes Spiel, Ernst Klett Verlag, Stuttgart 2009
Plath, Maike: Biografisches Theater in der Schule: Mit Jugendlichen inszenieren: Darstellendes Spiel in der Sekundarstufe, Beltz Praxis, Weinheim 2009
Rilke, Rainer Maria: Frühe Gedichte, Insel, Berlin 1952
Sader, Manfred: Psychologie der Gruppe, Grundlagentexte Psychologie, Beltz Juventa, Weinheim/München 2008
Salas, Jo: Playback-Theater, Alexander Verlag, Berlin 1989
Scheller, Ingo: Szenische Interpretation, Theorie und Praxis eines handlungs- und erfahrungsbezogenen Literaturunterrichts in Sekundarstufe I und II, Kallmeyer, Schelze-Velber 2004
Schenk, Herrad: Die Heilkraft des Schreibens, Becksche Reihe, München 2009
Sriram, R.: Yoga, Neun Schritte in die Freiheit, Ein Weg zu Gesundheit und Selbstbewusstsein, Theseus, Bielefeld 2011
Stadt Krefeld (Hg.): Jugendkulturszene, „Theater von unten", Dokumentation, Krefeld 2008
Storch, Cantieni, Hüther, Tschacher: Embodiment – Die Wechselwirkung von Körper und Psyche verstehen und nutzen, Verlag Hans Huber, Bern 2010
Wenzel, Karl-Heinz: Theater in B.E.S.T.-Form, deutscher theaterverlag, Weinheim 2008
Yalom, Irvin D.: Theorie und Praxis der Gruppenpsychotherapie – Ein Lehrbuch, Klett-Cotta, Stuttgart 2007
Zeitschrift für Theaterpädagogik: Kreatives Schreiben, Impulse, Methoden, Variationen, 28. Jahrgang, Heft 60, Schibri Verlag, Berlin 2012
Zelter, Joachim: Schule der Arbeitslosen, Klöpfer&Meyer, Tübingen 2006

Internetnachweise

http://leguan.emp.paed.uni-muenchen.de/strategien/lernen_in_gruppen.html
http://methodenpool.uni-koeln.de/fantasie/fantasie_darstellung.html
http://thrilltheworld.com/storage/Thriller%20Lyrics%20&%20Script.pdf
http://www.dgft.de
http://www.freiereferate.de/erdkunde/definition-ritual
http://www.letzte-worte.de/
http://www.rilke.de/briefe/120804.htm
http://www.rilke.de/briefe/160703.htm
http://www.rilke.de/gedichte/traeume_die_in_deinen_tiefen_wallen.htm
http://www.ruhrfestspiele.de/ueber_uns/geschichte.php
http://www.ruth-cohn-institute.com/page17
http://www.skm-krefeld.de/SKM%20BeWo/Konzept.htm
http://www.sozialgesetzbuch-sgb.de/sgbii/1.html
http://www.suejennings.com/epr.html
http://www.teachsam.de/paed/gruppe/paed_grupu/paed_grup_unt_8_3.htm
http://www.handmann.phantasus.de/g_freudvoll_und_leidvoll.html
http://www.therapie.de/psyche/info/fragen/unterschied-psychotherapeut-psychologe-psychiater/

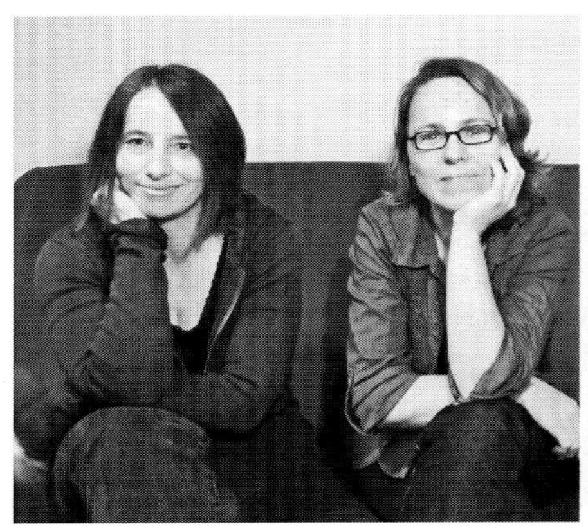
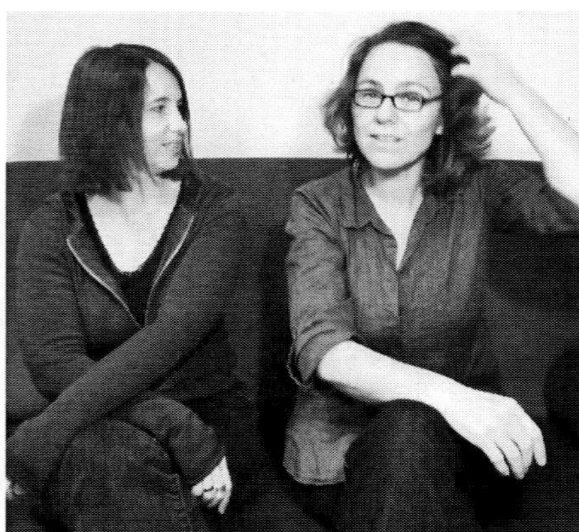
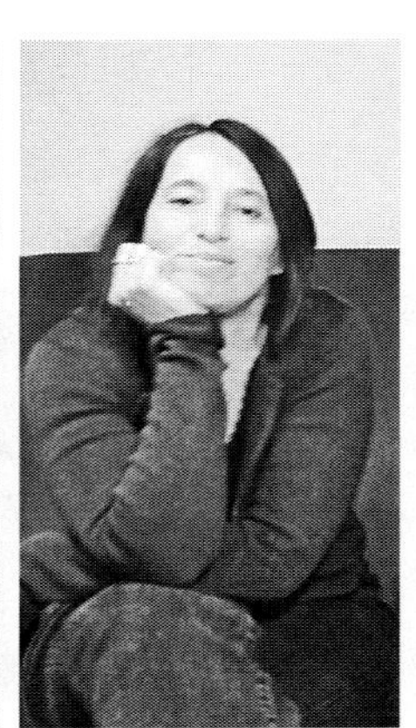

Vitae der Autorinnen

Sandra Anklam, Jahrgang 1972, Diplom- und Theaterpädagogin (BuT), Drama- und Theatertherapeutin (DGfT), Heilpraktikerin (Psychotherapie), Gestaltberaterin, Systemische Supervisorin und Organisationsentwicklerin (DGSF), Tanztherapeutin

Seit 2002 Theaterpädagogin und Regisseurin am Schauspielhaus Bochum. Seit 2011 Drama- und Theatertherapeutin der LWL -Klinik für Psychiatrie, Psychotherapie und Psychosomatik in Herten. Diverse Theaterproduktionen mit Kindern, Jugendlichen und Erwachsenen, meist an der Schnittstelle von Kunst und Therapie. Beratung von Teams, Gruppen und Einzelnen; Lehr- und Weiterbildungstätigkeiten im Bereich Theater, Therapie und Systemische Beratung u. a. Universität Duisburg-Essen, Fachhochschule Bochum, Theaterpädagogische Zentren, Akademie Remscheid.

2012 Verleihung des Anti-Stigma-Preis der Deutschen Gesellschaft für Psychiatrie, Psychotherapie und Nervenheilkunde für die Inszenierung „Schau, da geht die Sonne unter“ von Sybille Berg mit Patientinnen und Mitarbeiterinnen des LWL-Universitätsklinikum Bochum – Klinik für Psychiatrie, Psychotherapie und Präventivmedizin in Kooperation mit dem Schauspielhaus Bochum sowie für „Traum eines lächerlichen Menschen“ von F. Dostojewski für die LWL-Klinik Herten in Kooperation mit den Ruhrfestspielen Recklinghausen. 2011 besondere Würdigung der Produktion „Club in der Psychiatrie. Verrückte“ für das Schauspielhaus Bochum im Rahmen der Anti-Stigma-Preisverleihung. Außerdem 2010 Preisträgerin des Wettbewerbs Kinder zum Olymp! der Kulturstiftung der Länder für „Just do it“, ein Projekt mit Bochumer Hauptschülern in Zusammenarbeit mit Martina van Boxen am Schauspielhaus Bochum.

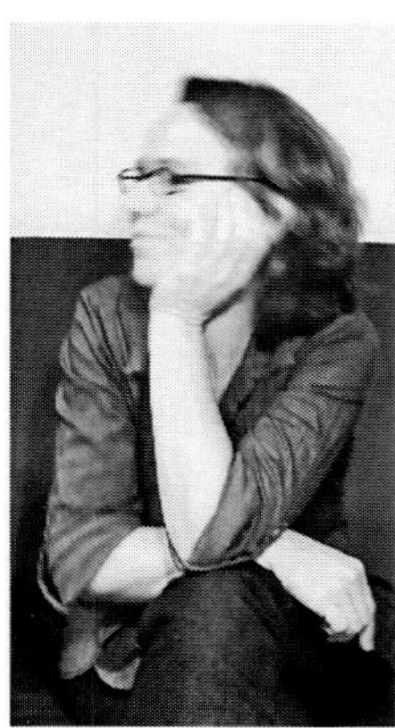
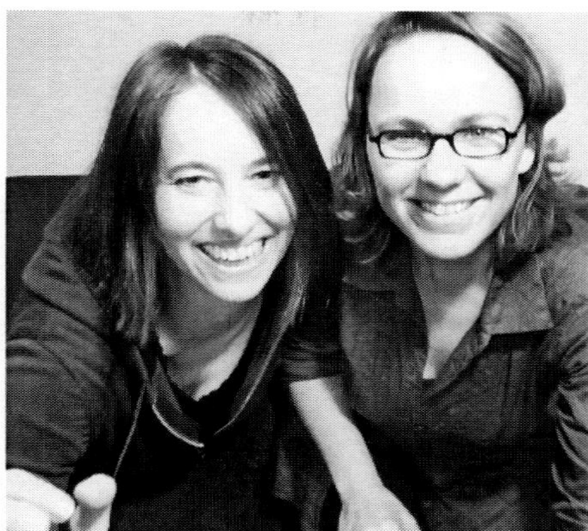
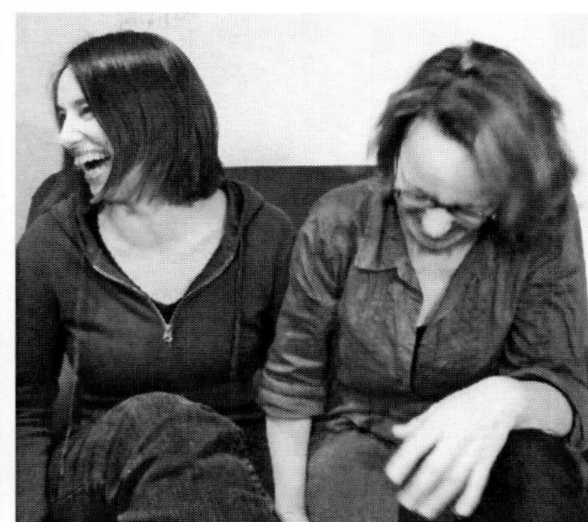

Verena Meyer, Jahrgang 1969, Theaterwissenschaftlerin (M.A.), Theaterpädagogin (BuT) und Dramaturgin, Drama- und Theatertherapeutin (DGfT), Dozentin und Autorin.
Geisteswissenschaftliches Studium an der Ruhr Universität Bochum. Fernstudium „Literarisches Schreiben" an der Cornelia Goethe Akademie Frankfurt a. M.

Seit 1995 Theaterpädagogin und Dramaturgin an den Städtischen Bühnen Osnabrück und am Theater Krefeld/Mönchengladbach. Seit 2007 freiberuflich tätig mit theateroffensive (www.theateroffensive.de). Theaterwerkstätten und Inszenierungen mit Jugendlichen und Erwachsenen; integrative und theaterpädagogische Projekte; Lehr- und Weiterbildungstätigkeiten im Bereich Theater an Theaterpädagogischen Zentren und Hochschulen; Training mit Theater für Unternehmen; freie Kurse und Beratung für Erwachsene in den Bereichen Theater und Selbsterfahrung. Langjähriges Vorstandsmitglied des Bundesverbandes Theaterpädagogik (BuT). Veröffentlichungen u. a. beim BVK Kempen.

2008 wurde theateroffensive mit dem Unternehmerinnenbrief NRW ausgezeichnet. Diverse Ehrungen auch für die theaterpädagogische Arbeit mit Jugendlichen u. a. durch den Jugendkulturpreis NRW für die *theaterpädagogische Vernetzung von offener Jugendarbeit und Jugendkulturarbeit im großen Stil, die einer beispielhaften Kulturarbeit mit Jugendlichen in außerordentlich hohem Maße entspricht* sowie zuletzt mit dem Integrationspreis 2012 der Bundesarbeitsgemeinschaft Integration für das integrative Projekt „Hartz Fear TV – Die Jensen Show" in Kooperation mit der Caritas des Bistums Aachen. Hier heißt es in der Begründung der Jury, das Projekt habe langfristig dazu beigetragen, dass die langzeitarbeitslosen Menschen als Personen wahrgenommen und anerkannt werden.

Danksagungen

Ich möchte mich bei allen Menschen bedanken, die dieses Buch möglich gemacht haben: Bei Lars Lange, der mich vor allen Dingen mit Humor, großer Güte und wohlwollender Strenge immer wieder zu Disziplin angehalten hat. Bei Maria Kühnen und Anita Hampel für ihre räumliche, kulinarische und menschliche Begleitung in Zürich und Domburg. Bei allen Teilnehmerinnen und Helferinnen der beschriebenen Projekte, die durch ihren Mut und ihr Engagement die großartigen Ergebnisse vor, neben, hinter und auf der Bühne und damit auch den Inhalt dieses Buches möglich gemacht haben. Bei meiner Compañera Verena Meyer, die so viel Geduld und das Schreiben dieses Buches immer wieder neu zum Leben erweckt hat – auch durch die Art und Weise, wie du dein Schicksal mit heiterer Gelassenheit bestreitest. Bei unserer Lektorin Sandra Hartjes, die streng und präzise in den Korrekturen war und uns gleichzeitig immer wieder ermutigt hat, „was richtig Schönes" zu Stande zu bringen. Außerdem bei Silke Echterhoff, mit der ich mich immer wieder fachlich wie persönlich reiben und darüber wachsen darf. Bei Martina van Boxen, die mich in meiner Zeit am Schauspielhaus Bochum immer darin bestärkt hat, meinen Weg zu gehen – auch durch Gefängnismauern hindurch. Bei meinem Klinikleiter Dr. Luc Turmes, der mir das Gefühl gibt, mit dem, was ich mitbringe, gewollt und geschätzt zu sein. Und nicht zuletzt bei meiner Familie – Swenja Anklam und Berivan Bezginsoy, die dieses Projekt so unaufgeregt wertschätzend beäugt haben, wie so Vieles, was ich tue. Danke!

Sandra Anklam

Auch ich möchte mich von Herzen bedanken. Bei meiner Kollegin und Freundin Sandra Anklam, die bereits beim ersten Anruf spontan der Zusammenarbeit für das nun vorliegende Buch zugestimmt hat und auf die ich mich immer verlassen kann, fachlich und menschlich. Meinem Mann Karsten Quabeck, der mein schärfster Kritiker ist und mich gleichzeitig mit seiner Milde und Ruhe immer wieder erdet. Allen Traumtänzern und der „Familie Jensen", die mir ihr Vertrauen und ihre Geduld, Kraft, Fantasie und Spielfreude geschenkt haben. Danke an Marion Kaeseler. Du bist einfach die Beste, wenn es um Optimismus und Motivation geht! Allen Menschen, die auch hinter der Bühne die Projekte mit viel Herzblut und langem Atem möglich gemacht haben: Heinz Liedgens, Caroline Frank, Sarah Voss, Christin Mauritz und allen anderen. Merci, dass es euch gibt! Dem Dank an unsere Lektorin schließe ich mich an; ebenso möchte ich Frau van Beek vom Schibri-Verlag erwähnen, die unser Vorhaben von Beginn an kompromisslos angestoßen hat, aber leider nicht bis zum Ende begleiten konnte. Johannes und Cornelia danke ich für ihre konstruktive Kritik und hilfreiche Unterstützung, in der Arbeit und im echten Leben. Ich widme das Buch meinen Eltern, die mich meinen Weg haben gehen lassen. Und auch wenn das ganz pathetisch ist, gibt es doch Momente im Leben, in denen das so sein muss.

Verena Meyer